66
Lebensmittel
FÜR IHRE GESUNDHEIT

66 Lebensmittel

FÜR IHRE GESUNDHEIT

Melanie Goldmann

garant

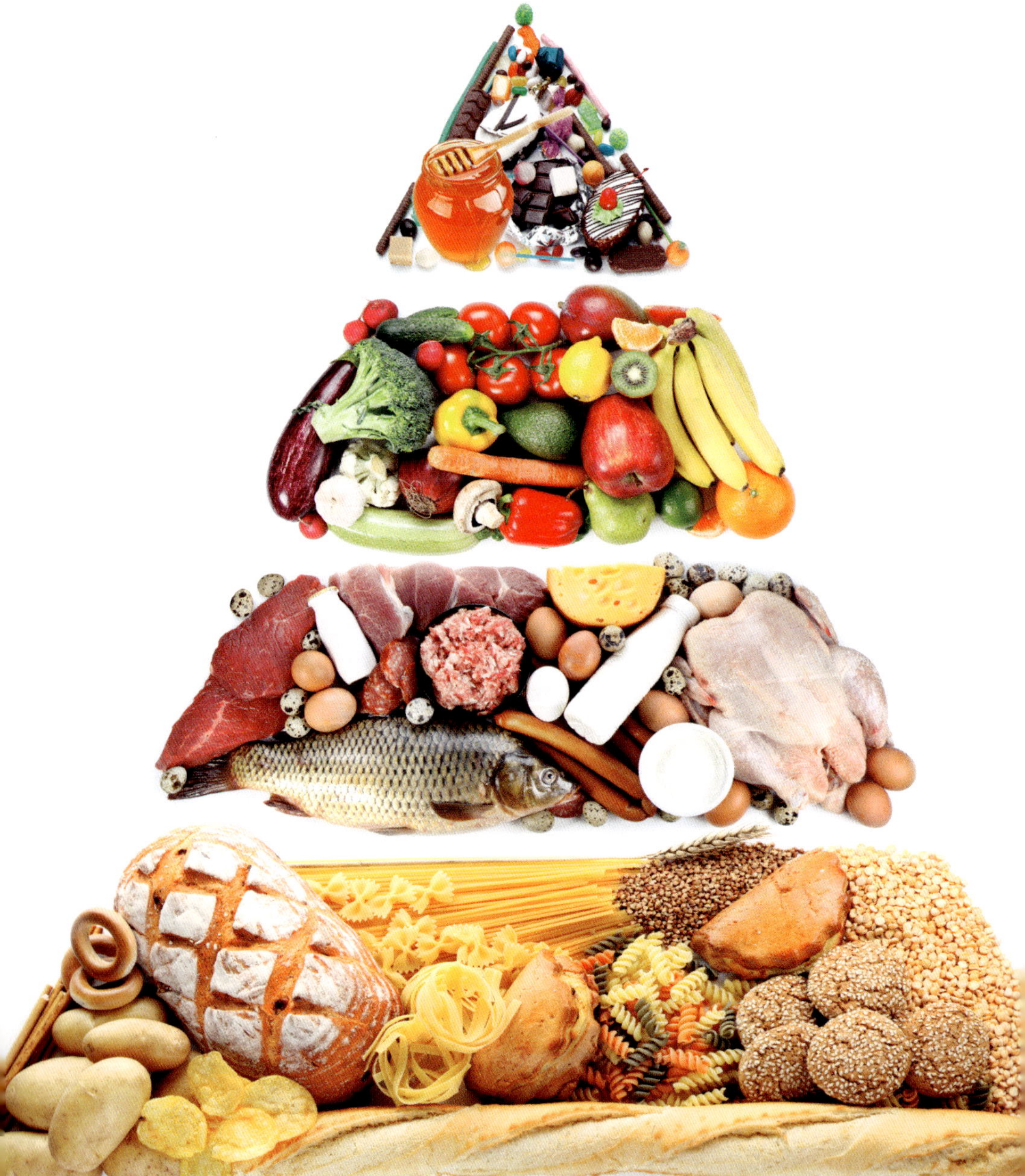

Inhalt

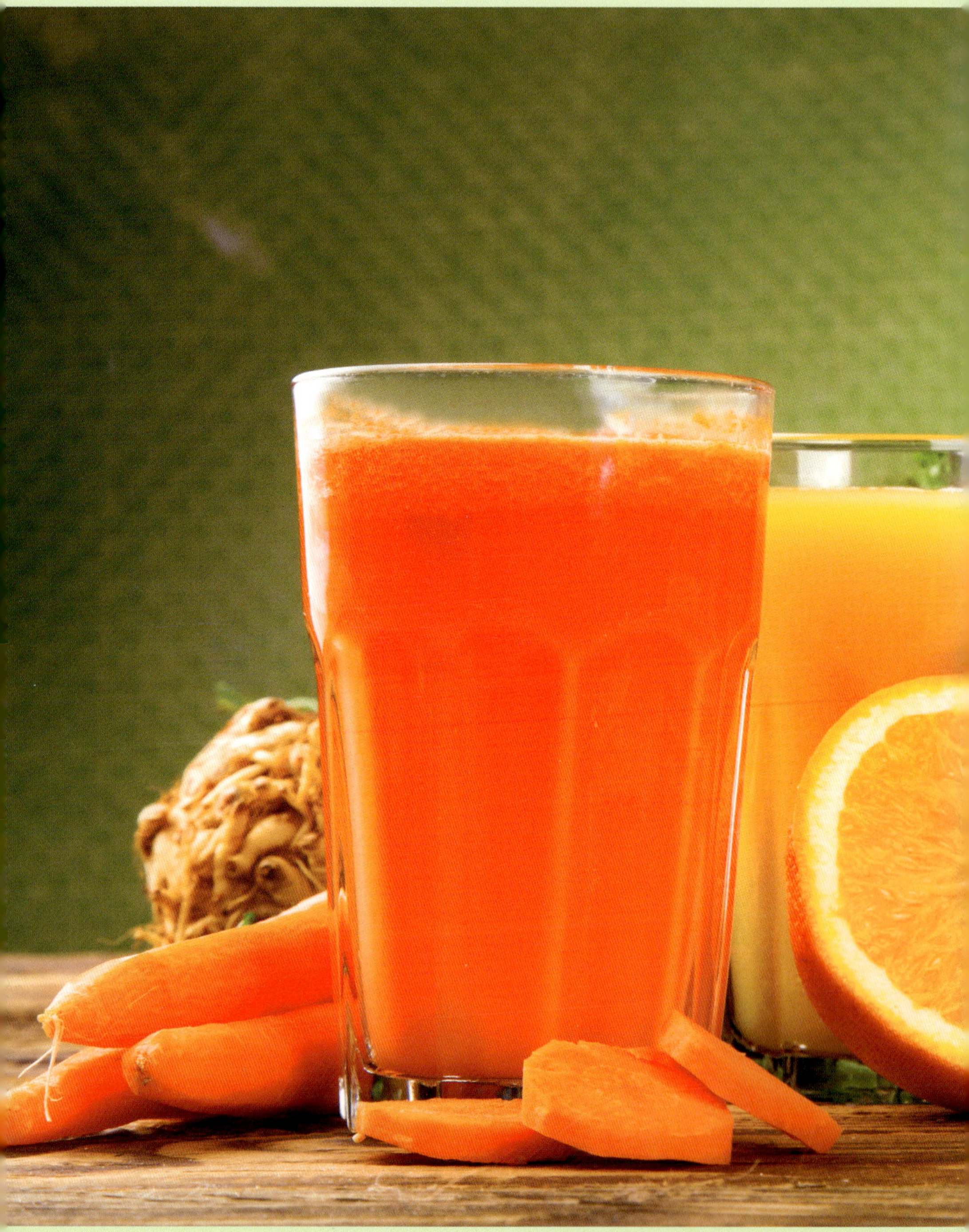

Einleitung

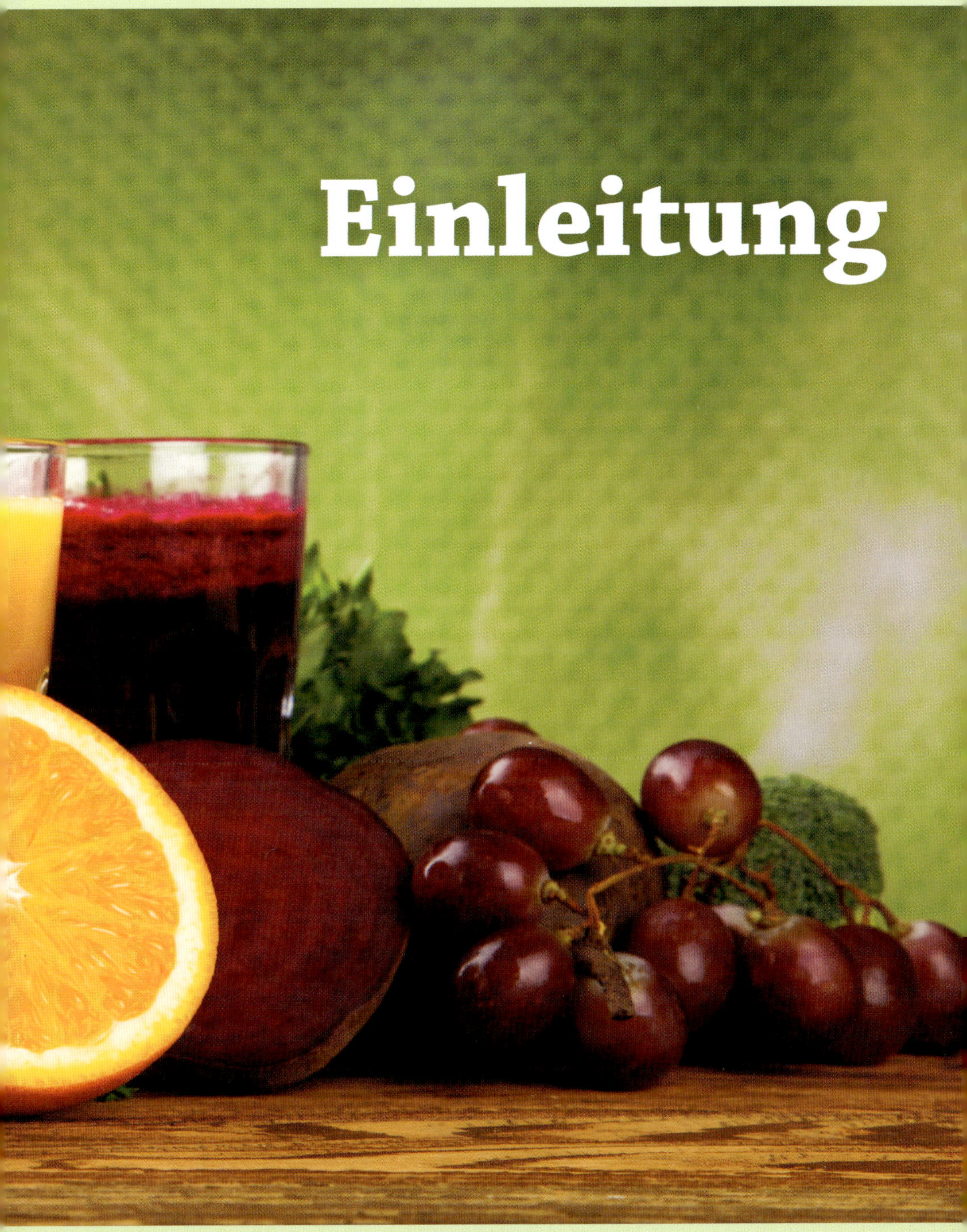

Lebensmittel und Gesundheit

Durch das Überangebot an Lebensmitteln ist in den Industrieländern der Nährstoffbedarf in der Regel gedeckt, aber die Entwicklung zu überwiegend sitzenden Tätigkeiten und Bewegungsmangel hat auch den Kalorienbedarf verändert. Häufig werden mehr Nährstoffe als benötigt verzehrt. Zeit- und Informationsmangel, Gewöhnung und Bequemlichkeit führen oftmals dazu, dass man beim Lebensmitteleinkauf nicht die gesündeste Wahl trifft. Dies verursacht nicht selten Zivilisationskrankheiten wie z. B. Übergewicht, Diabetes und Herz-Kreislauf-Erkrankungen. Gesunde Lebensmittel geben uns jedoch die nötigen Hilfsmittel an die Hand, Krankheiten vorzubeugen und bestehende Beschwerden zu lindern.

Geschichte der Lebensmittel als Heilmittel

Seit jeher nutzt man Lebensmittel auch zu medizinischen Zwecken. Schon im 2. Jahrtausend v. Chr. kannten die alten Ägypter z. B. die Vitamin-C-Mangelkrankheit Skorbut und behandelten sie mithilfe von Obst. In Indien entwickelte man ab ca. 1000 v. Chr. die Ayurveda-Lehre, die unter anderem auch Ernährungsempfehlungen umfasst. Auch die Heilkundigen der griechischen und römischen Antike bezogen heilkräftige Lebensmittel in ihre Behandlungsmethoden mit ein. So umfasst die „Materia Medica" des griechischen Arztes Pedanios Dioskurides beispielsweise ca. 1000 natürliche Arzneimittel. Im Europa des Mittelalters verwendete neben der Volksmedizin vor allem die Klostermedizin Heilpflanzen. Doch erst ab dem 19. Jahrhundert wurden pflanzliche Heilmittel und ihre Inhaltsstoffe auch wissenschaftlich betrachtet. Ab der Mitte der 1920er-Jahre gelang es Forschern, einzelne Vitamine wie Vitamin C zu identifizieren und aus Lebensmitteln zu isolieren. Heute schätzt man, dass rund 40 Prozent aller Arzneimittel pflanzlichen Ursprungs sind oder auf diese Tradition zurückgeführt werden können.

Forschung und Wissenschaft

Inzwischen ist die Ernährungsforschung ein eigener Wissenschaftszweig. Lebensmittelforscher beschäftigen sich z. B. mit den Nährwerten und den Inhaltsstoffen von Lebensmitteln im Hinblick auf ihren Nutzen für die Gesundheit. Auch die gesundheitlichen Auswirkungen des Konsums bestimmter Lebensmittel oder Ernährungsweisen können wissenschaftlich untersucht werden. Im Rahmen von klinischen Studien nimmt z. B. eine repräsentative Anzahl von Probanden über einen längeren Zeitraum eine gewisse Menge eines bestimmten Lebensmittels zu sich. Zu Beginn der Studie werden maßgebliche Werte gemessen wie beispielsweise Blutwerte, Gewicht und Immunstatus. Zum Schluss der Studie werden die Werte erneut gemessen und mit den zu Beginn der Studie erhobenen Zahlen und Aussagen in Beziehung gesetzt. So können Veränderungen und Auswirkungen des Konsums eines bestimmten Lebensmittels statistisch erfasst werden.

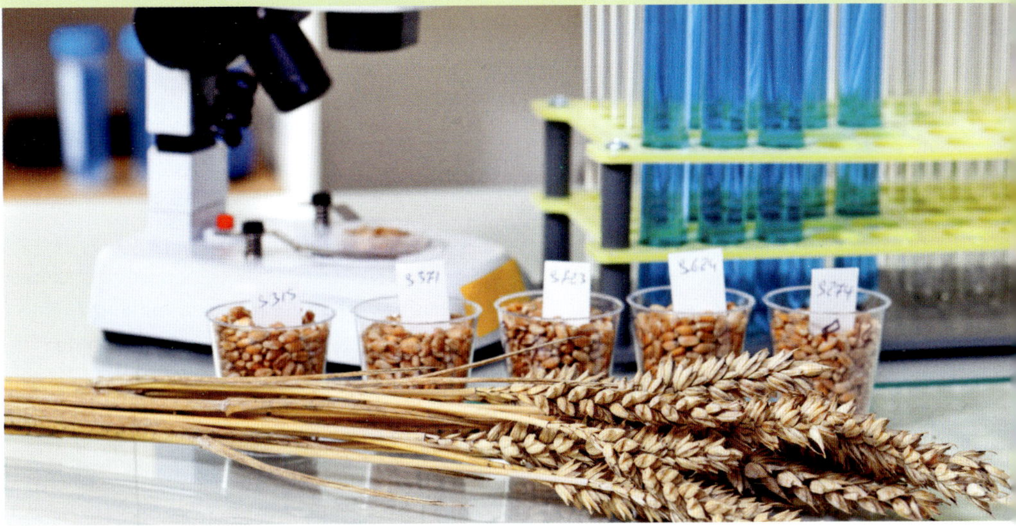

Nahrungsmittelbestandteile

Die menschliche Nahrung besteht aus den drei Makronährstoffen Fett, Zucker und Eiweiß. Diese werden zur Energiegewinnung benötigt. Daneben finden sich in der Nahrung auch bestimmte Anteile von Mikronährstoffen (auch Vitalstoffe) wie Mineralien, Vitamine und essenzielle Fettsäuren sowie Ballaststoffe, Wasser und weitere Substanzen, die Auswirkungen auf die Gesundheit haben.

Fette

Fette werden im Körper als „Energielangzeitspeicher" angesammelt oder so umgewandelt, dass sie z. B. als Bausteine für Zellwände oder Hormone dienen und den Körper bei der Aufnahme von Vitaminen unterstützen. Fett besteht aus Fettsäuren. Je nach chemischer Struktur unterscheidet man zwischen gesättigten und ungesättigten Fettsäuren. Dabei werden die gesättigten Fettsäuren in zu hohen Mengen als gesundheitsschädlich betrachtet. Sie verlangsamen den Stoffwechsel und werden z. B. mit der Entstehung rheumatischer Erkrankungen in Verbindung gebracht. Zudem lässt ihr vermehrter Konsum die Blutfettwerte und die Cholesterinwerte steigen – mit einem erhöhten Risiko eines Herzinfarkts. Die einfach ungesättigten Fettsäuren hingegen senken das schädliche LDL-Cholesterin und erhöhen das „gute" HDL-Cholesterin. Mehrfach ungesättigte Fettsäuren kann man weiter in Omega-3- und Omega-6-Fettsäuren unterteilen. Beide reduzieren Entzündungen im Körper. Die Omega-3-Fettsäuren senken zudem langfristig die Blutfettwerte. Bei den Omega-3-Fettsäuren kommt es im Verhältnis zu den Omega-6-Fettsäuren oft zu einer Unterversorgung. Daher sollte der Konsum von Omega-3-Fettsäuren gesteigert und der von Omega-6-Fettsäuren vermindert werden. Transfette entstehen bei der Härtung pflanzlicher Öle und erhöhen das Risiko für Herz- und Darmkrankheiten sowie Arteriosklerose (Arterienverkalkung).

Ernährungsempfehlungen für Fette

- Transfettsäuren möglichst vermeiden: Transfettsäuren sind oft in Chips, Fertigprodukten, Süßigkeiten, Frittiertem und Margarine enthalten. Auf der Zutatenliste verweist der Vermerk „pflanzliches Öl, teilweise gehärtet" auf Transfette.
- Gesättigte Fettsäuren reduzieren: Diese sind in tierischen Fetten sowie in Kokosnuss- und Palmöl sowie Gebäck enthalten. Greifen Sie zu fettarmen oder fettreduzierten Milchprodukten und ersetzen Sie gesättigte Fettsäuren möglichst durch ungesättigte wie Fisch, Nüsse, Avocados, Oliven und Olivenöl.
- Omega-6-Fettsäuren sparsam verwenden bzw. ersetzen: Pflanzenöle mit vielen Omega-6-Fettsäuren wie Distel-, Soja-, Sonnenblumen- oder Maiskeimöl sollten nur sparsam verwendet werden. Empfehlenswert sind z. B. Nuss-, Sesam- oder Speiseleinöl aus kontrolliert biologischem Anbau.
- Omega-3-Fettsäuren öfter essen: Omega-3-Fettsäuren finden sich vor allem in Thunfisch, Lachs, Makrele, Hering und Tofu.

Zucker

Zucker (auch Kohlenhydrate) ist ein kurzfristiger Energielieferant. Wir benötigen ihn z. B. für die Gehirnleistung, aber auch als Bausubstanz in verschiedenen Körpergeweben wie in Knochen und Knorpeln. Hierfür dient Zucker in Form von Glukose (Traubenzucker). Andere Zuckerarten müssen vor der Verwertung erst in Glukose umgewandelt werden. Nach der Art ihrer Zusammensetzung unterteilt man sie in Einfach-, Zweifach- und Mehrfachzucker. Einfachzucker wie Traubenzucker und Fruchtzucker (Fruktose) bestehen aus einem, Zweifachzucker wie Haushaltszucker und die in Milchprodukten enthaltene Laktose aus zwei Molekülen. Sie lassen den Blutzucker schnell steigen, aber auch wieder abfallen, sodass man rasch wieder hungrig wird. Mehrfachzucker sind aus mindestens zehn Molekülen aufgebaut. Daher verwertet der Körper sie langsamer und man bleibt länger satt. Besonders effektiv sind Mehrfachzucker in Form von Stärke, wie sie in Gemüse, Getreide und Getreideprodukten sowie Kartoffeln enthalten ist. Auch Ballaststoffe zählen zu

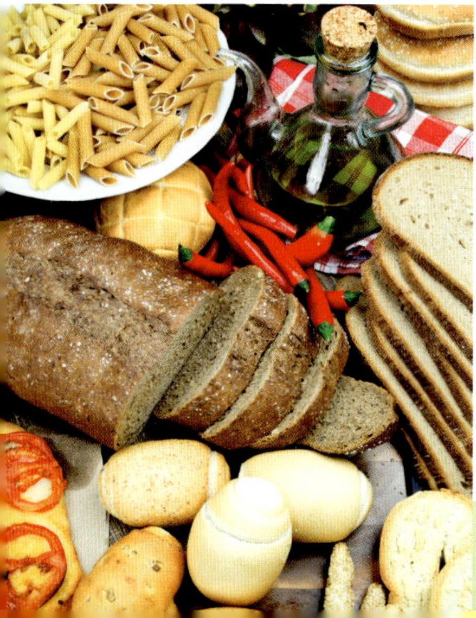

Haushaltszucker durch Stevia ersetzen

Der aus der Steviapflanze gewonnene Süßstoff Steviosid ist 300-mal süßer als Haushaltszucker, enthält aber weder Zucker noch Kalorien. Zudem reguliert es den Blutzuckerspiegel, schützt im Gegensatz zu zahnschädlichem Zucker vor Karies und Zahnbelag und soll auch den Blutdruck senken.

den Mehrfachzuckern. Diese unverdaulichen Stoffe fördern die Verdauung, unterstützen den Abtransport von Abfallstoffen aus dem Körper, helfen dabei, Verstopfung und Übergewicht vorzubeugen, und sollen sogar bei der Vorbeugung gegen Darmkrebs helfen.

Ernährungsempfehlungen für Zucker

- Einfach- und Zweifachzucker reduzieren: Diese finden sich vor allem in Lebensmitteln wie Schokolade, Bier, Brötchen, Kuchen, Marmelade oder Limonade.
- Mehr Kohlenhydrate aus Mehrfachzuckern aufnehmen: Empfehlenswert sind vor allem stärkehaltige Lebensmittel wie Naturreis, Nudeln oder Kartoffeln. Viele Ballaststoffe enthalten Getreide, Obst und Gemüse.
- Auf versteckten Zucker achten: Bedenken Sie, dass Zucker auch in gesüßten Getränken, Frühstücksflocken, Gebäck, Soßen, Fertigsuppen oder Salatdressings enthalten sein kann.

Eiweiße

Eiweiße (Proteine) sind die Grundbausteine aller menschlichen Zellen. Sie setzen sich aus verschiedenen Aminosäuren zusammen, die z. B. zur Bildung von Antikörpern, Hormonen und Enzymen sowie für die Muskelfunktion, Zellerneuerung und -reparatur nötig sind. Zudem sind Eiweiße für alle Wachstumsprozesse notwendig. Einige Aminosäuren kann der Körper selbst produzieren, andere müssen über die Nahrung zugeführt werden. Diese gehören zu den essenziellen (lebensnotwendigen) Aminosäuren.

Pflanzliches Eiweiß aus Lupinen

Wer fett- und purinreiche tierische Eiweiße durch fettarme, hochwertige Eiweiße pflanzlicher Herkunft ersetzen will, findet in Lupinen eine sinnvolle Alternative. Als Grundlage für gesunde Proteindrinks kann Lupinenmehl künstlich hergestellte Proteinpräparate ersetzen. Wer beim Backen 15 Prozent des Mehls durch Lupinenmehl ersetzt, spart gleichzeitig Kohlenhydrate.

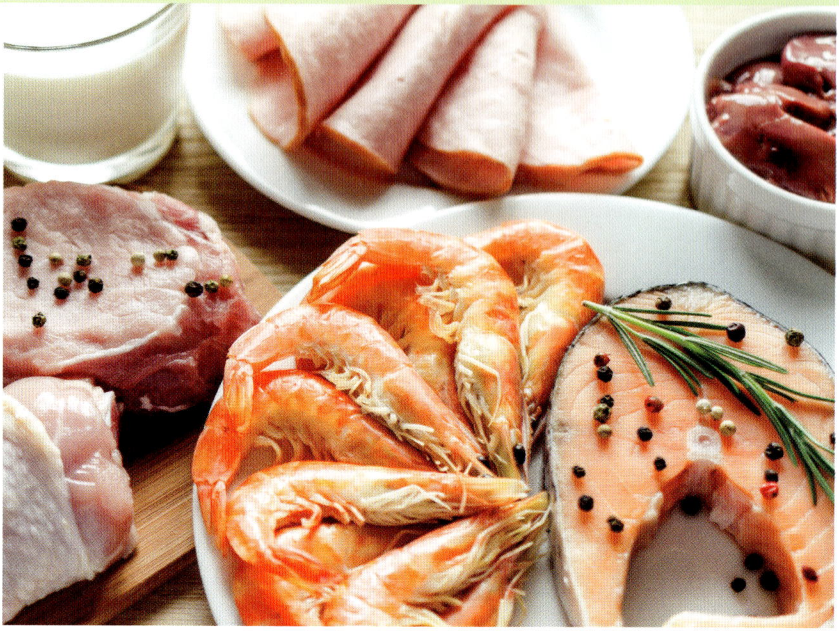

Ernährungsempfehlungen für Eiweiße

- Tierisches Eiweiß mäßig verzehren: Tierische Eiweiße wie Fleisch und Wurstwaren enthalten neben Fett auch Chemikalien und Purine, die zur Übersäuerung beitragen. Nehmen Sie daher tierisches Eiweiß nur in Maßen zu sich. Wählen Sie magere Lebensmittel wie Fisch, Geflügel, Wild, fettarme Milch und Milchprodukte sowie mageres Fleisch.
- Achten Sie bei pflanzlichem Eiweiß auf Ausgewogenheit: Kombinieren Sie verschiedene Eiweißquellen miteinander, um den Bedarf an essenziellen Aminosäuren zu decken. Die Eiweiße aus Hülsenfrüchten wie Erbsen, Bohnen und Linsen können mit denen aus Kartoffeln, Getreide und Nüssen ergänzt werden.

Mineralstoffe

Mineralstoffe sind nichtorganische Nährstoffe, die zur Erhaltung der Leistungsfähigkeit und Gesundheit wichtig sind. Alle Flüssigkeiten und Gewebe des Körpers enthalten bestimmte Mengen an Mineralien. So sind sie etwa Bestandteil von Muskeln, Blut, Bindegewebe, Nervenzellen, Knochen oder Zähnen. Mineralstoffe wie Kalzium und Magnesium sind für die Funktion eines reibungslosen Stoffwechsels unentbehrlich. Sie befördern Sauerstoff in die Zellen und Abbaustoffe aus ihnen heraus, transportieren Nährstoffe durch die Darmwände in Blut und Leber, unterstützen Nervenzellen und Immunsystem, regulieren den Hormonhaushalt und helfen bei der Verwertung von Kohlenhydraten, Eiweißen und Fetten.

Die wichtigsten Mineralstoffe

Nachfolgend einige der wichtigsten Mineralstoffe – jeweils angegeben mit dem Tagesbedarf bei Erwachsenen, Beispielen für ihr Vorkommen und ihre Bedeutung:

Mineralstoff, Tagesbedarf (Erwachsene) und Vorkommen	Bedeutung	Mangel
Chlorid (830 mg) Kochsalz	Reguliert zusammen mit Natrium den Wasserhaushalt und das Säure-Basen-Gleichgewicht	Sehr selten. Wachstumsstörungen, Muskelschwäche
Eisen (Frauen: 5, Männer: 10 mg) Fleisch, Vollkornprodukte, Eier, Leber, Blutwurst	Wachstum, Bildung des roten Blutfarbstoffs (wichtig für den Sauerstofftransport), macht widerstandsfähiger gegen Krankheiten, beugt Erschöpfung vor	Müdigkeit, Schwäche, Blutarmut, Abwehrschwäche
Jod (200 µg) Seefisch, Meeresfrüchte, Algen, Jodsalz	Baustein für Schilddrüsenhormone	Schilddrüsenvergrößerung, Kropfbildung, Trägheit, Gewichtszunahme
Kalium (2000 mg) Obst, vor allem Trockenobst, Gemüse, Kartoffeln	Zusammen mit Natrium für die Regulierung des Flüssigkeitshaushalts und die Muskelfunktion zuständig, zudem für die Hormonausschüttung und die Eiweißbildung, vorbeugend und lindernd bei Bluthochdruck	Schwächung der Muskulatur, Müdigkeit, Verstopfung, Herzrhythmusstörungen, erhöhter Blutdruck
Kalzium (1000–1200 mg) Milch und Milchprodukte, Eigelb, grüne Blattgemüse, Sojasprossen	Wachstum und Festigkeit von Zähnen und Knochen, Übermittlung von Impulsen im Nervensystem, Muskelkontraktion, Herzfunktion, Blutgerinnung, Hormonausschüttung	Knochenprobleme wie Osteoporose
Magnesium (300–400 mg) Vollkornprodukte, Nüsse, Bohnen, Trockenobst	Knochenwachstum, schützt die Nerven, Energiegewinnung, Muskelarbeit	Muskelkrämpfe und -schwäche, Depressionen, Lethargie, Reizbarkeit, Herzinfarkt
Natrium (550 mg) Kochsalz, Fleisch, Wurst, Geflügel, Brot	Reguliert den Flüssigkeitshaushalt, Säure-Basen-Gleichgewicht, Muskelarbeit, Nährstoffaufnahme und -transport	Sehr selten. Krämpfe, Muskelschwäche, Herzrhythmusstörungen, Teilnahmslosigkeit
Zink (Frauen: 7 mg, Männer: 10 mg) mageres Rindfleisch, Innereien, Milch, Vollkornprodukte, Kürbiskerne, Nüsse	Immunabwehr, Wachstum, Fortpflanzung, Wundheilung	Appetitlosigkeit, schlechte Wundheilung, Abwehrschwäche, vermindertes Haarwachstum, Dermatitis

Vitamine

Vitamine müssen im Regelfall über die Nahrung aufgenommen werden. Nur Vitamin D kann der Körper unter Einwirkung von Sonnenlicht selbst bilden. Sie erfüllen verschiedene Aufgaben, z. B. sind sie an der Umwandlung von Nährstoffen in Energie beteiligt, am Aufbau von Körpergewebe, an der Immunabwehr und der Hormonbildung. Fehlen sie, fühlen wir uns müde, schlapp und energielos. Schlimmstenfalls drohen Abwehrschwäche, Schlafstörungen und psychische Beschwerden wie Depressionen.

Die wichtigsten Vitamine

Nachfolgend einige der wichtigsten Vitamine, jeweils angegeben mit dem Tagesbedarf bei Erwachsenen, Beispielen für Vorkommen und ihre Bedeutung:

Vitamin, Tagesbedarf (Erwachsene) und Vorkommen	Bedeutung	Mangel
Vitamin A (Retinol) (0,8–1,1 mg) Leber, Fisch, Eier, Butter, Milch und Milchprodukte, wird aufgebaut aus Carotinen (z. B. Karotten, Brokkoli)	Hautschutz, Augen, Wachstum, Fortpflanzung, Schleimhäute (vor allem Atemwege)	Nachtblindheit, trockene Haut, erhöhte Infektanfälligkeit
Vitamin B1 (Thiamin) (1,3 mg) Vollkornprodukte, Kartoffeln, Hülsenfrüchte, Hefe, Schweinefleisch	Energiegewinnung, Muskeln, Nerven	Konzentrationsprobleme, Reizbarkeit, Depressionen, Schlafstörungen, Appetitmangel, Nervenschädigung, Muskelschwäche
Vitamin B2 (Riboflavin) (1,2–1,5 mg) Hefe, Milch und Milchprodukte, Leber, Käse, Eier, Fisch, Fleisch	Energiestoffwechsel, Gewebsregeneration, Wachstum	Eingerissene Mundwinkel, Ekzeme, rote, juckende Augen
Vitamin B3 (Niacin) (13–16 mg) Fleisch, Fisch, Getreideprodukte, Hefe, Kartoffeln, Milch	Fettsäuren- und Cholesterinbildung, Energiegewinnung	Unwahrscheinlich. Verringerte Leistungsfähigkeit, Depressionen, Hautausschlag

Vitamin, Tagesbedarf (Erwachsene) und Vorkommen	Bedeutung	Mangel
Pantothensäure (6 mg) Fast alle Lebensmittel, z. B. Vollkornprodukte, Innereien, Weizenkeime, Nüsse	Energiestoffwechsel, Produktion lebenswichtiger Stoffe (z. B. Fettsäuren)	Selten. Taubheitsgefühl und Kribbeln in den Beinen, Reizbarkeit, Ruhelosigkeit, Kopfschmerzen, Müdigkeit, Schwindel, Magenbeschwerden
Vitamin B6 (Pyridoxin) (1,2–1,5 mg) Fleisch, Innereien, Kartoffeln, Milchprodukte, Getreide	Eiweißstoffwechsel	Sehr selten. Depressionen, Reizbarkeit, Mundentzündungen, Ekzeme
Vitamin B7 (Biotin) (0,3–0,6 mg) Leber, Milch, Eier, Bananen, Tomaten, Sojabohnen, Spinat, Nüsse, Hülsenfrüchte	Energiegewinnung, Ausscheidung von Eiweißabbauprodukten	Selten. Seborrhoische Dermatitis, Nervenstörungen
Folsäure (0,4 mg) Spinat, Hefeextrakt, Leber, Nüsse, Getreide, Sojabohnen	Immunsystem, Stoffwechsel	Mundentzündung, Appetitlosigkeit, Anämie, Wachstumsstörungen, Missbildung bei Neugeborenen
Vitamin B12 (0,3 mg) Fleisch, Leber, Milch, Fisch, Eier	Reproduktion genetischen Materials, Bildung der roten Blutkörperchen, Stoffwechsel	Müdigkeit, Abwehrschwäche, Anämie, Nervenschäden
Vitamin C (100 mg) schwarze Johannisbeeren, Zitrusfrüchte, grüne Blattgemüse, Kartoffeln	Immunsystem, Wundheilung, Bindegewebe, Aufbau von Zähnen, Knochen und Gewebe, Oxidationsschutz	Infektanfälligkeit, Müdigkeit, Leistungsschwäche, schlechte Wundheilung, Zahnfleischbeschwerden, Schlafstörungen, Gelenkschmerzen
Vitamin D (0,02 mg) Fettfisch, Fleisch, Leber, Eier, Milch	Verwertung von Kalzium und Phosphat, Wachstum und Festigkeit von Zähnen, Sehnen, Bändern und Knochen, Nerven- und Muskelfunktion	Bei Kindern: Wachstumsschwäche, Muskelschwäche, Anämie, Anfälligkeit für Atemwegserkrankungen, Rachitis, bei Erwachsenen: Knochenerweichung, Muskelschwäche, Knochenbrüche
Vitamin E (12–15 mg) fast alle Lebensmittel, vor allem Nüsse, Samen, Pflanzenöl, grünes Gemüse, Hafer	Schutz vor freien Radikalen, Abwehrkräfte, Blutgerinnung, Durchblutung, Vorbeugung von Arteriosklerose, Alterungsprozessen und Entzündungen, Herzinfarkt, degenerativen Erkrankungen	Erhöhtes Risiko für Herzinfarkt, Schlaganfall, Grauen Star, Blutarmut, Nervenstörungen
Vitamin K (0,07 mg) Kohl, grünes Blattgemüse, Bohnen, Tomaten, Leber	Blutgerinnung, Proteinbildung, Knochen, Schutz vor Osteoporose	Unwahrscheinlich. Blutgerinnungsstörungen, Zahnfleischbluten

Ernährungsempfehlungen für Mineralstoffe und Vitamine

- Gute Nährstoffauswahl: Ernähren Sie sich mit viel frischem Obst, Gemüse und Salat und essen Sie abwechslungsreich.
- Genussmittel einschränken: Die Aufnahme von Mineralstoffen und Vitaminen kann durch Alkohol, Koffein und Nikotin vermindert werden.
- Nahrungsergänzungsmittel: Vitamine und Mineralstoffe können in der Regel ausreichend über die Nahrung aufgenommen werden. Daher ist eine ausgewogene Ernährung Nährstoffpräparaten vorzuziehen. Ausnahmefälle sind z. B. Patienten mit bestimmten Erkrankungen, Schwangere und Senioren mit Aufnahmestörungen.

Sekundäre Pflanzenstoffe

Zwar gehören sekundäre Pflanzenstoffe nicht zu den essenziellen Nährstoffen, sie beeinflussen jedoch viele Stoffwechselprozesse und besitzen eine Vielzahl von gesundheitsfördernden Eigenschaften. So bekämpfen sie beispielsweise als Antioxidantien schädliche freie Radikale (siehe Seite 33), wirken entzündungshemmend und helfen bei der Vorbeugung von Krebs- und Herz-Kreislauf-Erkrankungen wie, z. B. die als gelber, roter und orangefarbener Farbstoff in Obst und Gemüse (z. B. in Karotten, Tomaten und Grapefruit) vorkommenden Carotinoide oder die als roter, hellgelber oder blauer Farbstoff fungierenden Flavonoide (z. B. in Auberginen, Kirschen und Pflaumen). Auch Glucosinolate (z. B. in Radieschen, Kresse und Kohl) und Phytoöstrogene (z. B. in Leinsamen, Getreide und Sojaprodukten) wirken antioxidativ und risikosenkend für bestimmte Krebsarten.

Der DGE-Lebensmittelkreis

Der Ernährungskreis der Deutschen Gesellschaft für Ernährung e. V. teilt die Lebensmittel in sieben Hauptgruppen. Jede dieser Lebensmittelgruppen ist lebensnotwendig und trägt zur Vorbeugung ernährungsbedingter Erkrankungen bei. Zusammen bilden sie eine vollwertige Ernährung. Daher sollte man täglich aus allen sieben Lebensmittelgruppen auswählen.

Der Lebensmittelkreis stellt die für eine gesunde Ernährung empfohlenen Mengenverhältnisse je nach Segmentgröße anschaulich dar. Hieraus ergibt sich, dass beinahe drei Viertel der täglichen Nahrungszufuhr aus Lebensmitteln pflanzlicher Herkunft bestehen sollten: Getreide

Bunte Mischung

Die Farben bei Obst und Gemüse deuten auf verschiedene sekundäre Pflanzenstoffe hin. Wer hier die Farben ausgewogen kombiniert, sorgt für eine vielseitige Mischung an sekundären Pflanzenstoffen

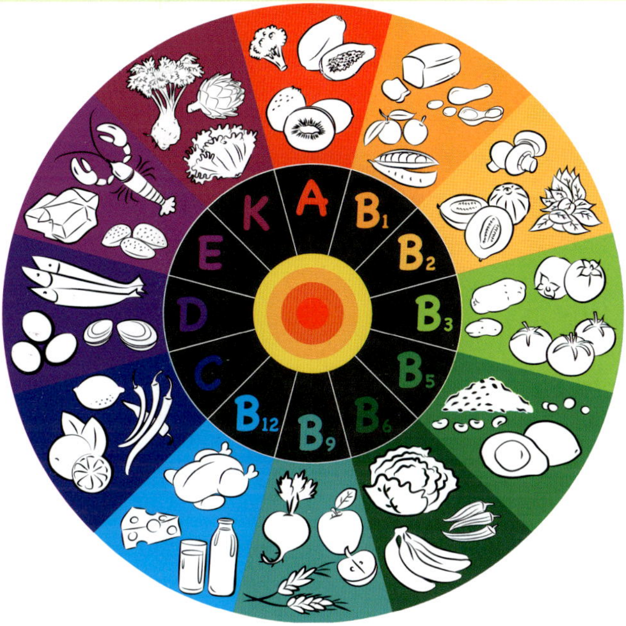

und Getreideprodukte sowie Kartoffeln (30 %), Gemüse und Salat (26 %) und Obst (17 %). Ein Viertel verteilt sich auf Lebensmittel tierischen Ursprungs: Milch und Milchprodukte (18 %) sowie Fleisch, Wurst, Eier und Fisch (7 %). Der Rest setzt sich aus Fetten und Ölen zusammen (2%). In der Mitte des Ernährungskreises stehen die Getränke.

Die Lebensmittelhauptgruppen

- Getreide, Getreideprodukte und Kartoffeln: Produkte wie Getreide und Körnerfrüchte (z. B. Hafer, Reis, Hirse, Mais), Brot, Teigwaren wie Nudeln, Müsli, Kartoffeln und Speisestärke bilden die Basis der ausgewogenen Ernährung. Hierin sind z. B. wichtige Ballaststoffe enthalten.
- Obst und Gemüse: Die täglich empfohlene Menge liegt bei mindestens fünf Portionen Obst und Gemüse pro Tag. Eine Portion entspricht dabei etwa einer Handvoll.
- Milch und Milchprodukte: Milch und Milchprodukte zählen zu den wichtigsten Eiweiß- und Kalziumlieferanten. Bevorzugen Sie fettarme Produkte wie (teil-)entrahmte Milch, fettarmen Joghurt, Hüttenkäse, Frischkäse und Quark. Sie sollten täglich auf dem Speiseplan stehen.
- Fleisch, Wurst, Fisch und Eier: In diesen Lebensmitteln, zu denen auch Geflügel und Schalentiere zählen, stecken unter anderem viele Proteine. Fisch sollte zweimal wöchentlich gegessen werden, Fleisch zwei- bis dreimal wöchentlich. Bevorzugen Sie Fettfisch. Achten Sie aber generell auf fettarme Produkte.

- Fette und Öle: Fette sind wertvolle Geschmacksträger und somit oft unverzichtbar. Der Bedarf des Organismus an Fetten ist jedoch recht gering. Daher sollte man auf hochwertige Fette zurückgreifen.
- Getränke: Trinken Sie täglich mindestens 1,5 Liter Flüssigkeit. Geeignet sind neben Wasser auch Saftschorlen und ungesüßte Tees. Alkohol sollte nur gelegentlich und in kleinen Mengen getrunken werden.

Gesund einkaufen

Im Rahmen einer gesunden Ernährung ist nicht nur die Auswahl der Lebensmittel, sondern auch deren Lagerung und Zubereitung entscheidend. Denn bei falscher Lagerung und Zubereitung geht nicht nur der Geschmack verloren, sondern auch gesunde Inhaltsstoffe. So kaufen Sie gesund ein:

- Unverarbeitete Lebensmittel: Je unbehandelter und unverarbeiteter ein Lebensmittel ist, desto mehr Vitalstoffe enthält es. Lebensmittelzusatzstoffe stehen z. B. in der Diskussion, Beschwerden wie Allergien, Kopfschmerzen, Migräne oder Asthma auszulösen. Greifen Sie daher zu frischer Ware statt zu Fertigprodukten. Tiefkühlgemüse hingegen ist eine gute Wahl.
- Kaufen Sie Bio: Bio-Lebensmittel enthalten mehr Vitalstoffe, sind schadstoffärmer als herkömmliche Produkte und frei von künstlichen Lebensmittelzusatzstoffen (z. B. Konservierungsmittel, Geschmacksverstärker).

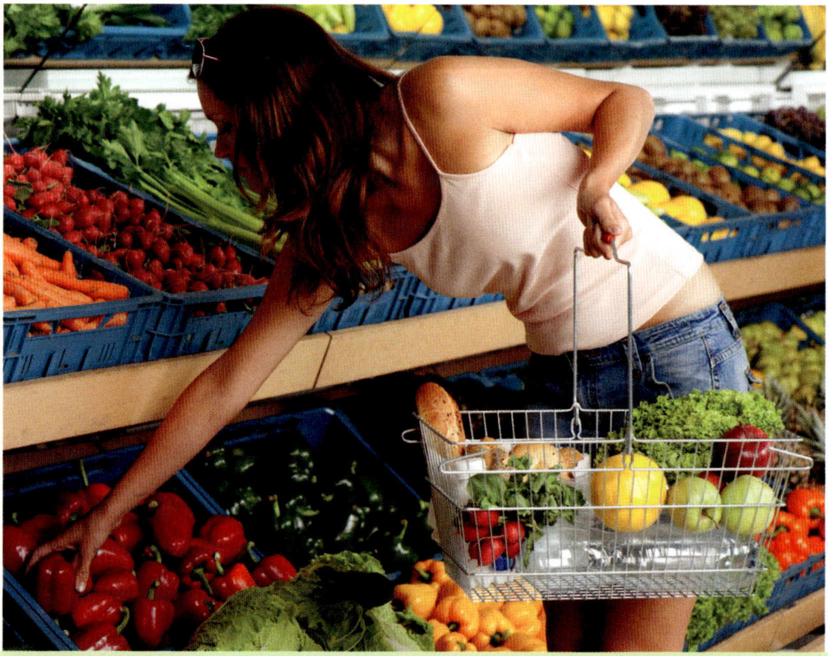

Vollkorn bevorzugen

Die isolierten Kohlenhydrate aus Zucker und Weißmehl erzeugen übermäßigen Appetit, behindern den Fettabbau und begünstigen die Einlagerung von Fett. Sie liefern keine Vitalstoffe, sondern nur Kalorien. In Weißmehlprodukten enthaltenes Gluten kann zudem Übergewicht und Diabetes, aber auch Akne, Hormonstörungen und andere Beschwerden begünstigen. Ähnlich verhält es sich mit weißem Reis, dem beim Schälen die wertvollsten Nährstoffe entzogen werden. Hier ist Vollkornreis die bessere Wahl.

- Frische Lebensmittel: Lebensmittel sollten möglichst frisch auf den Teller kommen. Daher lieber öfter in der Woche kleinere Mengen einkaufen, als sie zu Hause lange zu lagern. Regionale, saisonale Produkte müssen keine langen Transportwege zurücklegen und verlieren damit weniger an Vitaminen und Wasser.

Gesund kochen

Besonders Vitamine, aber auch verschiedene sekundäre Pflanzenstoffe reagieren auf Hitze, Luft und Licht äußerst empfindlich. Um Vitamine und Mineralstoffe in Obst und Gemüse auch beim Kochen zu erhalten und möglichst fettarm zu kochen, sollten Sie folgende Hinweise befolgen:

- Waschen: Vermeiden Sie Einweichen und zu intensives Waschen von Obst und Gemüse, damit wasserlösliche Vitamine nicht ausgeschwemmt werden. Waschen Sie Gemüse und Obst, bevor Sie es schneiden.
- Schälen: Essen Sie Obst und Gemüse wie z. B. Äpfel oder Karotten möglichst ungeschält, da sich die meisten Nährstoffe direkt unter der Haut befinden. Schälen Sie sie bei Bedarf nicht zu großzügig und verwenden Sie gegebenenfalls einen Sparschäler.
- Zerkleinern: Zerkleinern sollten Sie Obst, Gemüse, Kräuter, Samen und Nüsse erst kurz vor dem Kochen bzw. Servieren.
- Kochgeschirr: Achten Sie auf gut schließende Deckel. So lässt sich mit wenig Wasser kochen. Besonders vitaminschonend kocht man im Wok oder im Dampfkochtopf.
- Zubereitung: Vermeiden Sie langes Kochen, Vorkochen, Warmhalten, Aufwärmen und hohe Kochtemperaturen. Mineralstoffe können ins Kochwasser ausgeschwemmt werden, wenn die Lebensmittel zu lange im Wasser liegen. Bringen Sie das Wasser daher zum Kochen, bevor Sie das Gemüse hinzugeben. Nutzen Sie zum vitaminschonenden Kochen möglichst wenig Fett und Wasser. Essen Sie Obst und Gemüse möglichst roh oder bevorzugen Sie fettarme Zubereitungsmöglichkeiten wie Dämpfen, Dünsten im eigenen Saft oder Kochen. Verwenden Sie das Kochwasser z. B. für Soßen.

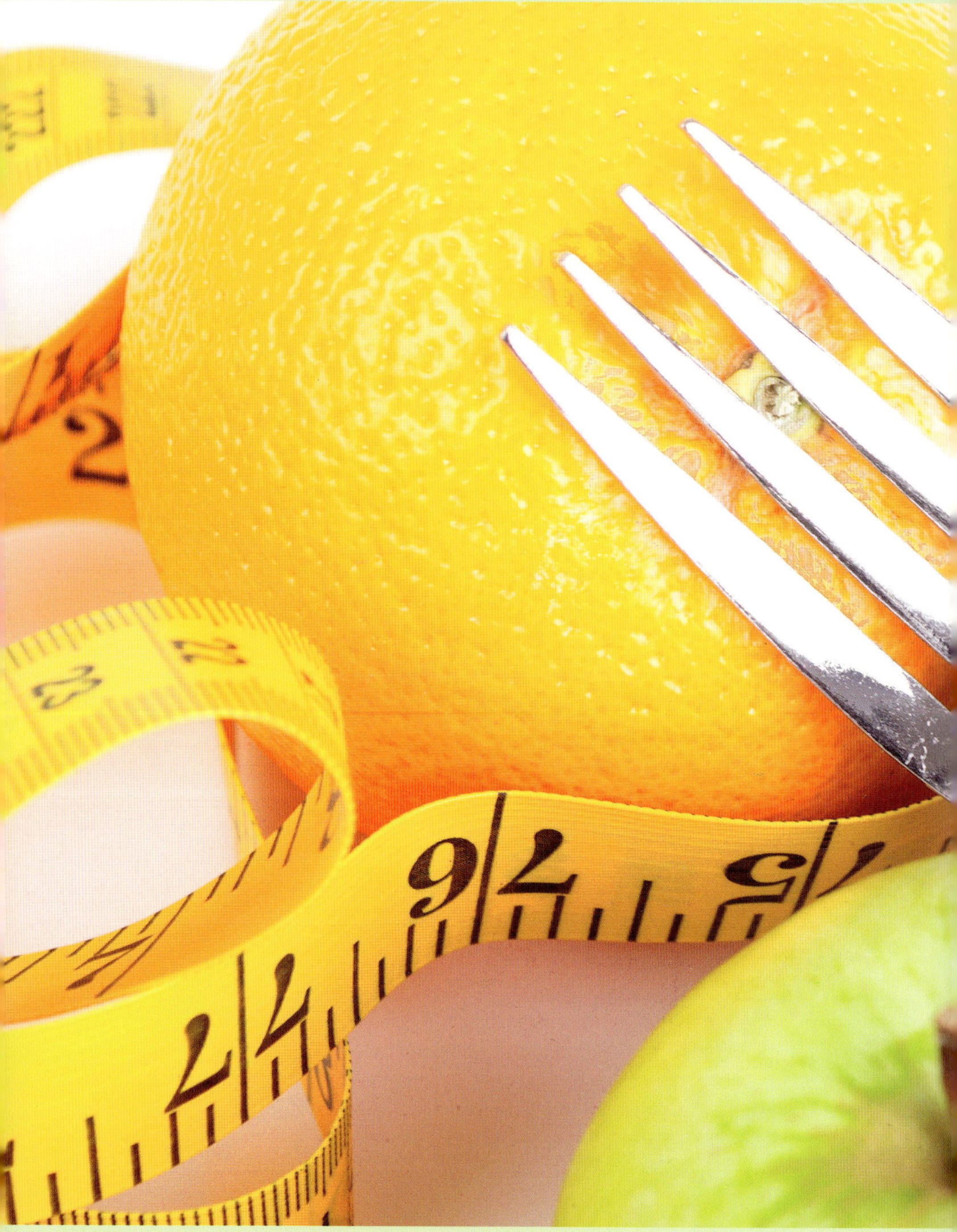

Beschwerden und Krankheiten

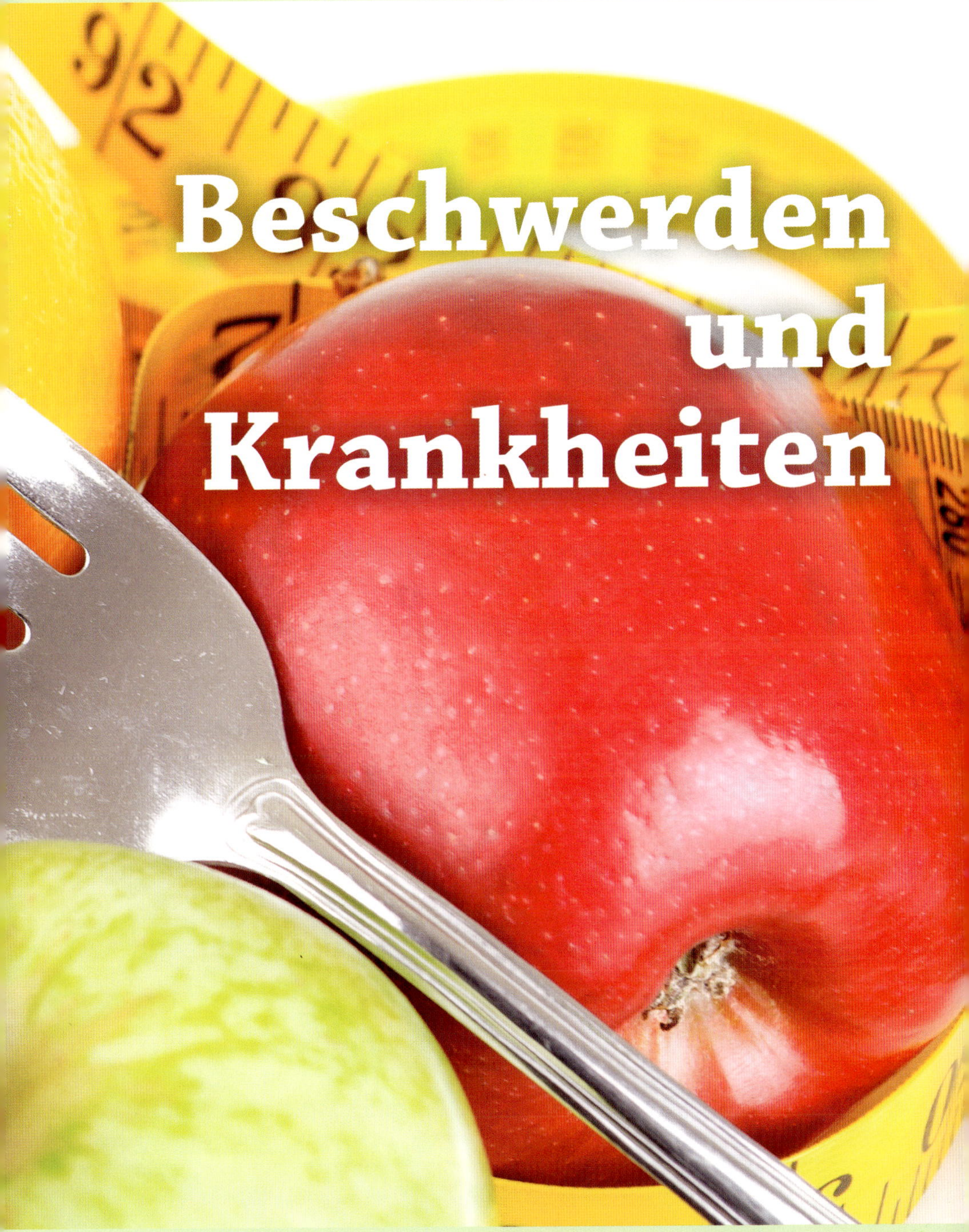

Ernährung und Gesundheit

Vielen Krankheiten und Beschwerden können Sie mit einer gesunden Ernährung vorbeugen oder zumindest Linderung verschaffen. Aber es reicht nicht, mal eben kurz zu gesunden Lebensmitteln zu greifen. Vielmehr ist es nötig, sich über längere Zeit ausgewogen zu ernähren. Aber auch Faktoren wie ausreichend Bewegung, Schlaf und Entspannung, frische Luft und viel Wasser spielen eine Rolle. Dauern die Beschwerden an, treten sie plötzlich oder mit gravierenden Symptomen auf oder verschlimmern sie sich, ist in jedem Fall ein Arzt aufzusuchen.

Übergewicht und Diabetes

Übergewicht gilt als erheblicher Risikofaktor für Diabetes, Bluthochdruck, Herzinfarkt, Schlaganfall und Krebs. Übergewicht und Bewegungsmangel sind auch häufig Ursache von Typ-2-Diabetes. Hier ist der Körper nicht mehr fähig, den Blutzuckerspiegel in einem gesunden Bereich zu halten.

Typ-1- und Typ-2-Diabetes

Bei Typ-1-Diabetes fehlt das zuckerabbauende Hormon Insulin. Bei Typ-2-Diabetes hingegen kann die Bauchspeicheldrüse Insulin zwar noch produzieren, doch das Hormon wird nicht ausreichend hergestellt oder wirkt nicht richtig. Der Blutzuckerspiegel ist dadurch erhöht. Bei Typ-1-Diabetes muss in Verbindung mit einer Insulinbehandlung auf die Menge der Kohlenhydrataufnahme und den glykämischen Index geachtet werden.

Glykämischer Index (GI)

Ein niedriger glykämischer Index wirkt sich günstig auf die Insulinausschüttung aus, da entsprechende Lebensmittel den Blutzuckerspiegel nicht sofort in die Höhe schnellen lassen. Zudem kann er die Blutzucker- und Blutfettwerte positiv beeinflussen und für eine längere Sättigung sorgen. Greifen Sie also zu Lebensmitteln mit einem niedrigen glykämischen Index wie z. B. Sojaprodukte, Hartweizenpasta, Hülsenfrüchte, verschiedene Bohnensorten, Vollmilch oder Vollkornbrot. Meiden Sie Lebensmittel mit einem hohen glykämischen Index wie Weißbrot oder Kartoffelbrei.

Weitere nützliche Lebensmittel

- Hanfsamen: Sie enthalten Inhaltsstoffe, die den Muskelaufbau unterstützen. Zudem wirkt die enthaltene Gamma-Linolensäure stoffwechselanregend und beschleunigt den Abbau von eingelagertem Fett.
- Buchweizen: enthält insulinfreundliche Ballaststoffe und wirkt blutzuckerspiegelsenkend.
- Siehe auch: „Gesunde Lebensmittel und Rezepte“ ab Seite 38

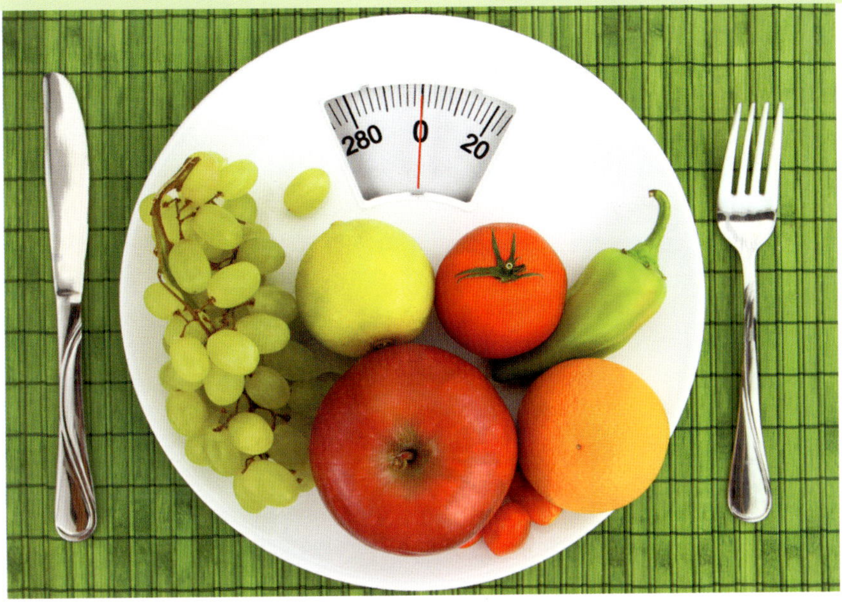

Verdauung

Das Verdauungssystem dient der Nährstoff- und Vitalstoffaufnahme und der Entsorgung von Giftstoffen. Funktioniert es nicht richtig, können schnell Beschwerden entstehen, z. B. in Form von Sodbrennen, Blähungen, Magenverstimmungen, Autoimmunerkrankungen und Allergien.

Verstopfung

Verstopfung ist meist ein Ergebnis langer ballaststoffarmer sowie stärke- und zuckerreicher Ernährung. Bitterstoffe unterstützen wirksam die Verdauung, indem sie die Herstellung körpereigener Verdauungssäfte fördern. Sie sind z. B. in Löwenzahn, Artischockenblättern und bitteren Salaten enthalten. Bestimmte Gewürze wie Chili, Pfeffer, Curry, Senf und Paprika fördern die Speichelproduktion. Die Produktion von Magensäure wird durch Eiweiß gefördert, während Fett sie eher hemmt. Weitere natürliche Verdauungshilfen sind Kohl und andere Kruziferengemüse, Fenchel, grüner Senf, Ingwer, Meerrettich, Petersilie, Sellerie und Brunnenkresse.

Weitere nützliche Lebensmittel

- Trockenfrüchte: Getrocknete, ungeschwefelte Pflaumen oder Trockenfeigen über Nacht in Wasser einweichen und am nächsten Tag auf leeren Magen die Trockenfrüchte essen und das Einweichwasser trinken.
- Sauermilchprodukte: Der Milchzucker in Nahrungsmitteln wie Joghurt, Buttermilch und Kefir sorgt für ein gutes Darmklima.

- Rohes Sauerkraut: Die enthaltenen Milchsäurebakterien stärken die natürlichen Mikroorganismen im Darm, regen den Verdauungsprozess an und sind eine Verdauungshilfe für Fett. Durch die hohe Ballaststoffmenge wird der Stoffwechsel gefördert, was Kalorien verbrennt.
- Siehe auch Ananas (Seite 45), Wassermelone (Seite 119), Weintrauben (Seite 157), Leinsamen (Seite 16)

Blähungen

Blähungen entstehen z. B. beim Verschlucken von Luft oder bei übermäßiger Gasbildung während der Verdauung. Wenn Sie auf Milch- und Getreideprodukte oder Früchte verstärkt mit Blähungen reagieren, könnte auch eine Nahrungsmittelunverträglichkeit vorliegen. Blähungslindernd wirken Kräuter und Gewürze wie Petersilie, Majoran, Kreuzkümmel, Fenchel, Koriander, Dill, Ingwer, Zimt, Kardamom oder Anis. Löwenzahn lindert ebenfalls Blähungen.

Durchfall und Erbrechen

Durchfall und Erbrechen können viele Ursachen haben, etwa eine Lebensmittelvergiftung, Nebenwirkungen von Medikamenten oder Nahrungsmittelunverträglichkeiten. Oft handelt es sich dabei um Abwehrmechanismen des Körpers gegen schädliche Stoffe wie Viren oder Bakterien. Wichtig ist es hierbei, den Flüssigkeitsverlust auszugleichen, indem man viel trinkt (2,5 bis 3 Liter pro Tag) – am besten gefiltertes Leitungswasser, Quellwasser oder Heilkräutertees. Gegessen werden sollte nur bei Appetit.

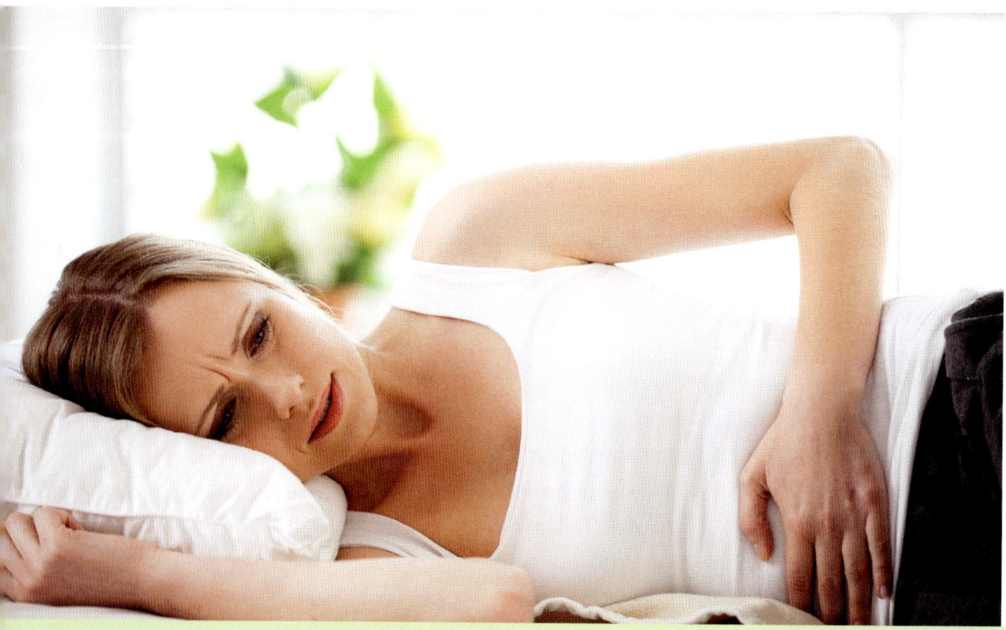

Weitere nützliche Lebensmittel

- Brühen und Suppen: Um die Kaliumversorgung sicherzustellen, eignen sich gekochte Gemüsebrühen (ohne Brühwürfel) aus Gemüse wie Sellerie, Karotten und Kräutern.
- Ingwer: Das enthaltene Gingerol absorbiert Magensäure und hilft gegen Übelkeit und kolikartige Krämpfe (wehenfördernd, nicht bei Schwangerschaftsübelkeit!).
- Geriebener Apfel: Als Aufbaunahrung eignen sich mit der Schale fein geriebene Äpfel. Die enthaltenen Pektine sind Schleimstoffe, die die Darmschleimhaut schützen, das Keimwachstum hemmen und Gifte adsorbieren.

Immunsystem und Atemwege

Ein funktionierendes Immunsystem ist unter anderem von einer gesunden Darmflora abhängig. Wird die Darmflora und damit das Immunsystem gestärkt, können Krankheiten wie Erkältungen, Grippe, Allergien, Hauterkrankungen oder Asthma verhindert oder gelindert werden. Probiotika wie z. B. Milchsäurebakterien fördern die „freundlichen Darmbakterien“. Sie kommen unter anderem in Miso, Naturjoghurt oder rohem Sauerkraut vor. Hierbei ist jedoch eine ausreichende Zufuhr von Präbiotika – meist unverdauliche Kohlenhydrate – nötig, die den guten Darmbakterien Nahrung liefern. Sie sind z. B. in Artischocken, Löwenzahnwurzeln, Chicoree, Leinsamen und Schwarzwurzeln enthalten.

Immunstärkende Vitalstoffe

Als Abwehrvitamin bekannt ist Vitamin C (z. B. in Sanddorn, Hagebutte oder Acerolakirsche). Es verbessert die Effizienz der weißen Blutkörperchen, die Krankheitserreger abwehren. Selen (z. B. in Nüssen, Hafer, Hirse) kann die Entwicklung und Beweglichkeit der weißen Blutkörperchen beschleunigen. Zink (z. B. in Vollkorngetreide, Meeresfrüchten, Weizenkeimen) unterstützt unter anderem die Bildung von Antikörpern und kann Schwere und Dauer einer Erkältung mindern. Eisen fördert die Fresszellen, die Krankheitserreger vernichten. Auch Vitamin E (z. B. in Pflanzenölen und Nüssen) fördert die Abwehrkräfte. Vitamin A (z. B. in Leber, Fenchel, Grünkohl) stärkt die Schleimhäute und hilft ebenfalls beim Schutz vor Infektionen. Eine Neigung zu Infekten der oberen Atemwege kann auch durch einen Mangel am B-Vitamin Pantothensäure bedingt sein. Daher sollten Sie bei Erkältungen pantothensäurereiche Lebensmittel zu sich nehmen (z. B. in Hülsenfrüchten, Vollkornprodukten).

Erkältung und Grippe

Vitamine und sekundäre Pflanzenstoffe helfen bei Erkältungen und Grippe. So wirken Polyphenole in Beeren, Trauben und Äpfeln antibakteriell und antiviral und können die Krankheitsdauer verringern. Auch Schwefelverbindungen in Knoblauch und Zwiebeln, Glucosinolate in Kohlgemüse oder viren- und bakterienhemmendes Eiweiß in Kürbissen kann die Erkrankungsgefahr senken und die Genesung fördern. Entzündungshemmend bei Infektionen mit Hals- und Rachenentzündungen wirken Omega-3-Fettsäuren. Nüsse, Fisch und Hülsenfrüchte versorgen den Körper zudem mit Eiweiß, das im Körper z. B. der Abwehr von Krankheitserregern dient.

Asthma

Asthma wird meist durch allergische oder chronisch entzündliche Reaktionen hervorgerufen. Empfehlenswert ist es, die Abwehrkräfte der Atemwege durch Antioxidantien (Vitamin A, C und E) zu stärken (siehe Seite 16). Vitamin D (Fettfisch) kann die Lungenfunktion verbessern und Asthma vorbeugen. Durch Stress ausgelöste Asthmaanfälle können mit Vitaminen des B-Komplexes (grünes Gemüse, Hülsenfrüchte) gelindert werden. Magnesium (z. B. in Getreide, Nüssen, grünem Gemüse) kann mit Asthmabeschwerden verbundene Atemwegsverkrampfungen lösen.

Weitere nützliche Lebensmittel

- Kräuter und Gewürze: Gewürze wie Kümmel, Oregano, Zimt, Ingwer und Cayennepfeffer stärken Immunabwehr und Schleimhäute und helfen bei der Bekämpfung von Erkältungen. Pfeffer, Chili und Paprika enthalten ätherische Öle und sekundäre Pflanzenstoffe, die antibakteriell und antioxidativ wirken. Kräuter und Gewürze wie Kurkuma, Rosmarin und Oregano können zudem Asthma bessern.
- Honig: wirkt antibakteriell, beruhigt Halsentzündungen, hilft bei Stimmverlust und Reizhusten.
- Lauchgewächse wie Knoblauch oder Zwiebeln besitzen schwefelhaltige Inhaltsstoffe, die das Immunsystem stärken und antibakteriell sowie antientzündlich wirken. Der z. B. in Knoblauch enthaltene Inhaltsstoff Allicin lindert zudem Bronchialkrämpfe.
- Siehe auch: Huhn (Seite 91f.), Grüntee (Seite 82), Brokkoli (Seite 70f.), Ingwer (Seite 166), Kohl (Seite 103), Salbei (Seite 169), Zwiebeln (Seite 162), Beerenobst (Seite 64).

Herz-Kreislauf-Erkrankungen

Herz-Kreislauf-Erkrankungen wie Bluthochdruck und Arteriosklerose sind ursächlich für Herzinfarkt und Schlaganfall und gehen auf eine Fehlernährung zurück. Auch andere Beschwerden wie Durchblutungsstörungen können durch eine gesunde Ernährung positiv beeinflusst werden.

Bluthochdruck und Arteriosklerose

Bluthochdruck ist unter anderem auf eine ungesunde Ernährung mit Übergewicht (siehe Seite 22), zu viel Salz und Alkohol zurückzuführen. Auch wenn der Blutdruck im Normalbereich liegt (unter 140/90 mmHg), sollte man mit einer ausgewogenen Ernährung vorbeugen. Ursächlich für Arteriosklerose sind z. B. Bluthochdruck, Zuckerkrankheit und hohe LDL-Cholesterin-Wer-

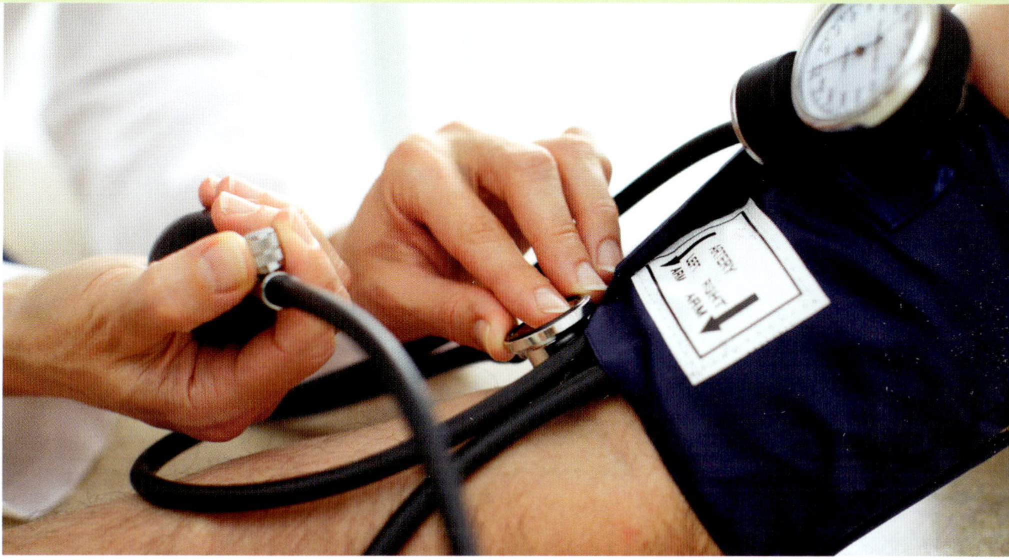

te. Hierbei bilden sich Ablagerungen aus Fett und Kalk an den Arterienwänden. Die dadurch erstarrten und verengten Gefäßwände behindern den Blutfluss. Hier sollten schlechte Fette gemieden und gesunde Fette bevorzugt werden (siehe Seite 10). Dasselbe gilt für Kohlenhydrate (siehe Seite 10).

Natrium und Kalium

Für die Vermeidung von Bluthochdruck, Herz-Kreislauf-Erkrankungen und Schlaganfall sollten Sie auf ein ausgewogenes Natrium-Kalium-Verhältnis achten. Hierbei sollten Sie vor allem Kochsalz beschränken und kaliumreiche Lebensmittel zuführen. Bevorzugen Sie also frische Lebensmittel und würzen Sie statt mit Salz mit frischen Kräutern und Gewürzen. Der Gegenspieler zum im Kochsalz enthaltenen Natrium ist Kalium (z. B. in Obst, Gemüse, Kartoffeln).

Antioxidantien

Es wird zudem vermutet, dass bei Schlaganfällen infolge einer Mangeldurchblutung freie Radikale und Entzündungsreaktionen eine Rolle spielen. Diese werden durch bestimmte Antioxidantien wie Vitamin C und D reduziert (siehe Seite 14). Damit wird auch eine erhöhte Blutgerinnungsneigung positiv beeinflusst. Vitamin-E-reiche Lebensmittel (z. B. in Nüssen, Pflanzenölen) senken die Neigung zu Angina pectoris (Brustenge) und Herzinfarkt. Ebenfalls antioxidativ wirkt das Flavonoid Quercetin, das ebenfalls das Herzinfarkt- und Schlaganfallrisiko senkt. Enthalten ist es z. B. in Zwiebeln, Äpfeln und Tee. Wichtig ist hierbei eine Kombination verschiedener Antioxidantien.

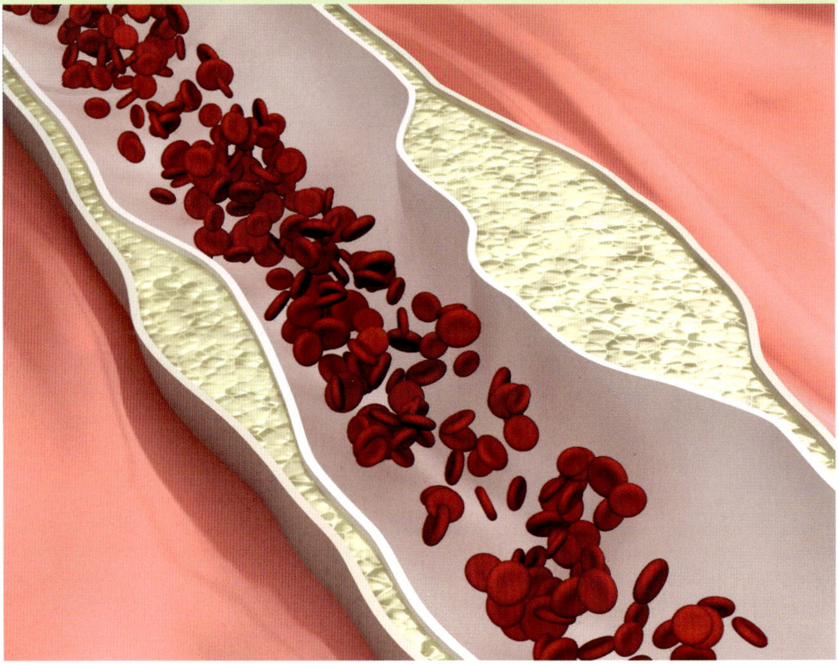

Folate

Die schwefelhaltige Aminosäure Homocystein ist ein Abbauprodukt des Eiweißstoffwechsels, das durch die Vitamine B6, B12 und Folsäure abgebaut wird. Herrscht hier ein Mangel, reichert sich Homocystein im Blut an und kann zu Gerinnungsprozessen, Fettablagerungen, Entzündungsprozessen in den Blutgefäßen und Herz-Kreislauf-Erkrankungen führen. Die Folgen sind z. B. Durchblutungsstörungen und Gedächtnisschwäche. Hierbei hilft die Aufnahme von Folaten (z. B. in grünem Gemüse, Vollkornprodukten, Hülsen- und Zitrusfrüchten).

Magnesiumreich essen

Magnesium (z. B. in Quinoa, Amaranth, Meeresalgen) kann dabei helfen, Ablagerungen und Entzündungen an den Arterienwänden zu verringern bzw. verhindern, trägt zu einem gesünderen Blutkreislauf bei und hilft bei der Prävention von Schlaganfällen. Für diese Wirkung sollte es durch frische Lebensmittel aufgenommen werden.

Weitere nützliche Lebensmittel

- Bitterschokolade (mit hohem Kakaogehalt): Die hierin enthaltenen Flavonole wirken blutdrucksendend und antientzündlich, halten die Gefäße elastisch und schützen vor Infarkten und Schlaganfällen.

- Knoblauch: wirkt blutverdünnend, durchblutungsverbessernd und cholesterinsenkend. Das enthaltene Allicin schützt die Blutgefäße und beugt Arteriosklerose, Herzinfarkt und Schlaganfall vor.
- Mu-Err-Pilze: verhindern das Zusammenkleben der Blutplättchen, halten das Blut fließfähig und beugen so Herzinfarkten und Schlaganfällen vor.
- Siehe auch: Beerenobst (Seite 64), Zwiebeln (Seite 162), Walnüsse (Seite 155), Hafer (Seite 84), Tomaten (Seite 150).

Knochen und Gelenke

Knochen- und Gelenksbeschwerden wie Knochenbrüche, Osteoporose, Gicht, Rheuma und Arthritis sind häufig auf Störungen in der Körperchemie zurückzuführen. Vor allem Übersäuerung spielt bei diesen Erkrankungen eine Rolle. Verzichten Sie daher möglichst auf Säurebildner wie Weißmehl, Zucker, Wurst und Käse und greifen Sie zu basenreichen Lebensmitteln. Wichtig ist hierbei vor allem Kalium, das in großen Mengen in fast allen Obst- und Gemüsesorten enthalten ist.

Kalzium und Vitamine

Bei Kindern unterstützt Kalzium Knochenaufbau und Wachstum, bei Erwachsenen beugt es Osteoporose vor. Östrogen setzt den Kalziumverlust der Knochen herab. In den Wechseljahren sinkt jedoch der Östrogenspiegel und die Abnahme der Knochendichte wird beschleunigt. Die Knochen werden porös und Knochenbrüche auch bei geringeren Belastungen wahrscheinlicher. Daher können Sie vorbeugend die Kalziumzufuhr (z. B. durch Milch, Okra, Joghurt und Hartkäse) verbessern. Zur Steigerung der Kalziummenge, die die Knochen schließlich erreicht, ist zudem Vitamin D wichtig (z. B. aus Fettfisch). Zu viel Eiweiß, Salz und Zucker hingegen erhöhen die Ausscheidung von Kalzium. Kohl und andere Kreuzblütengewächse enthalten viel Vitamin K, das für ein gesundes Knochenwachstum und zum Schutz vor Osteoporose wichtig ist.

Gicht und Arthritis

Gicht zeigt sich überwiegend an den Gelenken mit schmerzhaften Schwellungen. Ausgelöst wird sie durch eine entzündliche Reaktion auf überschüssige Harnsäure, die sich an den Gelenken sammelt und Harnsäurekristalle bildet. Die Harnsäure wird vor allem im Purin- und im Fruktose-Stoffwechsel gebildet. Daher sollten Sie bei Gichtneigung purin- und fruktosereiche Lebensmittel meiden bzw. reduzieren. Purine finden sich vor allem in Nahrungsmitteln tierischer Herkunft. Fruktose kommt vor allem in süßen Früchten und entsprechenden verarbeiteten Lebensmitteln vor. Greifen Sie zu fruktosearmen Früchten wie Zitronen, Beeren und Grapefruits. Auch Getreide wird zu Zucker verstoffwechselt und sollte daher reduziert werden. Zudem erhöht auch Alkohol die Harnsäureproduktion und sollte möglichst gemieden werden.

Arthritis ist eine Gelenkentzündung, die z. B. durch Bakterien oder Pilze ausgelöst wird und von Schmerzen und Schwellungen begleitet ist. Empfehlenswert ist hierbei eine überwiegend vegetarische Ernährung ergänzt, durch wenige fettarme Milchprodukte und Fisch. Fisch und Meeresfrüchte enthalten viel an entzündungshemmenden Omega-3-Fettsäuren.

Magnesium und Antioxidantien

Infolge der Entzündungsprozesse werden im Stoffwechsel vermehrt freie Radikale gebildet, die die zusätzliche Bildung entzündungsauslösender Substanzen fördern. Daher sollten Antioxidantien wie Vitamin C, E, Betacarotin, Kupfer, Selen und Zink sowie sekundäre Pflanzenstoffe aufgenommen werden (Obst, Gemüse, Salat, Vollkornprodukte). Auch Magnesium (z. B. in Hirse, Quinoa, Amaranth und Meeresalgen) wirkt Entzündungen entgegen.

Weitere nützliche Lebensmittel

- Roggen: stärkt durch die enthaltenen Aminosäuren Muskeln und Knochen.
- Fermentierte Lebensmittel wie rohes Sauerkraut hemmen Entzündungen, indem sie das Immunsystem stärken.
- Kirschen: Hier sorgt ein antioxidativer Pflanzenstoff für eine entzündungs- und schmerzhemmende Wirkung.
- Spinat enthält die Antioxidantien Vitamin C und E, Betacarotin, Zink, Selen und Mangan, die gegen oxidativen Stress und daraus entstehende Entzündungen wirken.
- Siehe auch: Algen (Seite 40), Brokkoli (Seite 70), Hirse (Seite 88).

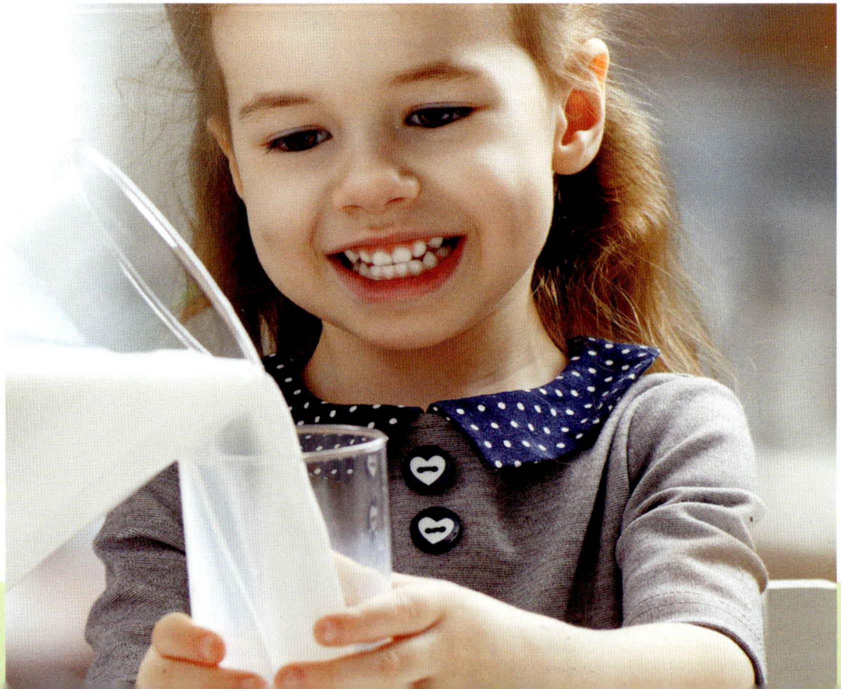

Frauenleiden

Menstruationsbeschwerden wie PMS und Menstruationskrämpfe sowie Wechseljahresbeschwerden können entscheidend durch eine ausgewogene Ernährung mit viel Obst und Gemüse und der richtigen Auswahl von Fetten und Kohlenhydraten (siehe erstes Kapitel) gelindert werden.

Menstruationsbeschwerden

Magnesium (Hülsenfrüchte, Nüsse, Vollkornreis) hilft dabei, während der Menstruation die Gebärmuttermuskeln zu entkrampfen. Auch B-Vitamine (z. B. Nüsse, Samen, Avocados, Algen) haben eine positive Wirkung auf Krämpfe. Krampflösend sind auch Gewürze wie Kardamom, Anis, Fenchel, Zimt, Koriander und Vanille. Auch Eisenmangel (siehe folgender Abschnitt) kann Menstruationskrämpfe begünstigen.

Das prämenstruelle Syndrom (PMS) kann sich in vielen Symptomen wie z. B. Wassereinlagerungen, Stimmungsschwankungen oder Reizbarkeit äußern. Vermutlich sind die Beschwerden durch ein Ungleichgewicht von Östrogen und Progesteron bedingt. Hier helfen Ballaststoffe mit Phytoöstrogenen, die die Ausscheidung überschüssiger Östrogene fördern (z. B. Vollkornprodukte, Leinsamen, Sojaprodukte). Stimmungsschwankungen in den Tagen vor der Periode entstehen besonders aufgrund eines erhöhten Östrogenspiegels. Nehmen Sie daher viel Vitamin B6 (z. B. in Bananen, roter Paprika und Kartoffeln) zu sich, um den hohen Verbrauch in dieser Zeit auszugleichen. Es fördert auch die Bildung der Hormone Serotonin und Dopamin – mit positiver Auswirkung auf die Stimmungslage. Beim prämenstruellen Syndrom lindert auch eine kalzium- (Milch und Milchprodukte) und vitamin-D-reiche (Fettfisch) Ernährung die typischen Symptome. Kalziumreiche Lebensmittel sowie Kalium und Magnesium reduzieren und verhindern zudem Wassereinlagerungen.

Wechseljahrsbeschwerden

Während der Wechseljahre kann es durch stark schwankenden Östrogenspiegel zu Beschwerden wie Hitzewallungen, Schweißausbrüche, Schlafstörungen, Müdigkeit und Kopfschmerzen kommen. In dieser Zeit werden weniger Hormone produziert. Hier helfen phytoöstrogenreiche Lebensmittel (siehe oben).

Blutzuckerspiegel stabil halten

Vermeiden Sie bei Hitzewallungen und Schweißausbrüchen ein starkes Abfallen des Blutzuckerspiegels durch regelmäßige Mahlzeiten und reduzieren Sie Alkohol und Kaffee.

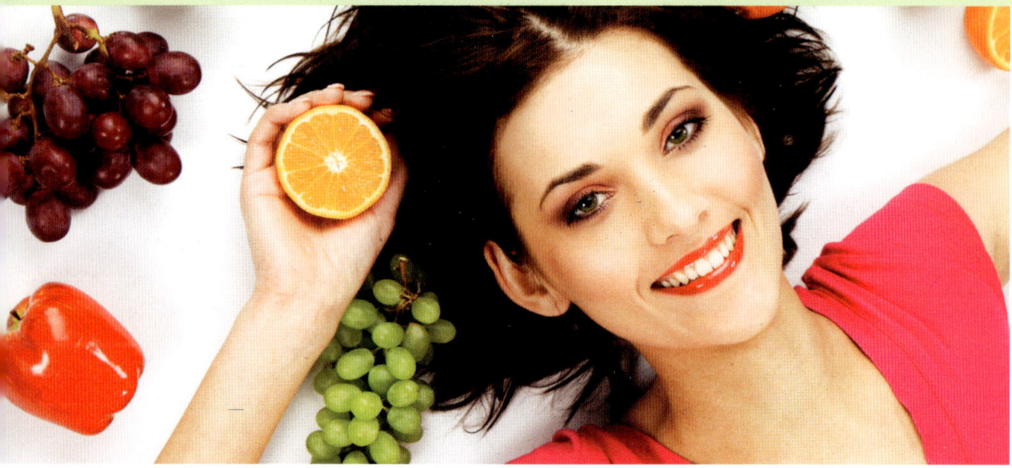

Weitere nützliche Lebensmittel

- Ananas: Das enthaltene Mangan schwächt starke Monatsblutungen ab. Bromelain wirkt entspannend auf die Gebärmuttermuskeln und wirkt so Krämpfen entgegen.
- Leinöl: Die enthaltenen Fettsäuren regen die Produktion des Hormons Prostaglandin an, das krampflösend wirkt.
- Entwässernde Lebensmittel: Wassereinlagerungen während der Periode werden mithilfe entwässernder Nahrungsmittel wie Hülsenfrüchte, Spargel und Reis gelindert.
- Siehe auch: Ingwer (Seite 166), Petersilie (Seite 168).

Krebsvorsorge

Etwa ein Drittel aller Krebserkrankungen kann auf die Ernährung zurückgeführt werden. Krebs beginnt mit einer entarteten Zelle, die sich unkontrolliert zu vermehren beginnt und einen Tumor ausbildet. Dies wird z. B. durch Umweltgifte, Chemikalien, Zigarettenrauch, Strahlung oder schädliche Nahrungsmittel begünstigt.

Omega-3-Fettsäuren

Ein Überschuss an Omega-6-Fetttsäuren kann den Hormonhaushalt aus dem Gleichgewicht bringen und entzündliche Erkrankungen fördern, aus denen sich Krebs entwickeln kann. Daher sollte man für einen Ausgleich durch Omega-3-Fettsäuren sorgen (siehe Seite 10). Hierdurch können auch die LDL-Cholesterinwerte gesenkt werden, die ebenfalls als krebsfördernd gelten.

Antioxidantien

Allen Krebsarten, vor allem Brustkrebs, kann laut einigen Studien durch den Verzehr carotinoidreicher Obst- und Gemüsesorten vorgebeugt werden. Die zu den Phytohormonen gehören-

den Lignane sollen Brustkrebs und Dickdarmkrebs hemmen. Sie sind in einer ballaststoff- und getreidereichen Nahrung enthalten, etwa in Leinsamen, vielen Obst- und Gemüsesorten (z. B. Äpfel, Kirschen, Fenchel, Brokkoli, Knoblauch und Zwiebeln).
Verschiedene zu den sekundären Pflanzenstoffen gehörende Polyphenole können z. B. zellschädigende freie Radikalte eliminieren, die Bildung von Krebszellen verhindern, den „programmierten Zelltod" der Krebszellen aktivieren, vor Zellalterung und -entartung schützen oder die Schwere einer Krebserkrankung herabsetzen. Polyphenole sind z. B. in Grüntee, Ingwertee und Rooibos-Tee enthalten. Hierzu gehören auch Anthocyane, die in roten, blauen, violetten oder blauschwarzen Früchten und Gemüsesorten vorkommen, und Ellagsäure (z. B. in Erdbeeren, Himbeeren und Brombeeren).

Senföle

Die in Kreuzblütengewächsen wie z. B. Brokkoli, Radieschen, Rosenkohl, China-, Weiß-, Blumen- und Grünkohl sowie in Rettich, Brunnenkresse und Senf enthaltenen Senföle können krebsbegünstigende Zellveränderungen hemmen, bereits vorhandene Krebszellen eliminieren und das Fortschreiten der Krankheit verlangsamen. Zudem können die Senföle auch antioxidativ wirkende Enzyme unterstützen und so vor freien Radikalen schützen. Die beste Wirkung erzielt man, wenn man die Kreuzblütengewächse roh verzehrt (dabei gründlich kauen).

Weitere nützliche Lebensmittel

- Knoblauch: Das hierin enthaltene Allicin zerstört Krebszellen, unterbindet ihre Entstehung und Neubildung.
- Kräuter und Gewürze: Gewürze wie Ingwer, Cayenne-Pfeffer und Zimt sowie Kräuter wie Petersilie, Salbei, Oregano und Rosmarin haben krebsbekämpfende Eigenschaften.
- Siehe auch: Walnuss (Seite 155), Tomaten (Seite 150), Kurkuma (Seite 167).

Anti-Aging

Mit dem Alter nehmen die Falten zu, Durchblutung und geistige Leistungsfähigkeit nehmen ab und das Risiko für Krankheiten steigt. Mithilfe von Antioxidantien können Sie vorbeugen (siehe auch Augen Seite 36, Krebsvorsoge Seite 32, Immunsystem Seite 25, Knochen Seite 29, Herz-Kreislauf-Erkrankungen Seite 26, Haut, Haare und Nägel Seite 34).

Freie Radikale und Antioxidantien

Freie Radikale sind Sauerstoffmoleküle, die sich vermehrt durch Entzündungen sowie starke körperliche und psychische Belastung bilden. Ebenfalls an ihrer Vermehrung beteiligt sind äußere Einflüsse wie z. B. UV-Strahlen, Medikamente, Abgase, Chemikalien, Umweltgifte und Zigarettenrauch. Die Folge ist oxidativer Stress. Ein Übermaß davon führt zu Zellschäden, zerstört

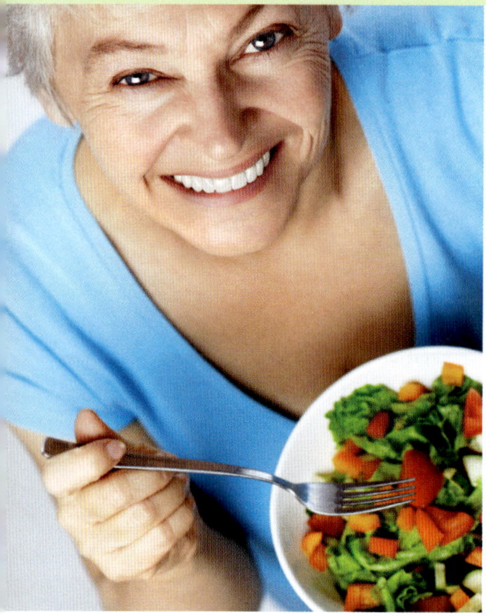

Nervenverbindungen, beschleunigt die Alterung und ist für die Entstehung von Falten, Krampfadern, Bluthochdruck und anderen Herz-Kreislauf-Beschwerden, Gelenkprobleme wie Arthritis, nachlassende Sehkraft und Degenerationserscheinungen des Auges, verminderte geistige Leistungsfähigkeit, Demenz, Alzheimer und Krebserkrankungen verantwortlich.

Antioxidantien schützen gegen den schädlichen Einfluss freier Radikale. Zu den bekanntesten Antioxidantien gehören die Vitamine E und C, bestimmte sekundäre Pflanzenstoffe (z. B. Carotinoide, Flavonoide) sowie Mineralstoffe wie Kupfer, Selen, Zink und Chrom. Täglich viel Obst und Gemüse in möglichst bunter Mischung schützt am besten vor freien Radikalen. Kombinieren Sie Antioxidantien jedoch nicht mit Milch, da ihre Wirkung hierdurch zunichte gemacht wird.

ORAC-Werte

Die antioxidative Wirkung eines Lebensmittels kann mithilfe des ORAC-Werts angegeben werden. Er beruht auf einem Messverfahren, bei dem freie Radikale im Reagenzglas künstlich erzeugt werden und die Geschwindigkeit gemessen wird, mit der eine Lebensmittelprobe diese neutralisiert. Diese Geschwindigkeit wird dann mit einem Vitamin-E-Standard verglichen. Lebensmittel mit hohem ORAC-Wert sind z. B. Granatapfel, Heidelbeere, Aroniabeere, Weintrauben, Himbeere, Mangostansaft, Cranberries, aber auch Walnüsse, Zimt und Gewürznelken und dunkle Schokolade. Unter den Gemüsesorten sind z. B. Rosenkohl, Spinat, Sellerie und Gurken zu nennen.

Weitere nützliche Lebensmittel

- Olivenöl: trägt durch ungesättigte Fettsäuren zum Zellschutz bei. So bekämpft es Falten und weitere Anzeichen einer vorzeitigen Hautalterung.
- Siehe auch: Fisch (Seite 79), Walnuss (Seite 155), Weintrauben (Seite 157), Tomaten (Seite 150), Sojabohnen (Seite 138), Kurkuma (Seite 167), Karotten (Seite 97), Aprikosen (Seite 52).

Haut, Haare und Nägel

Gesunde Haut, Naare und Nägel sind zum einen ein Schönheitsideal, zum anderen aber auch ein Zeichen eines gesunden Organismus. Ein mineralstoffliches Ungleichgewicht, oxidativer Stress oder entzündliche Vorgänge im Körper spiegeln sich dabei häufig im Hautbild wider. Hier ist vor allem die richtige Auswahl an Fetten (siehe Seite 10) und Kohlenhydraten (siehe Seite 10) sowie eine ausreichende Flüssigkeitszufuhr (vor allem bei Falten und Cellulite) wichtig.

Wichtige Mineralstoffe

Die wichtigsten Mineralien für eine funktionsfähige junge Haut sind Silizium, Schwefel und Zink. Silizium (z. B. in Hirse, Gerste und Haferflocken) sorgt für den Aufbau des Bindegewebes, kräftige Haare und Nägel und eine straffe, falten- und cellulitefreie Haut, mindert die Entstehung von Altersflecken und unterstützt die Hautgesundheit. Zink (z. B: in magerem Rindfleisch, Hülsenfrüchten) lindert Entzündungen, reguliert den Fettgehalt der Haut und wirkt ausgleichend auf die androgenen hormonellen Prozesse, die für die Entstehung von Akne verantwortlich sind. Zudem ist es wichtig für die Kollagenbildung. Dieses Protein bildet die Basis von Haut und Bindegewebe. Es unterstützt das Haarwachstum und die Wundheilung, schützt vor Haarausfall und vorzeitigem Ergrauen und ist hilfreich gegen Cellulite, Akne, Ekzeme und Neurodermitis. Schwefel (z. B. in Fisch, Zwiebeln) kräftigt die Nägel und entlastet die Haut. Probleme wie brüchiges Haar, Haarausfall, raue Haut, Ekzeme und schlecht heilende Wunden können jedoch auch auf einen Mangel an Eisen oder Magnesium (beides z. B. enthalten in Vollkornprodukten) hindeuten.

Weitere nützliche Lebensmittel

- Eier: enthalten viele Aminosäuren, Antioxidantien (Vitamin A, E, B-Vitamine), die vor vorzeitiger Hautalterung schützen, Zink und Selen, das die Haut unter anderem vor Sonnenbrand schützt.
- Mangostan: Mit ihren Flavonoiden, Tanninen und B-Vitaminen hilft die Frucht bei Hautausschlägen und Hauterkrankungen wie Akne, Ekzemen und Schuppenflechte.
- Pflanzenöle: In Sonnenblumenöl, Distel- und Maiskeimöl enthaltene Linolsäure schützt vor rauer, geröteter Haut. Der Vitamin-E-Gehalt beugt Hauterkrankungen vor und festigt das Bindegewebe.

Eiweiß für Haut, Haare und Nägel

Haare und Nägel sind unter anderem aus Keratin aufgebaut, das aus Eiweißen besteht. Für ihren Aufbau und um Hautalterungsprozesse zu verlangsamen, ist daher eine eiweißreiche Ernährung wichtig, wobei pflanzliches Eiweiß biologisch wertvoller ist als tierisches. Bindegewebsaufbauende Aminosäuren helfen auch gegen Cellulite. Enthalten sind sie z. B. in Weizenkeimen, Haferflocken, Mais und Molkeneiweiß.

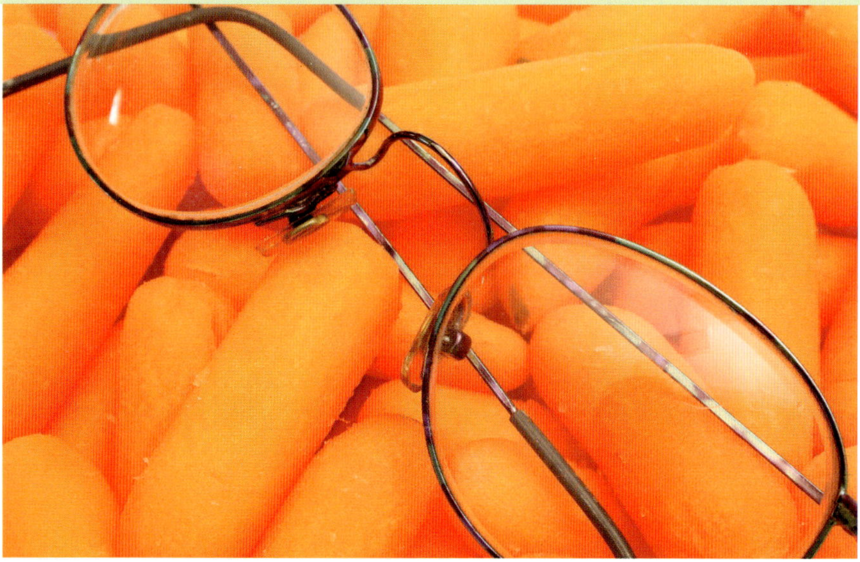

Augen

Augenerkrankungen wie eine nachlassende Sehleistung lassen sich mithilfe von Antioxidantien (siehe Seite 33) wie Vitamin C (z. B. in Beerenobst, Zitrusfrüchten) oder Vitamin E (z. B. in Nüssen, Süßkartoffeln) vorbeugen. Vitamin A oder seine Vorstufe Betacarotin (z. B. in Paprika, Brokkoli, Karotten) schützt vor Nachtblindheit, Augenbrennen, Bindehautentzündung und Makuladegeneration. Bestimmten Augenkrankheiten wie nachlassender Sehschärfe, Grauem Star und altersbedingter Makuladegeneration (AMD), die zur teilweisen Netzhautablösung und Erblindung führen kann, kann man bis zu einem gewissen Grad durch eine hohe Zufuhr des antioxidativen Pflanzenfarbstoffs Lutein vorbeugen. Es kommt vor allem in Grün- und Weißkohl, Spinat sowie anderen grünen Gemüsesorten vor. Auch Omega-3-Fettsäuren (z. B. in Seefisch) schützen die Netzhaut des Auges.

Zähne und Zahnfleisch

Neben einer mangelnden Mundhygiene ist auch eine falsche Ernährung ursächlich für bakteriell bedingte Erkrankungen wie Karies und Zahnfleischentzündung. Um die Zähne gesund zu halten sollte man zucker- und säurehaltige Lebensmittel nur in Maßen zu sich nehmen. Lebensmittel wie Milch und Käse versorgen die Zähne mit Kalzium. Zugleich senken sie das Säureniveau im Mund und können nach einer kohlenhydratreichen Mahlzeit das Kariesrisiko mindern. Neben gründlichem Kauen (Speichel tötet einen Teil der Bakterien ab) und Zähneputzen mit einer fluoridhaltigen Zahncreme können auch Fluoride in Lebensmitteln (z. B. in Schwarztee, vielen Fischen und Krustentieren) Bakterienwachstum und Plaqueentstehung hemmen.

Lakritz gegen Bakterien und Keime

Hilfreich ist auch Lakritz: Die Süßholzwurzel enthält die Substanzen Licoricidin und Licorisoflavan, die Kariesbakterien hemmen und zahnfleischschädigende Keime verringern.

Nährstoffe für die Psyche

Bei Depressionen mangelt es an Neurotransmittern, die an der Weiterleitung von Nervenimpulsen beteiligt sind. Die bekanntesten sind die „Glückshormone" Dopamin und Serotonin. Für die Produktion von Neurotransmittern spielen Nährstoffe wie Magnesium, essenzielle Fettsäuren sowie verschiedene B-Vitamine eine entscheidende Rolle. Magnesium stärkt die Nerven und wirkt stressmindernd, B-Vitamine, vor allem Vitamin B1, B6 und B12, sind an der Erregungsleitung, dem Wachstum und der Regeneration der Nerven beteiligt. Wer gut mit diesen Vitaminen versorgt ist, beugt mangelnder Belastbarkeit, Stimmungstiefs, Angstzuständen und Nervosität vor. Ein weiteres wichtiges Vitamin ist das mithilfe der Sonneneinstrahlung gebildete Vitamin D. Mangelt es an diesem Vitamin, äußert sich das in Konzentrationsproblemen, mangelnder Leistungsfähigkeit, Stressanfälligkeit, Müdigkeit, Schlafstörungen und Depressionen.

Fett und Zucker

Nimmt man das Falsche zu sich (Weißmehlprodukte, Zucker etc.), nehmen die Energie- und Nährstoffvorräte ab und es werden übermäßig viele Stresshormone produziert. Schlechte Fette, vor allem Transfettsäuren (siehe Seite 10) beeinträchtigen die Neurotransmitter im Gehirn und damit die Stimmung. Omega-3-Fettsäuren (siehe Seite 10) hingegen wirken antidepressiv und verbessern die Gehirnleistung. Auch ein Mangel an Eisen (z. B. in Fleisch, Fisch) kann Beschwerden wie Depressionen, Müdigkeit, Erschöpfung, Nervosität, Konzentrationsstörungen und mangelnde Belastbarkeit mit verursachen. Zudem kann auch ein rasches Abfallen des Blutzuckerspiegels zu schlechter Laune führen. Bevorzugen Sie daher nicht raffinierte Kohlenhydrate, z. B. aus beruhigend und nervenstärkend wirkendem Hafer oder serotoninreichen Bananen.

Weitere nützliche Lebensmittel

- Kurkuma: Der darin enthaltene Inhaltsstoff Curcumin besitzt antidepressive Eigenschaften.
- Kakao: Im Kakao finden sich außer stressresistent machendem Magnesium auch beruhigende und stimmungsaufhellende Substanzen wie Dopamin, Serotonin und Anandamid.
- Paranüsse: Die selenhaltigen Nüsse helfen dabei, die Nerven zu beruhigen, Angst zu mildern, die Stimmung aufzuhellen und die Energiereserven zu erhöhen.
- Siehe auch: Süßkartoffeln (Seite 147), Quinoa (Seite 127), Amaranth (Seite 43).

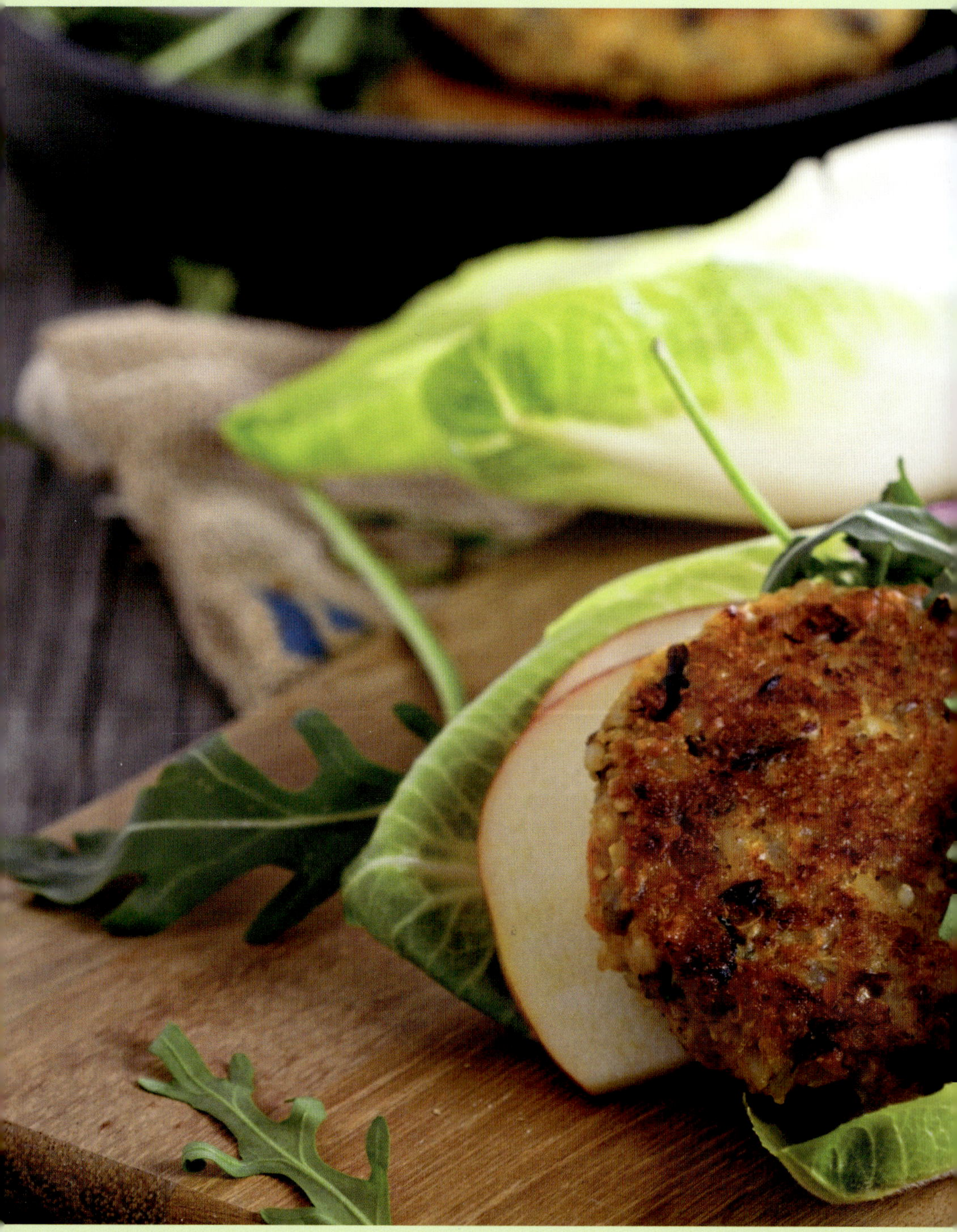

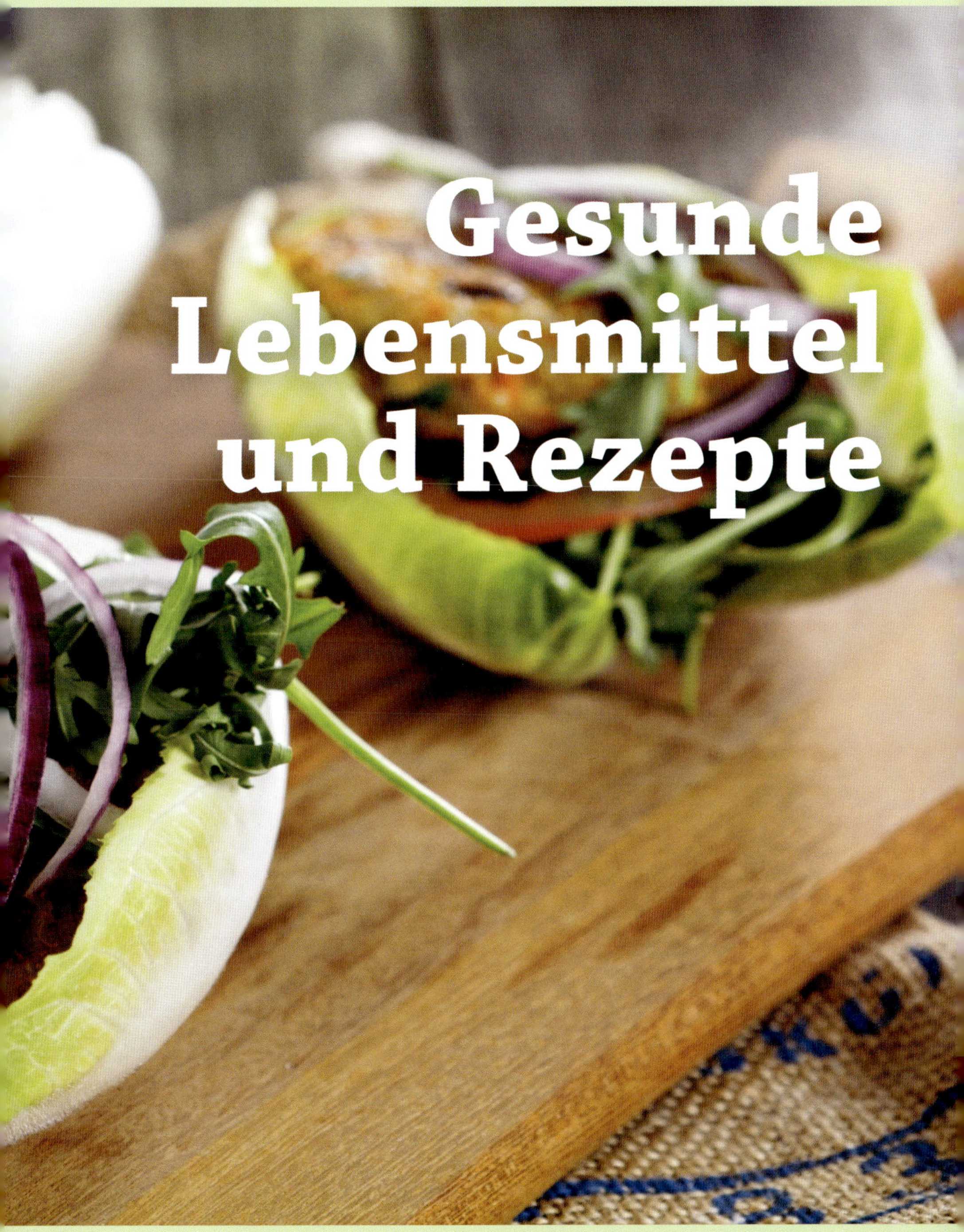

Gesunde Lebensmittel und Rezepte

So ernähren Sie sich gesund!

Nachdem Sie erfahren haben, wie Sie sich allgemein gesund ernähren und welche Lebensmittel bei verschiedenen Beschwerden wirksam sind, lernen Sie nun einige gesunde Lebensmittel und ihre Wirkungen ausführlicher kennen. Zudem erhalten Sie auch Anregungen für Rezepte. Achten Sie jedoch darauf, dass es meist auf einen regelmäßigen Verzehr ankommt, je nach Beschwerde teilweise über Wochen und Monate, um in die gesundheitliche Wirkung der vorgestellten Lebensmittel zu gelangen.

Algen

Algen werden in der hiesigen Küche selten verwendet. Dabei sind sie wertvolle Allroundtalente. Nori, Kombu, Wakame & Co. enthalten jede Menge Vitamine und Mineralstoffe, allen voran Jod, das den Hormonstoffwechsel unterstützt, den Stoffwechsel anregt und zusammen mit den vielen löslichen Ballaststoffen beim Abnehmen hilft.

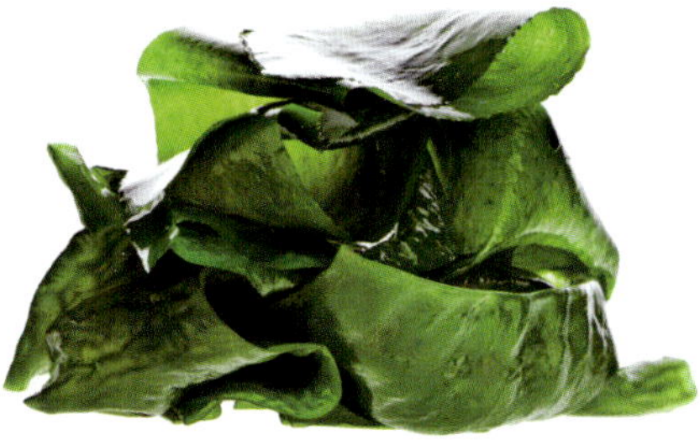

Nährstoffe pro 100 g frische Algen

Energiegehalt: 37 kcal
Jod: 50 µg
Zink: 1 mg
Vitamin A: 67 µg
Vitamin C: 0,9 mg
Vitamin B12: 20 µg

Gesundheitlicher Nutzen

Jod unterstützt die Funktion der Schilddrüse und wirkt gegen Jodmangel (Folgen z. B. Müdigkeit, Gewichtszunahme, Kropfbildung). Die enthaltene Alginsäure unterstützt den Körper bei der Entgiftung, der Zuckerkomplex Fucoidan aktiviert die Fresszellenbildung und damit das Immunsystem und ist entzündungshemmend. Der in der Wakame-Alge enthaltene Farbstoff Fucoxanthin wirkt antioxidativ und diabeteshemmend, indem er die Bildung der Omega-3-Fettsäure DHA fördert. Zudem unterstützt er die Bildung fettverbrennender Proteine. Fucoxantin kann darüber hinaus eine präventive Wirkung bei Krebs haben (z. B. Prostatakrebs, Brustkrebs) und das Tumorwachstum hemmen. In der Traditionellen Chinesischen Medizin werden Algen seit Jahrtausenden zur Blutreinigung und Blutdrucksenkung genutzt.

Zubereitungsmöglichkeiten

Bekannt sind Algen z. B. als Hülle von Sushi, aber auch als Algensalat oder Beilage. Getrocknete Wakame-Algen werden zudem in Miso-Suppen verwendet. Getrocknete Nori-Algen können zerkrümelt als Gewürz z. B. für Fischgerichte, Salatsoßen, Fisch- oder Gemüsesuppen dienen. Kombu-Algen eignen sich z. B. als Algenbrühe, -pesto oder zerstoßen als natürlicher Glutamatersatz.

REZEPTE

Misosuppe

Zutaten für 2 Portionen:

10 g Wakame-Algen (getrocknet)
150 g Champignons
2 Frühlingszwiebeln
150 g Tofu
2 TL Sesam
600 ml Gemüsebrühe
2 EL Misopaste (weiß)
1 EL Limettensaft
2 EL Sojasoße

Zubereitung:

1. Algen zehn Minuten lang in warmem Wasser einweichen. Champignons putzen und in kleine Stücke schneiden. Frühlingszwiebeln waschen und zerkleinern. Tofu würfeln. Sesam rösten und abkühlen lassen.
2. Gemüsebrühe aufkochen, Frühlingszwiebeln und Champignons hineingeben und 3 Minuten kochen lassen. Dann vom Herd nehmen. 100 ml davon abschöpfen, mit Miso vermengen und mit der restlichen Brühe verrühren. Mit Limettensaft und Sojasoße abschmecken.
3. Algen in einem Sieb abtropfen lassen, eventuell zerkleinern und zusammen mit dem Tofu zur Suppe geben. Mit Sesam garnieren und servieren.

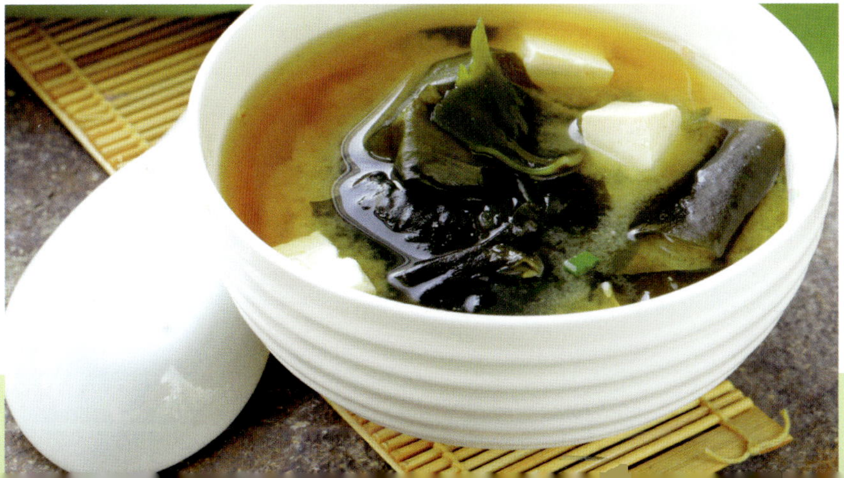

Goma-Wakame-Algensalat

Zutaten für 4 Portionen:

2 EL Sesamsaat
200 g Wakame-Seealgensalat (Asia-Handel)
etwas heller Balsamico
1 EL Zitronensaft
1 Prise Zucker
frisch gemahlener Pfeffer
2 EL Sesamöl

Zubereitung:

1. Sesamsaat in einer Pfanne ohne Fett goldgelb anrösten. Algen abspülen und im Sieb gut abtropfen lassen.
2. Mit Balsamico, Zitronensaft, Zucker und Pfeffer süßsauer abschmecken.
3. Gerösteten Sesam und Sesamöl untermischen.

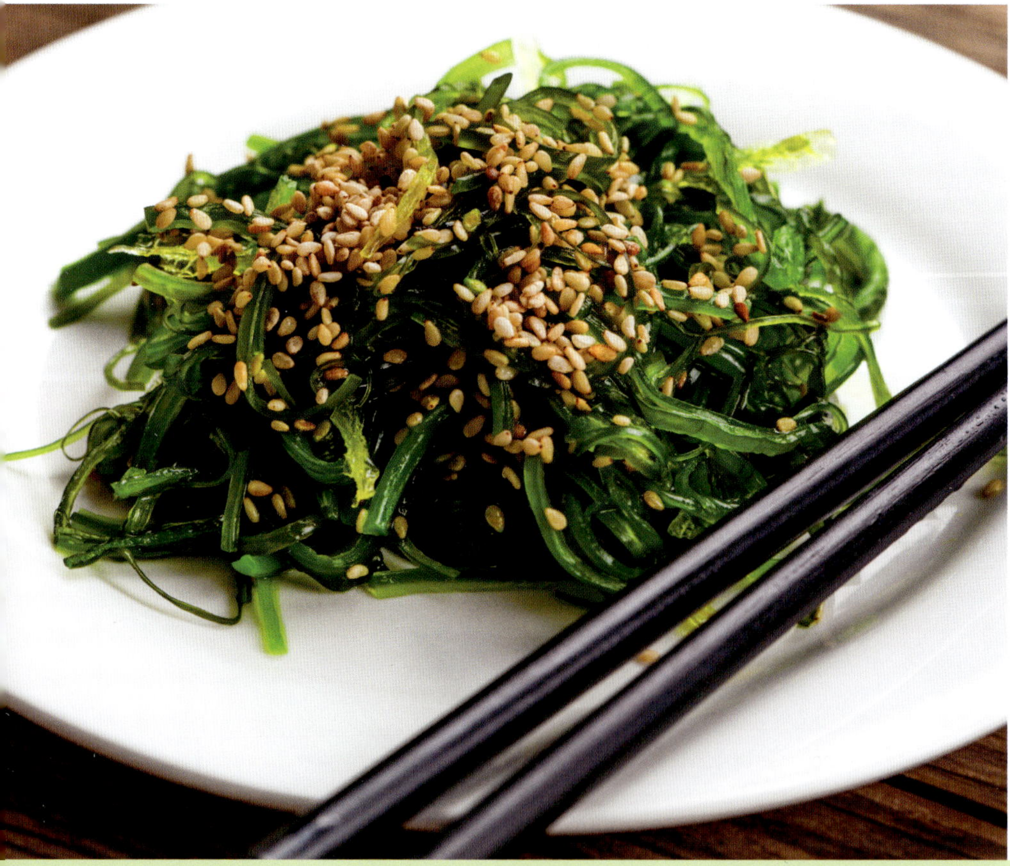

Amaranth

Amaranth dient Glutenallergikern als Getreideersatz und enthält deutlich weniger Kohlenhydrate. Er ist ein guter Eiweißlieferant, besitzt einen hohen Nährwert und leicht verwertbare Nährstoffe. Amaranth ist ein Pseudogetreide – seine Körnchen können ähnlich wie Getreide verwertet werden.

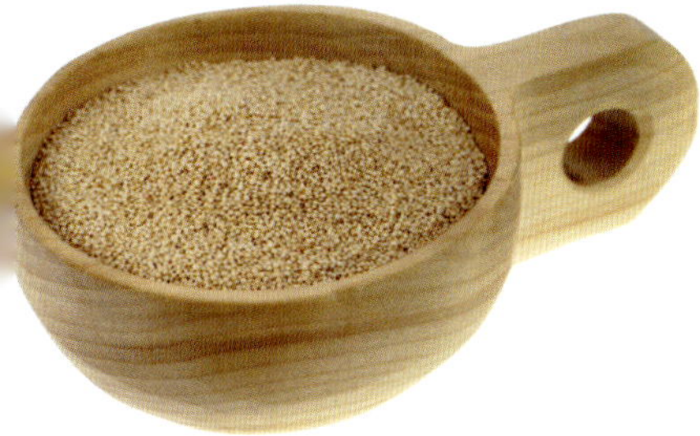

Nährstoffe pro 100 g Amaranth

Energiegehalt: 365 kcal
Eiweiß: 15 g
Magnesium: 308 mg
Eisen: 9 mg
Zink: 4 mg
Kalzium: 214 mg

Gesundheitlicher Nutzen

Das Samenöl besteht zu einem Großteil aus ungesättigten Fettsäuren – mit positiver Auswirkung auf den Cholesterinspiegel. Die vielen Ballaststoffe sättigen und bringen die Verdauung in Schwung. Wer regelmäßig Amaranth isst, beugt Schlafstörungen sowie chronischen Kopfschmerzen und Migräne vor, stärkt seine Atemwege und verzögert den Alterungsprozess. Das enthaltene Lecithin ist wichtig für die Fettverdauung sowie für den Aufbau des Nervengewebes und des Gehirns. Zudem enthält Amaranth viel Lysin, das zum Aufbau von Kollagen dient und so Bindegewebe, Hautelastizität und Knochen stärkt. Es ist außerdem für die Produktion von L-Carnitin bedeutsam, das beim Energiestoffwechsel und der Fettverbrennung eine wichtige Rolle spielt, und soll sogar die Metastasenbildung bei Krebserkrankungen verhindern. Zudem gilt Amaranth als entzündungshemmend, blutbildend sowie blutstillend (z. B. bei starken Monatsblutungen). Die enthaltenen Gerbstoffe wie z. B. Tannine wirken antibakteriell, antiviral und antioxidativ. Darüber hinaus wird ihnen eine Präventivwirkung bei Darmkrebs zugeschrieben. Die Aminosäure Tryptophan, aus der im Körper das Glückshormon Serotonin gewonnen wird, beruhigt das Nervensystem, wirkt gegen Ängste und Depressionen.

Vorsicht

Da bestimmte enthaltene Gerbstoffe die Aufnahme von Nähr- und Vitalstoffen aus der Nahrung hemmen können, sollten Kinder unter zwei Jahren nicht mit Amaranth gefüttert werden.

REZEPT

Mit Amaranth gefüllte Zucchini

Zutaten für 2 Portionen:

100 g Amaranth
1 Knoblauchzehe (geschält)
1 Zwiebel (geschält)
60 g Räuchertofu
3 EL Pflanzenöl
2 Zucchini
etwas Agavendicksaft
Tomatenmark
Salz, Pfeffer
30 g weißes Mandelmus
2 TL Zitronensaft
Thymian- und Oregano-zweige

Zubereitung:

1. Amaranth kurz abspülen, mit 500 ml Wasser in einem Topf zum Kochen bringen und ca. 20 Minuten kochen lassen.
2. In der Zwischenzeit Knoblauch und Zwiebel klein würfeln. Tofu in kleine Würfel schneiden und zusammen mit dem Öl in einer Pfanne anbraten. Kurz bevor er fertig ist, Zwiebel- und Knoblauchwürfel dazugeben und mitbraten. Zucchini in Hälften schneiden und mit einem kleinen Löffel aushöhlen.
3. Fertig gekochten Amaranth mit in die Pfanne geben und alles mit etwas Agavendicksaft und Tomatenmark vermengen. Mit Salz und Pfeffer abschmecken.
4. Zucchinihälften in eine Auflaufform legen und mit der Amaranthmischung füllen. Mandelmus mit Zitronensaft und 10 ml Wasser mischen und über den gefüllten Zucchini verteilen.
5. Etwa 10 Minuten bei 200 °C im vorgeheizten Backofen backen. Mit Thymian- und Oreganozweigen dekoriert servieren.

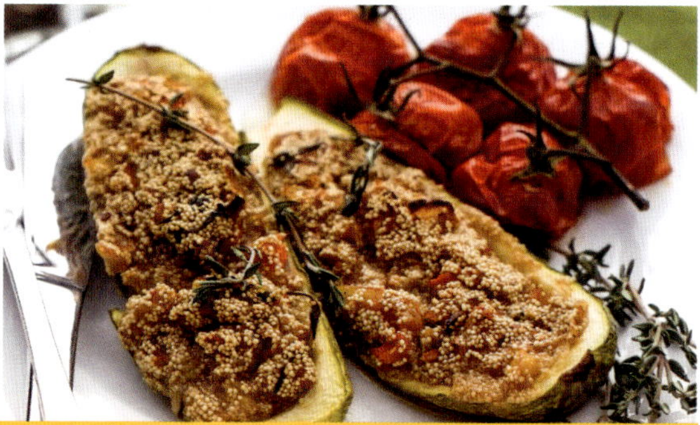

Zubereitungsmöglichkeiten

In der Küche kann Amaranth z. B. zu Suppen, zu Gemüsegerichten oder als Bratling zubereitet werden oder einen Teil des Mehls beim Backen von herzhaftem Gebäck ersetzen. Gepufft kann er auch Müslis, Süßspeisen und Obstsalate bereichern.

Ananas

Die saftige Südfrucht mit dem säuerlich-süßen Fruchtfleisch enthält zahlreiche Mineralstoffe und Vitamine. Das Besondere an der Ananas ist das Verdauungsenzym Bromelain, das im Stoffwechsel eine eiweißspaltende Funktion hat.

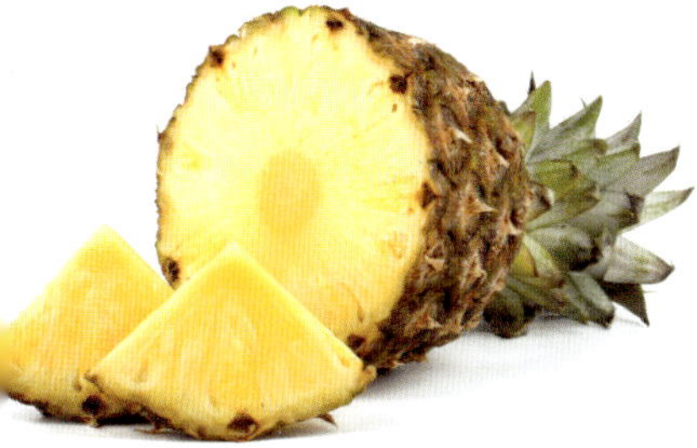

Nährstoffe pro 100 g Ananas

Energiegehalt: 55 kcal	Kalium: 180 mg
Vitamin C: 19 mg	Magnesium: 15 mg
Vitamin E: 0,1 mg	Mangan: 110 µg
Riboflavin: 30 µg	Phosphor: 9 mg
Betacarotin: 60 mg	Eisen: 0,4 mg
Kalzium: 15 mg	Zink: 0,2 mg

Gesundheitlicher Nutzen

Ananas hat einen hohen Gehalt an immunstärkendem Vitamin C. Ein hoher Ballaststoffanteil sorgt für eine gute Verdauung. Mit ihrem hohen Mineralstoffgehalt reduziert sie z. B. die negativen Auswirkungen von Stress, stärkt die Nerven und entspannt, wirkt antidepressiv und ausgleichend bei Ängsten und erhält die körperliche und geistige Leistungsfähigkeit. Ananas hilft zudem gegen Übersäuerung und damit gegen Gereiztheit und Aggressivität. Wegen der reichlich enthaltenen Vitamine wirkt Ananas auch gegen Erkältungskrankheiten und Fieber. Frischer Ananassaft entwässert (z. B. bei Blasen- und Nierenerkrankungen). Ananas unterstützt durch das Verdauungsenzym Bromelain die Verdauung und Fettverbrennung. Es wirkt auch gegen lebende Darmparasiten wie Würmer und beseitigt Abfallstoffe aus dem Körper. Zudem kann Bromelain auch entzündungshemmend (z. B. bei rheumatoider Arthritis, Beschleunigung der Wundheilung) sowie vorbeugend und therapieunterstützend bei Krebs sein. Ihre Enzyme wirken entspannend auf die Muskulatur und lösen Muskelkrämpfe. Sie senken die Blutgerinnung, bauen Gefäßablagerungen ab und beugen damit Arteriosklerose, Herzinfarkt, Schlaganfällen und Angina pectoris vor.

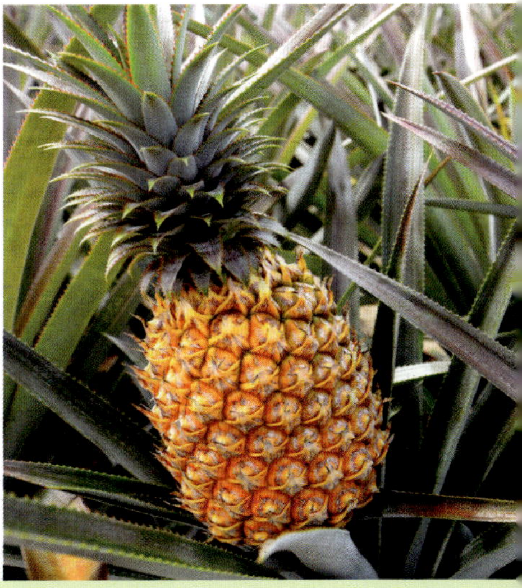

REZEPTE

Ananas-Ingwer-Drink

Zutaten für 1 Portion:

1 Ingwerknolle
Saft einer halben Zitrone
250 ml Ananassaft
etwas brauner Zucker
etwas geriebene Muskatnuss
einige Eiswürfel
Ananasspalten zum Dekorieren

Zubereitung:

1. Ingwerknolle schälen und klein hacken. Mit Zitronensaft, Ananassaft und Zucker verrühren und mit Muskatnuss abschmecken.
2. In ein Glas füllen, Eiswürfel hinzugeben und mit Ananasspalten dekorieren.

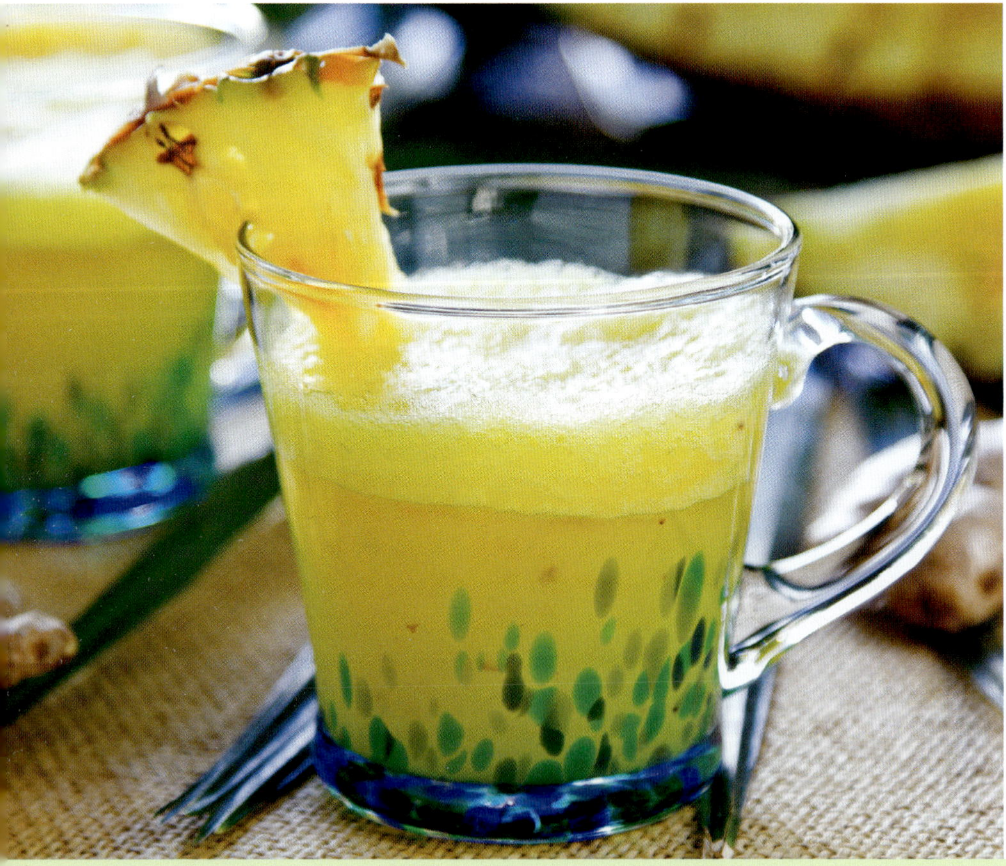

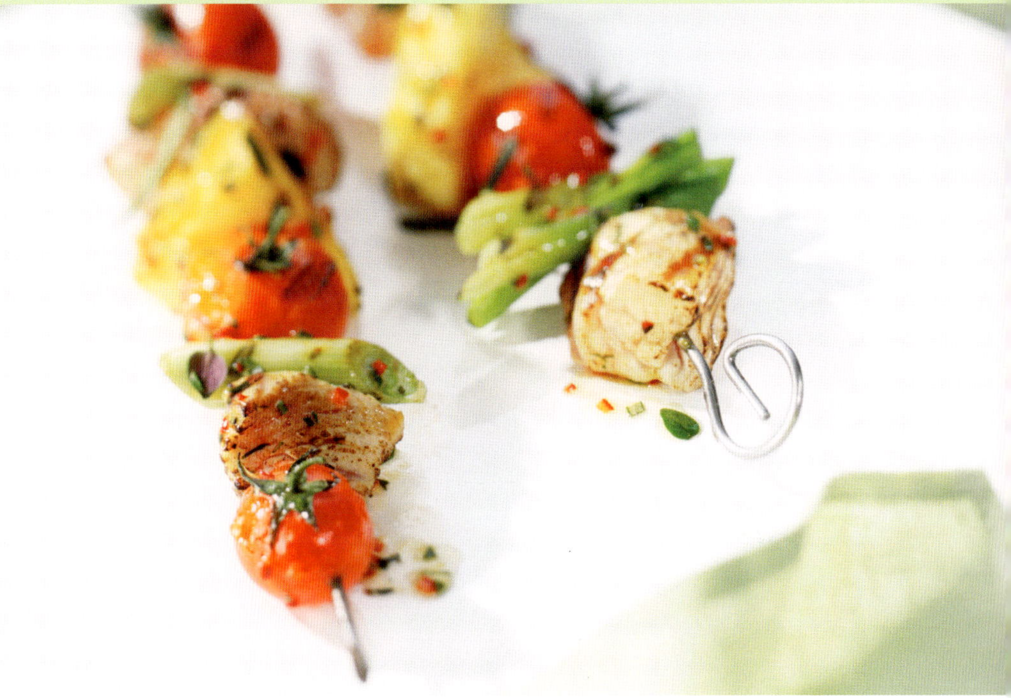

Puten-Ananas-Spieß

Zutaten für 4 Portionen:

400 g frische Ananas
500 g Putenbrust
12 feste Cocktailtomaten

1 Bund Frühlingszwiebeln
1 Stiel Rosmarin
3–4 Stiele Thymian
1 Chilischote

3 EL Fruchtaufstrich Aprikose (40 % Fruchtanteil)
Salz, Pfeffer

Zubereitung:

1. Ananas und Putenbrust in Stücke schneiden. Cocktailtomaten waschen. Frühlingszwiebeln putzen, waschen und in 3–4 cm lange Stücke schneiden. Alle Zutaten abwechselnd auf Metall- oder Holzspieße stecken.

2. Rosmarin und Thymian waschen und trockentupfen, die Blättchen von den Stielen zupfen und fein hacken. Chilischote waschen und mit den Kernen fein hacken. Fruchtaufstrich mit Rosmarin, Thymian, Chili und 2 EL heißem Wasser verrühren.

3. Die Spieße mit dem Fruchtaufstrich bepinseln, salzen und pfeffern, auf dem heißen Grill ca. 8–10 Minuten rundum grillen.

Apfel

„An apple a day keeps the doctor away" („Ein Apfel pro Tag erspart den Doktor") heißt es im englischen Sprachraum. Schaut man sich die vielfältigen gesundheitlich wirksamen Inhaltstoffe und ihre Funktionen an, stellt man fest, dass darin viel Wahres liegt.

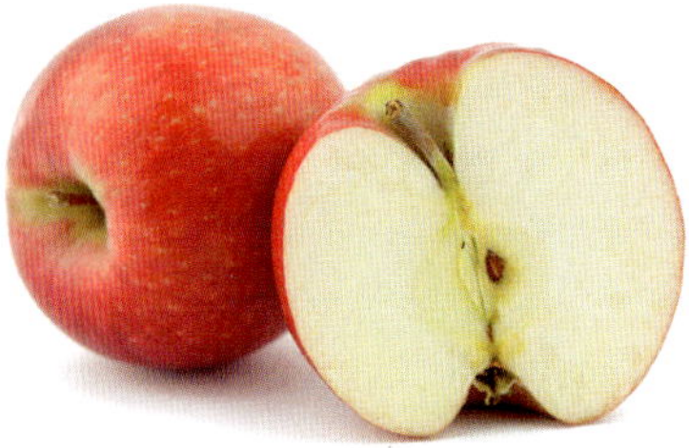

Nährstoffe pro 100 g frische Äpfel

Energiegehalt: 54 kcal	Natrium: 1 mg
Vitamin C: 10 mg	Magnesium: 5 mg
Vitamin E: 0,5 mg	Kalzium: 5 mg
Kalium: 120 mg	Eisen: 0,2 mg

Gesundheitlicher Nutzen

Äpfel haben eine lang anhaltende Sättigungswirkung und können daher das Abnehmen unterstützen. Hierfür verantwortlich soll der Ballaststoff Pektin sein, der den Blutzuckerspiegel konstant hält und die Verdauung unterstützt (z. B. bei Verstopfung), aber auch entgiftend wirkt und gegen Durchfall hilft. Der antioxidative Inhaltsstoffe Quercetin bekämpft freie Radikale, hemmt Entzündungen und kann bei der Krebsprävention helfen und bei regelmäßigem Apfelverzehr das Krebswachstum hemmen. Äpfel senken den Blutdruck und können die Cholesterinwerte verbessern. Viele Vitamine stärken das Immunsystem und können Herz-Kreislauf-Erkrankungen wie z. B. Arteriosklerose, Alzheimer und Schlaganfällen vorbeugen Das enthaltene Eisen beugt Müdigkeit, Kopfschmerzen und Konzentrationsmangel vor. Da Äpfel zudem entzündliche Gelenkschmerzen lindern, werden sie auch bei Rheuma, Arthritis und Gicht eingesetzt.

Verzehrempfehlung

Essen Sie zwei bis drei Äpfel täglich, um in den Genuss ihrer gesundheitsfördernden Wirkung zu kommen. Da die meisten Vitamine in der Schale oder unmittelbar darunter stecken, sollten Sie ungespritzte Äpfel kaufen und sie ungeschält verzehren – möglichst ungekocht und frisch.

REZEPTE

Früchtemüsli Apfel-Traube

Zutaten für 1 Portion:

1 Apfel
50 g Trauben
40 g Haferflocken
1 EL Rosinen
100 g fettarmer Joghurt
5 EL Sanddorn-Muttersaft
2 EL Acerolasaft (z. B. von Schoenenberger)
2 Tassen Früchtetee

Zubereitung:

1. Apfel in Spalten schneiden, Trauben halbieren und dabei die Kerne entfernen.
2. Obst mit den Haferflocken in einen tiefen Teller geben, mit Rosinen bestreuen.
3. Joghurt mit Sanddorn und Acerolasaft cremig rühren und über das Müsli geben.

Dazu Früchtetee trinken.

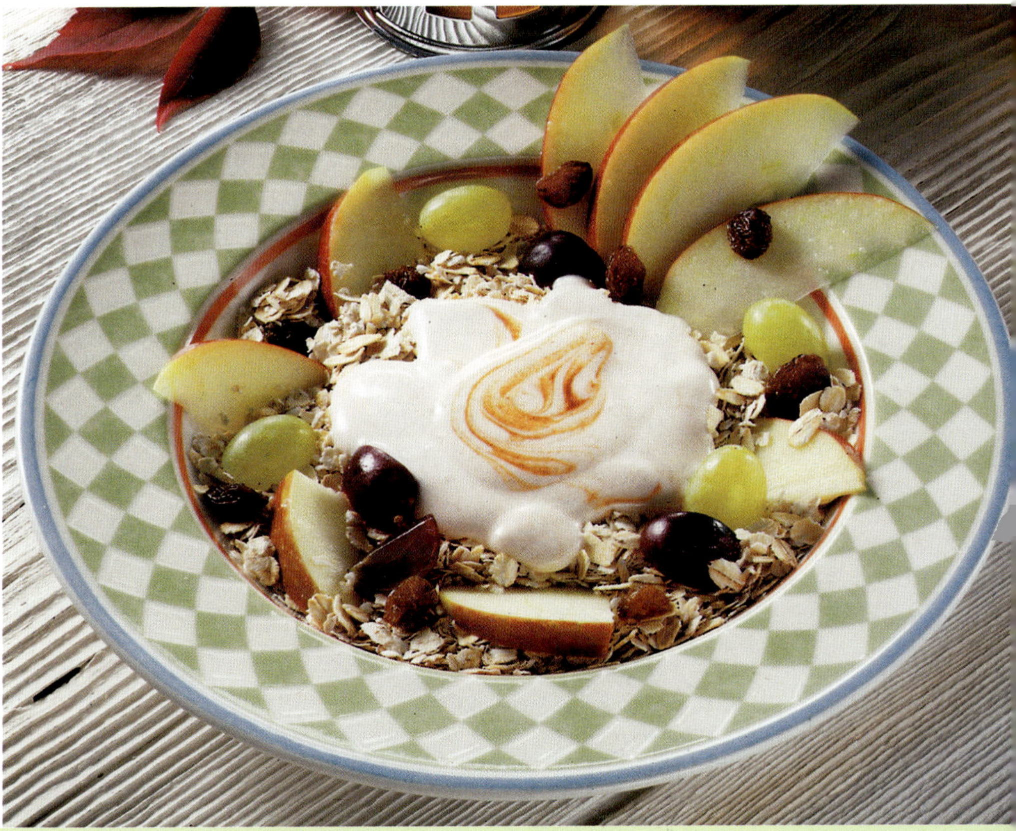

Vitaminbrot

Zutaten für 2 Portionen:

50 g Salatgurke
50 g Apfel (Boskop)
50 g Möhren
1 EL gehackte Petersilie
2 EL Zitronensaft
Salz, Pfeffer, Zucker
2 Scheiben Schwarzbrot
20 g Margarine (z. B. Rama Halbfett)
1 EL geröstete Pinienkerne
zum Garnieren glatte Petersilie

Zubereitung:

1. Gemüse putzen und waschen. Gurke fein hobeln. Apfel und Möhre grob raspeln, mit Petersilie mischen und mit Zitronensaft, Salz, Pfeffer und Zucker abschmecken.
2. Brot mit Margarine bestreichen. Auf eine Brotscheibe die Gurkenscheiben legen. Obenauf den Apfel-Möhren-Salat geben. Mit Pinienkernen und Petersilie garnieren, mit der zweiten Brotscheibe bedecken, in 4 Teile schneiden.

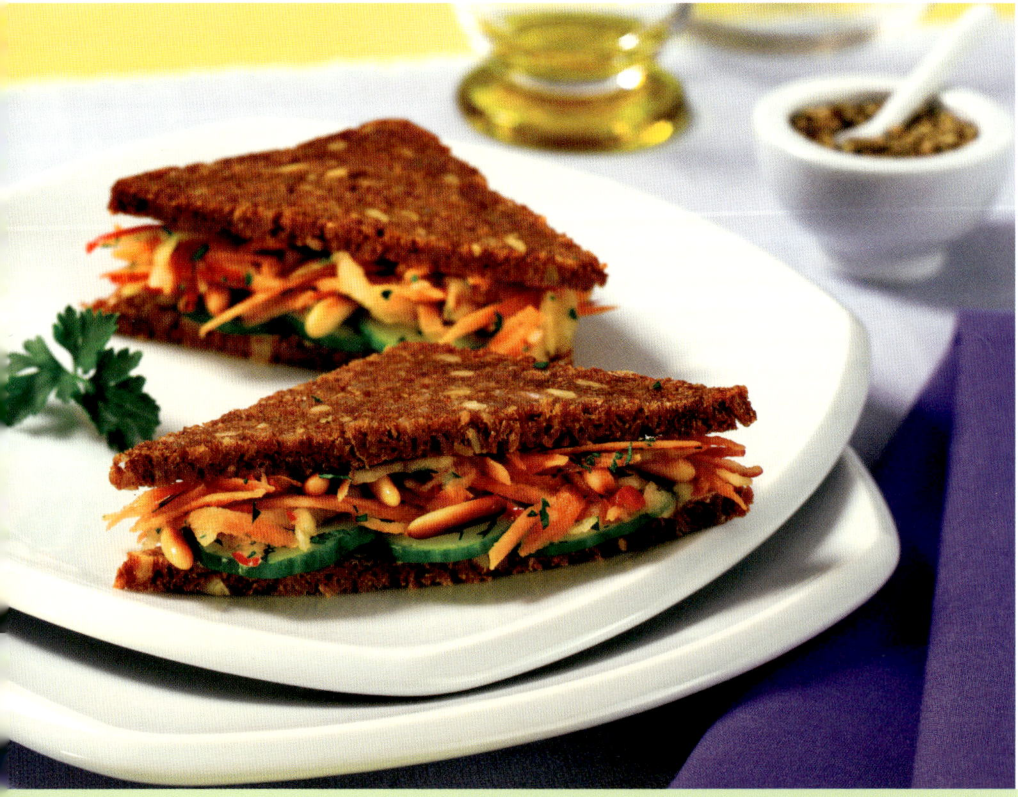

Apfel-Dressing mit Sesam

Zutaten für 1 Portion:

1/2 Apfel
3–4 EL Zitronensaft
2–3 EL Pflanzenöl (z. B. Mazola Keimöl)
2 EL geröstete Sesamkörner
1 EL gehackte Petersilie
Salz, Zucker
weißer Pfeffer

Zubereitung:

1. Apfel schälen und fein reiben. Sofort mit Zitronensaft vermischen. Pflanzenöl darunterrühren. Sesamkörner und Petersilie dazugeben.
2. Dressing mit Salz, Zucker und Pfeffer abschmecken.

Apfel-Holunder-Immundrink

Zutaten für 1 Portion:

150 ml Apfelsaft
1 Msp. Zimt
2 Nelken
1 Stück Sternanis
1 TL aktiver Manuka-Honig (MGO 100+)
50 ml Holundersaft (z. B. von Schoenenberger)

Zubereitung:

1. Apfelsaft in einen Topf gießen, Gewürze zugeben, 5 Minuten erhitzen, ohne das Getränk zu kochen.
2. Drink abseihen, in ein hitzebeständiges Kelchglas füllen, mit Manuka-Honig süßen und mit Holundersaft auffüllen.

Warum ist Manuka-Honig so gesund?

Im Vergleich zu normalem Honig enthält der aus Neuseeland stammende Manuka-Honig einen extrem hohen Gehalt an Methylglyoxal (MGO). Dieser Wirkstoff ist für die stark antibakterielle „aktive" Wirkung des Honigs verantwortlich. Interessant: Das MGO im Manuka-Honig ist hitzestabil, so Wissenschaftler der TU Dresden. Er kann also auch erhitzt werden. Aktive Manuka-Honige gibt es unter www.neuseelandhaus.de und im Reformhaus.

Aprikose

Aprikosen sind wahre Vitaminbomben und gesundheitliche Allrounder. Das Besondere an der süßen Frucht sind die enthaltenen Carotine, die genauso wie die ebenfalls enthaltenen Vitamine C und E die Abwehr stärken, die Haut vor schädlichen UV-Strahlen und die Arterien vor Ablagerungen schützen sowie Krebs vorbeugen können.

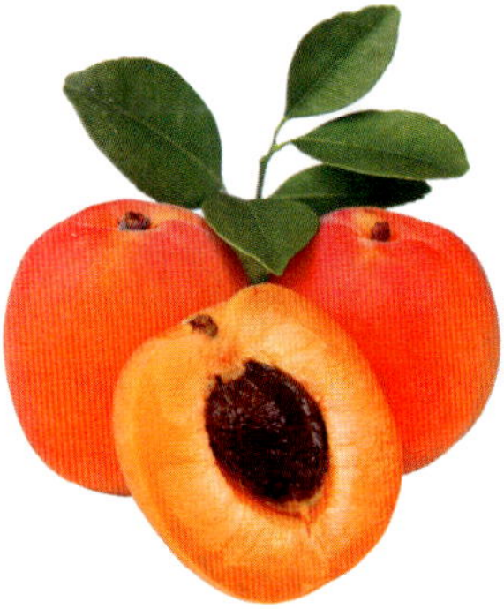

Nährstoffe pro 100 g Aprikosen

Energiegehalt: 43 kcal	Vitamin B6: 0,07 mg
Vitamin C: 9 mg	Kalzium: 15 mg
Vitamin E: 0,5 mg	Magnesium: 9 mg
Betacarotin: 1570 µg	Natrium: 2 mg
Vitamin B1: 0,04 mg	Eisen: 0,7 mg
Vitamin B2: 0,05 mg	Kalium: 280 mg

Gesundheitlicher Nutzen

Aprikosen enthalten viel Betacarotin, das für eine schöne, gesunde Haut sorgt und die Sehkraft stärkt. Neben der Hautregeneration sorgen Aprikosen auch für strahlende, kräftige Haare und Nägel. Vitamin B5 wirkt nervenstärkend, Folsäure unterstützt die Zell- und Bluterneuerung. Der hohe Kupfergehalt sorgt zudem für eine entgiftende Wirkung. Aprikosen helfen außerdem bei Müdigkeit, lindern asthmatische Beschwerden, stärken die Schleimhäute und verbessern Stimmung und Konzentration. Sie wirken blutdruck-, blutzucker- und cholesterinregulierend, regen den Kreislauf an und wirken gegen Ablagerungen in den Arterien. So verringert der regelmäßige Verzehr das Risiko für Schlaganfall, Herzinfarkt und grauen Star. Die enthaltene Salicylsäure wirkt im Magen-Darm-Trakt antibakteriell.

Getrocknete Aprikosen

Zwar sind getrocknete Aprikosen um einiges kalorienreicher als frische, der Gehalt an Vitaminen und Mineralstoffen ist jedoch beinahe fünfmal so hoch. Zudem kurbeln getrocknete Aprikosen die Verdauung an und helfen bei Verstopfung.

REZEPTE

Curry vegetarische Art

Zutaten für 2 Portionen:

1 rote Paprika
140 g Aprikosenhälften
1 EL Keimöl
1 EL Tomatenmark
2 EL Rosinen
2 EL Mandelstifte
2 EL Speisestärke (z. B. Mondamin Soßenbinder zum Andicken von hellen Soßen)
Salz
Chilipulver
Zucker
Schnittlauch zum Garnieren

Zubereitung:

1. Paprika halbieren, entkernen, waschen und in Stücke schneiden. Aprikosenhälften abtropfen lassen, etwas Saft dabei auffangen. Aprikosen in Spalten schneiden. Paprika in einem Topf im heißen Keimöl anbraten.
2. Tomatenmark zufügen und kurz anschwitzen, 250 ml Wasser zugießen. Rosinen und Mandelstifte zufügen und bei schwacher Hitze 5 Minuten garen.
3. Speisestärke einrühren und 1 Minute kochen lassen. Aprikosen zufügen und heiß werden lassen. Mit 2 EL Aprikosensaft, Salz, Chilipulver und Zucker abschmecken. Mit Schnittlauch garniert servieren.

Verdauungsanregender Sauerkrautsalat mit getrockneten Aprikosen

Zutaten für 4 Portionen:

Für den Salat:
300 g Sauerkraut
100 g getrocknete Pflaumen
75 g getrocknete Aprikosen

Für das Dressing:
150 g Vollmilchjoghurt
2 EL Zitronensaft
2 EL Pflanzenöl (z. B. Mazola Keimöl)
frisch gemahlener Pfeffer
Zucker

Zubereitung:

1. Sauerkraut mit zwei Gabeln auflockern. Pflaumen halbieren, Aprikosen in Stücke schneiden und miteinander vermischen.
2. Die Soßenzutaten mit einem Schneebesen verrühren und über den Salat geben. Alles vorsichtig miteinander vermischen und nochmals abschmecken.

Artischocke

Artischocken enthalten viele Mineralstoffe und Vitamine, zellschützende Pflanzenstoffe sowie den Galle und Leber anregenden Bitterstoff Cynarin. Vor allem für ihre verdauungsunterstützenden Eigenschaften sind Artischocken bekannt. Daneben helfen sie gegen Appetitlosigkeit, Übelkeit, Erbrechen und Blähungen sowie Bauchschmerzen.

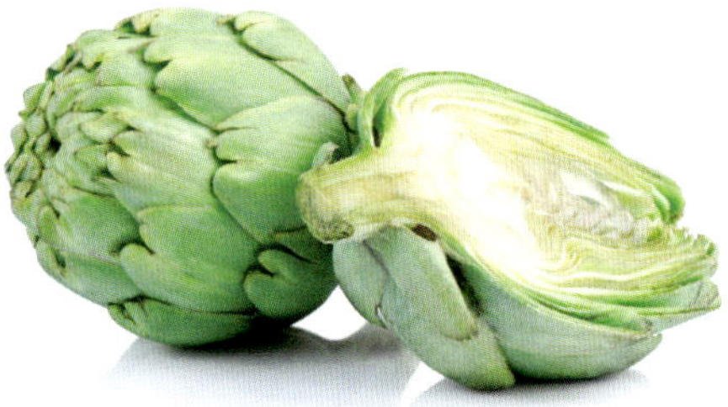

Nährstoffe pro 100 g frische Artischocke

Energiegehalt: 22 kcal	Kalium: 350 mg
Vitamin E: 190 µg	Vitamin C: 8 mg
Betacarotin: 100 µg	Kupfer: 320 µg
Eisen: 2 mg	Vitamin B6: 97 µg
Kalzium: 53 mg	Zink: 0,06 mg
Magnesium: 26 mg	Vitamin B5: 295 µg
Phosphor: 130 mg	

Gesundheitlicher Nutzen

Artischocken wirken leberregenerierend und -stärkend (z. B. bei Leberentzündungen, Gelbsucht) und fördern die Ausleitung von Abbauprodukten. Durch die gallenfördernde Wirkung senken Artischocken auch erhöhte Cholesterinwerte und schützen damit vor Arteriosklerose, Herzinfarkt und Schlaganfall. Auch der Blutzucker wird durch Artischockeninhaltsstoffe stabilisiert, weshalb sich Artischocken auch gut für Diabetiker eignen. Die enthaltenen sekundären Pflanzenstoffe (z. B. Flavonoide) bekämpfen freie Radikale. Da Artischocken harntreibend sind, wirkt der Verzehr auch vorbeugend gegen Wassereinlagerungen.

Artischockensaft für die Verdauung

Bei reichlichem Essen, insbesondere fetthaltigem, ist Artischocke ideal. Die Wirkstoffe der Artischocke regen den Gallenfluss an und unterstützen so die Entgiftungstätigkeit der Leber. Sie fördern zudem die Fettverdauung und verhindern Völlegefühl und Blähungen. Da Artischocken-Presssaft etwas bitter schmeckt, am besten mit Wasser, Gemüsesäften oder Joghurt mixen. Artischocken-Presssaft gibt es in Apotheken und Reformhäusern.

REZEPTE

Kräuterdrink mit Artischocke

Zutaten für 1 Portion:

150 g fettarmer Joghurt
2–3 EL fein gewiegte Kräuter
2 EL Artischocken-Presssaft (z. B: von Schoenenberger)
Zitrone
Pfeffer
Kräutersalz

Zubereitung:

1. Joghurt mit Kräutern und Artischocken-Presssaft verrühren.
2. Mit Zitrone, Pfeffer und Salz pikant abschmecken.

Artischockenherzen-Salat

Zutaten für 4 Portionen:

1 grüner Kopfsalat
250 g Artischockenherzen
1 Kästchen Kresse
200 g Kirschtomaten
2 EL Senf
2 EL Honig
80 ml Gemüsebrühe
80 ml Essig
schwarzer Pfeffer
Salz
80 ml Pflanzenöl (z. B. Traubenkernöl)

Zubereitung:

1. Salat zerpflücken, Artischockenherzen klein schneiden, Kresse abschneiden. Tomaten in Viertel schneiden.
2. Tomaten, Artischockenherzen und Kresse in einer Schüssel mit dem Salat vermischen.
3. Senf, Honig, Brühe und Essig miteinander vermengen, mit Pfeffer und Salz abschmecken. Öl unterrühren und Salat mit dem Dressing anrichten.

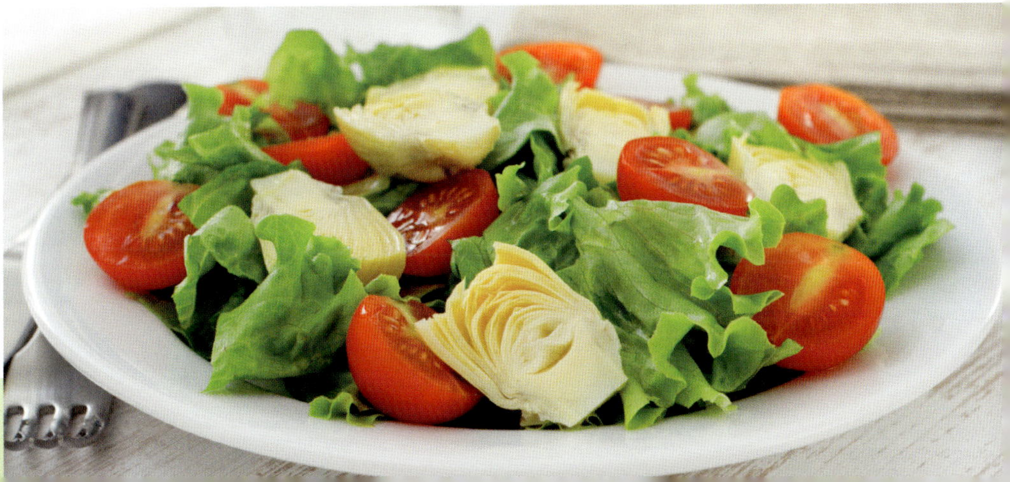

Aubergine

Die kalorienarmen und praktisch fettfreien Auberginen sind das ideale Gemüse für Figurbewusste. Das dunkelviolette Nachtschattengewächs besteht zu 93 Prozent aus Wasser und eignet sich hervorragend für mediterrane Gerichte. Achten Sie jedoch darauf, bei der Zubereitung sparsam mit Fett umzugehen.

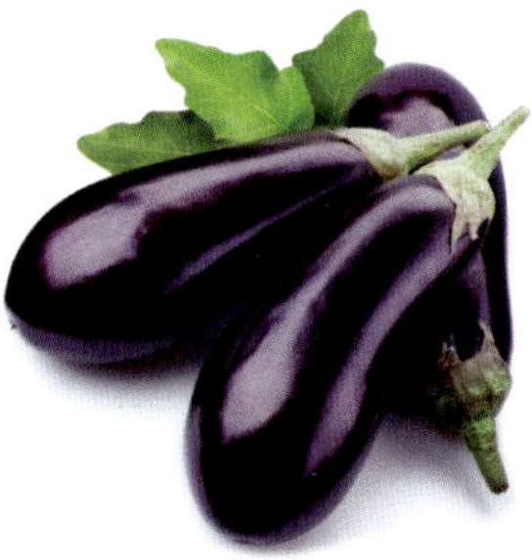

Nährstoffe pro 100 g Auberginen

Energiegehalt: 17 kcal
Kalium: 200 mg
Kalzium: 10 mg
Eisen: 0,4 mg
Vitamin C: 5 mg
Vitamin A: 7 µg
Vitamin E: 30 µg
Magnesium: 11 mg
Folsäure: 30 µg
Vitamin B6: 0,08 mg
Kupfer: 90 µg

Gesundheitlicher Nutzen

Das in Auberginen enthaltene Kalium reguliert den Wasserhaushalt, Antioxidantien bekämpfen freie Radikale und können vorbeugend bei Krebs helfen. Auberginen wirken leber- und galleanregend, regen mit ihren Bitterstoffen die Verdauung an, entkrampfen und entspannen. Die bioaktiven Inhaltsstoffe hemmen z. B. Entzündungen und unterstützen die Heilung bei Arthritis und rheumatischen Erkrankungen. Zudem wirken sie harntreibend und liefern jede Menge Ballaststoffe, die als natürliche Appetithemmer fungieren und positiv auf den Blutzuckerspiegel wirken. Diskutiert werden auch Wirkungen bei Ischias, Nierenleiden und Rheuma.

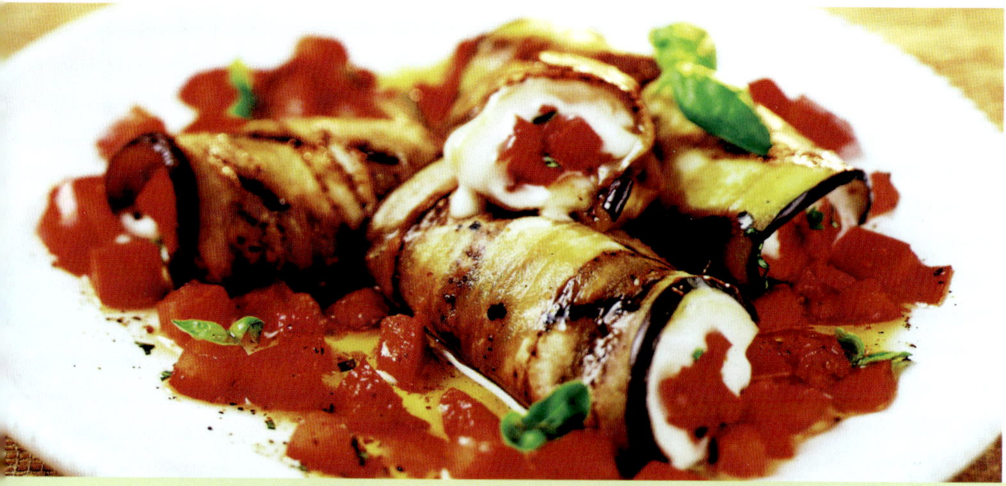

REZEPTE

Gefüllte Auberginen

Zutaten für 2 Portionen:

1 Aubergine
1/2 rote Paprika (gestückelt)
1 EL Olivenöl
1/2 Zwiebel (fein gewürfelt)
1 Knoblauchzehe (zerkleinert)
200 g gewürfelte Tomaten aus der Dose
1 TL gemahlener Zimt
1 Prise Zucker
schwarzer Pfeffer
20 g geröstete Pinienkerne
1 EL frischer Koriander (gehackt)
50 g gekochter Naturreis
20 g Margarine (z. B. Becel pro.activ Diät-Halbfettmargarine)

Zubereitung:

1. Aubergine der Länge nach halbieren und fast das gesamte Fruchtfleisch herauskratzen; eine 1 cm dicke Schale stehen lassen. Paprikastücke auf einem geölten Backblech verteilen und mit 1 TL Öl beträufeln.
2. Blech für 30 Minuten in den auf 180° C vorgeheizten Ofen geben.
3. Restliches Öl erhitzen und Zwiebel zusammen mit dem Knoblauch anbraten, bis beides weich ist. Tomaten, Zimt und Zucker hinzufügen. Mischung mit Pfeffer würzen und alles so lange köcheln lassen, bis die Masse auf die Hälfte reduziert ist.
4. Auberginenfleisch zerkleinern und zusammen mit Pinienkernen und Koriander in die Soße geben. Alles für weitere 10 Minuten kochen. Soße mit dem gekochten Reis, der gerösteten Paprika und der Margarine vermischen. Füllung in die Auberginenschalen geben und servieren.

Gegrillte Auberginen-Mozzarella-Röllchen

Zutaten für 4 Portionen:

500 g feste Tomaten
1 Knoblauchzehe
60 ml Olivenöl (z. B. Bertolli Olivenöl extra vergine – Robusto)
Salz, Pfeffer
4 EL grob gehacktes Basilikum
600 g Auberginen
250 g Mozzarella
außerdem: zum Feststecken Holzspießchen

Zubereitung:

1. Tomaten waschen, Stielansatz entfernen und würfeln. Knoblauch schälen und fein hacken. 3 EL Olivenöl in einer beschichteten Pfanne erhitzen. Knoblauch andünsten, Tomaten zufügen und kurz mitdünsten. Mit Salz und Pfeffer abschmecken und die Hälfte des Basilikums unterrühren. Alles bei starker Hitze ca. 2 Minuten kochen.

2. Auberginen der Länge nach in dünne Scheiben schneiden. Mit Öl bestreichen und in einer heißen Grillpfanne von beiden Seiten braten.

3. Mozzarella in dünne Scheiben schneiden. Auf jede Auberginenscheibe einige Mozzarellascheiben legen. Jeweils 1 TL Tomaten darauf verteilen, aufrollen und mit einem Holzspießchen feststecken.

4. Röllchen in eine Auflaufform setzen und im vorgeheizten Backofen bei 200 °C 5–10 Minuten grillen. Mit der restlichen Tomatensoße servieren und mit restlichem Basilikum bestreuen.

Pikante Auberginen

Zutaten für 4 Portionen:

750 g Auberginen
2–3 Knoblauchzehen
1/2 rote Chilischote
12 EL Olivenöl (z. B. Bertolli Olivenöl extra vergine – Robusto)
10 EL Essig (z. B. Bertolli Essig – Aceto Balsamico)
2 EL Kapernäpfel
Salz, Pfeffer, Zucker

Zubereitung:

1. Auberginen waschen, putzen und in 1/2 cm dicke Scheiben schneiden. Knoblauch schälen, Chilischote entkernen und beides fein hacken.

2. 9 EL Olivenöl in einer beschichteten Pfanne erhitzen. Auberginenscheiben von beiden Seiten goldgelb braten. Herausnehmen und auf Küchenkrepp abtropfen lassen. Anschließend in eine Auflaufform geben.

3. Restliches Olivenöl in der Pfanne erhitzen. Knoblauch und Chili zufügen und kurz dünsten. Mit Essig ablöschen. Kapern zufügen und mit Salz, Pfeffer und Zucker pikant abschmecken. Marinade über die Auberginenscheiben gießen und ca. 1 Stunde ziehen lassen.

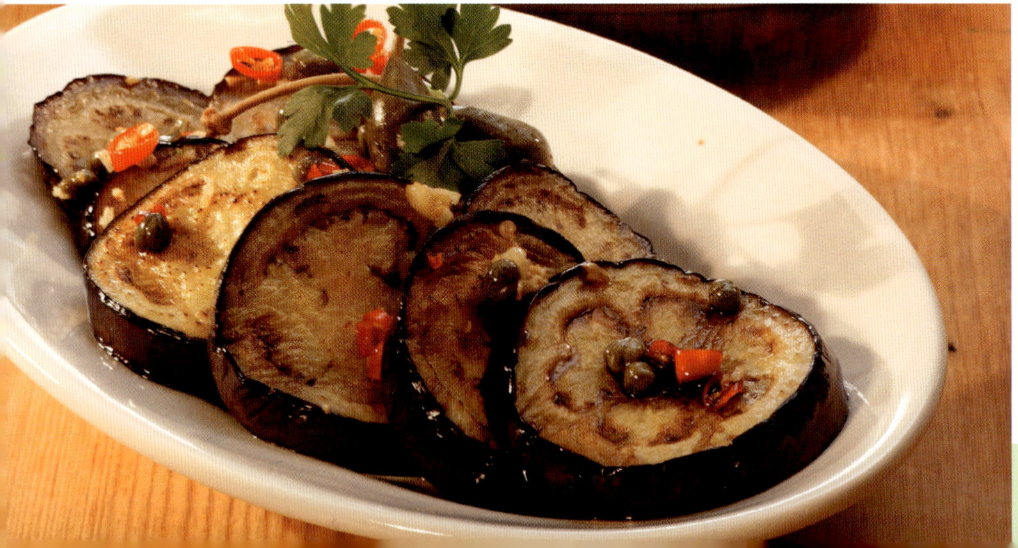

Avocado

Avocados enthalten zwar relativ viel Fett, dafür aber viele gesunde Fette. Werden sie zusammen mit anderen vitaminreichen Zutaten zubereitet, können ihre Fette die Aufnahme anderer Vitamine unterstützen. Daneben kann die Avocado auch selbst mit vielen Vitaminen und Mineralstoffen aufwarten.

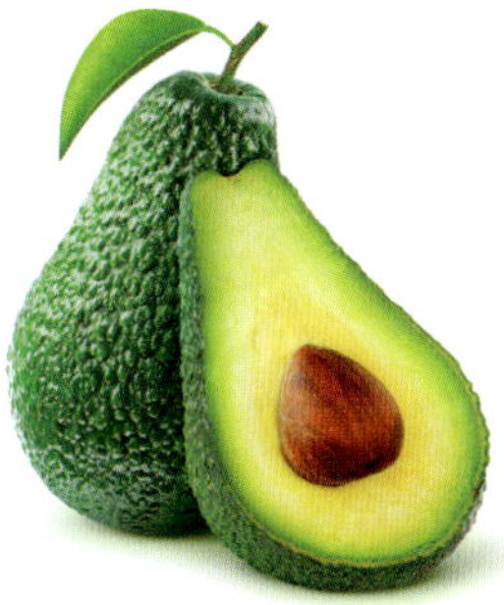

Nährstoffe pro 100 g Avocado

Energiegehalt: 221 kcal	Kalium: 490 mg
Vitamin E: 1,3 mg	Magnesium: 30 mg
Vitamin A: 7 µg	Phosphor: 21 mg
Vitamin K: 5 µg	Eisen: 0,5 mg
Betacarotin: 40 µg	Kupfer: 90 µg
Vitamin C: 5 mg	Mangan: 190 µg
Kalzium: 10 mg	Ballaststoffe: 3 g

Gesundheitlicher Nutzen

Avocados enthalten viele wichtige Vitamine und ungesättigte Fettsäuren, die sich positiv auf die Blutfettwerte auswirken. So können sie den Cholesterinspiegel senken und die Gefahr von Herz-Kreislauf-Erkrankungen verringern. Avocados halten mit komplexen Kohlenhydraten lange satt, wirken verdauungsanregend und lassen die Blutzuckerwerte nach dem Essen nicht stark ansteigen. Daher sind sie eine gute Alternative für Diabetiker. Die besondere Kombination an Kohlenhydraten sorgt auch dafür, Gehirnzellen und Nerven mehr Energie zuzuführen. Avocados wirken stimmungsaufhellend, nervenstärkend und konzentrationssteigernd. Das enthaltene Tryptophan sorgt für einen erholsamen Schlaf. Alpha- und Betacarotin unterstützen die Blutbildung, die Hautgesundheit und die Sehkraft sowie die Zahn- und Knochengesundheit. Lycopin bekämpft freie Radikale und entlastet somit das Immunsystem.

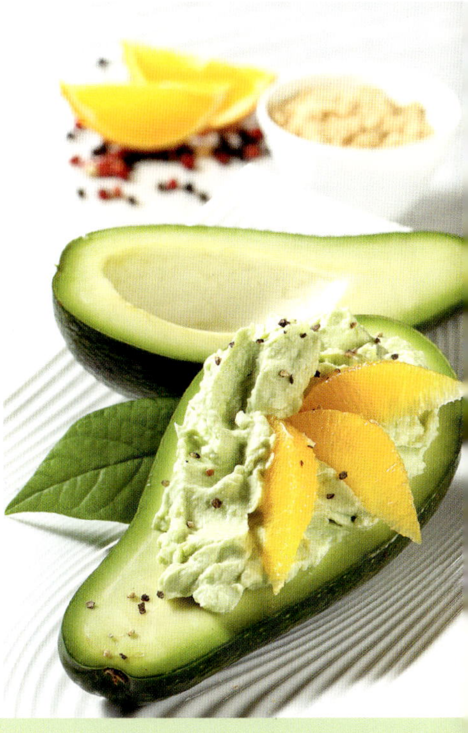

REZEPTE

Gefüllte Avocado mit Orange

Zutaten für 4 Portionen:

2 Avocados
Saft einer Zitrone
1 Knoblauchzehe
250 g saure Sahne (fettfrei)
Salz
weißer Pfeffer
1 Orange
zerstoßener schwarzer Pfeffer

Zubereitung:

1. Avocados waschen, halbieren und jeweils den Kern entfernen. Mit einem Löffel das Fruchtfleisch herauslösen und sofort mit Zitronensaft beträufeln. Knoblauchzehe schälen und auspressen.
2. Fruchtfleisch fein pürieren und mit Knoblauch und saurer Sahne verrühren. Mit Salz, Pfeffer und Zitronensaft abschmecken und die Masse in die Avocadohälften füllen.
3. Orange bis aufs Fruchtfleisch schälen, fein filetieren und die Avocadohälften damit belegen. Mit zerstoßenem Pfeffer bestreuen.

Avocadodrink Mannequin

Zutaten für 1 Portion:

1/4 Avocado
10 ml Limettensaft
150 ml Buttermilch
Salz, Pfeffer
etwas Knoblauch
Schnittlauch

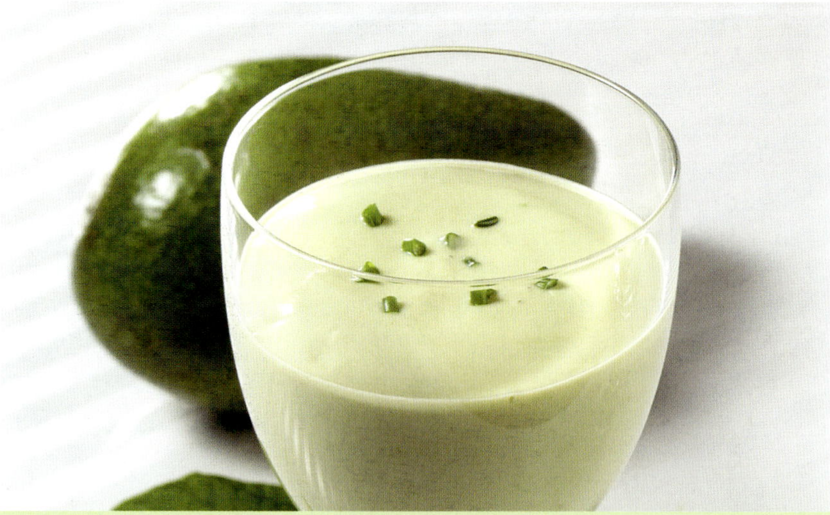

Zubereitung:

1. Mit einem Löffel Fruchtfleisch der Avocado herauslösen und sofort mit Limettensaft beträufeln.

2. Mit Buttermilch im Mixer gut verquirlen. Mit Salz, Pfeffer und etwas Knoblauch pikant abschmecken, in ein Kelchglas füllen und mit Schnittlauchröllchen bestreuen.

Avocadodip

Zutaten für 1 Portion:

2 Avocados
2 Tomaten
2 Knoblauchzehen
Saft einer halben Zitrone
1 EL Naturjoghurt
schwarzer Pfeffer, Salz

Zubereitung:

1. Avocados in Hälften schneiden und den Kern herauslösen. Fruchtfleisch herauslöffeln und mit der Gabel zu Mus zerquetschen.

2. Tomaten waschen und fein würfeln. Knoblauch pressen und mit Zitronensaft, Tomatenwürfeln, Joghurt und Avocados vermengen. Mit Pfeffer und Salz abschmecken. Passt gut zu Gemüserohkoststicks.

Avocado-Carpaccio

Zutaten für 4 Portionen:

1 Avocado
Saft einer halben Zitrone
75 g Champignons
125 g Rauchfleisch oder roher Schinken
250 g Mozzarella
einige Blättchen frisches Basilikum
schwarzer Pfeffer aus der Mühle
4 EL Olivenöl
2 EL Aceto Balsamico

Zubereitung:

1. Avocado längs halbieren, vorsichtig vom Kern lösen, die beiden Hälften in dünne Scheiben schneiden und sofort mit Zitronensaft beträufeln.

2. Champignons putzen und in Scheiben schneiden. Rauchfleisch bzw. Schinken und Mozzarella mit einer Aufschnittmaschine in dünne Scheiben schneiden.

3. Avocadoscheiben, Champignons, Rauchfleisch bzw. Schinken und Mozzarella auf vier Tellern anrichten, mit einigen Basilikumblättchen garnieren. Mit grob gemahlenem schwarzem Pfeffer bestreuen und mit Öl und Essig beträufeln.

Banane

Bananen sind die ideale Fitness-Nahrung: Die hierin enthaltenen Kohlenhydrate versorgen den Körper schnell mit lange wirkender Energie, machen langfristig satt und erhöhen die körperliche Leistungsfähigkeit. Kalium wirkt regulierend auf den Wasserhaushalt und sorgt für geschmeidige Muskeln, Magnesium ist am Muskelaufbau beteiligt, verhindert Muskelkrämpfe und unterstützt das Zusammenspiel von Nerven und Muskeln.

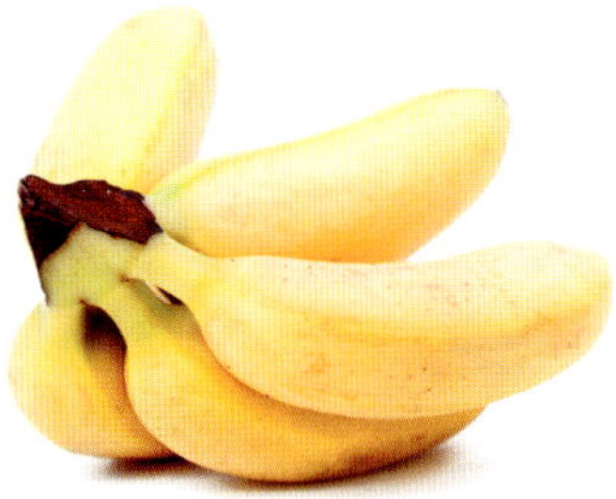

Nährstoffe pro 100 g Bananen

Energiegehalt: 95 kcal	Betacarotin: 230 µg
Kalium: 393 mg	Vitamin C: 12 mg
Magnesium: 36 mg	Vitamin E: 270 µg
Eisen: 0,6 mg	Ballaststoffe: 2 g
Fluor: 20 µg	Vitamin B6: 370 µg
Kupfer: 130 µg	

Gesundheitlicher Nutzen

Bananen eignen sich auch für eine innerliche Schönheitskur: Folsäure ist wichtig für die Regeneration der Hautzellen und die Blutbildung, weitere Vitamine stärken Haut und Haare. Zudem regen die Kohlenhydrate in den Bananen die Serotoninproduktion im Gehirn an, was stimmungsaufhellend und schlaffördernd wirkt. Kalium und Magnesium verbessern die Denkleistung und stärken die Nerven. Das Kalium kann zur Vorbeugung und Linderung von Bluthochdruck helfen. Vitamin B6 ist zudem beruhigend. Mit den Vitaminen C und E bringen Bananen auch wertvolle Antioxidantien mit, die bestimmten Krebsarten vorbeugen können. Daneben sind sie gut für die Verdauung: Zum einen besitzen sie viele verdauungsfördernde Ballaststoffe und lindern Verstopfung, zum anderen aber auch den Ballaststoff Pektin, der bei Durchfall hilft.

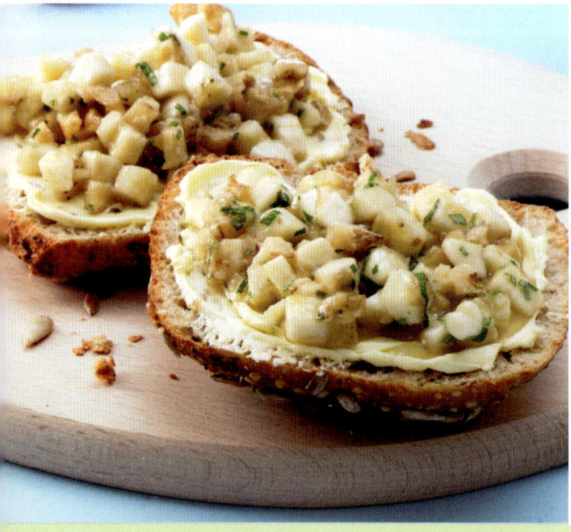

REZEPTE

Bananen-Nervenpower-Brötchen

Zutaten für 1 Portion:

1 Banane
1/2 TL Honig
10 g Margarine (z. B. Rama)
1 TL gehackte Walnüsse
1 TL Zitronenmelisse gehackt
1 Vollkorn- oder Sonnenblumenkernbrötchen

Zubereitung:

1. Banane schälen und in Würfel schneiden. Honig, Margarine, Walnüsse und Zitronenmelisse vermischen.
2. Brötchen waagerecht aufschneiden, beide Hälften mit der Honig-Margarine bestreichen. Banane darauf verteilen und mit dem Brötchenoberteil belegen.

Bananenmus

Zutaten für 10 Portionen:

2 kg Bananen
1 Vanillestange
5 Äpfel

Zubereitung:

1. Bananen schälen und klein schneiden. In einem Topf mit 1 l Wasser und Vanillestange vermengen. Äpfel schälen, in kleine Stücke schneiden und hinzufügen.
2. Abgedeckt auf kleinster Stufe köcheln lassen, bis ein Mus entsteht. Anschließend in Einmachgläser umfüllen.

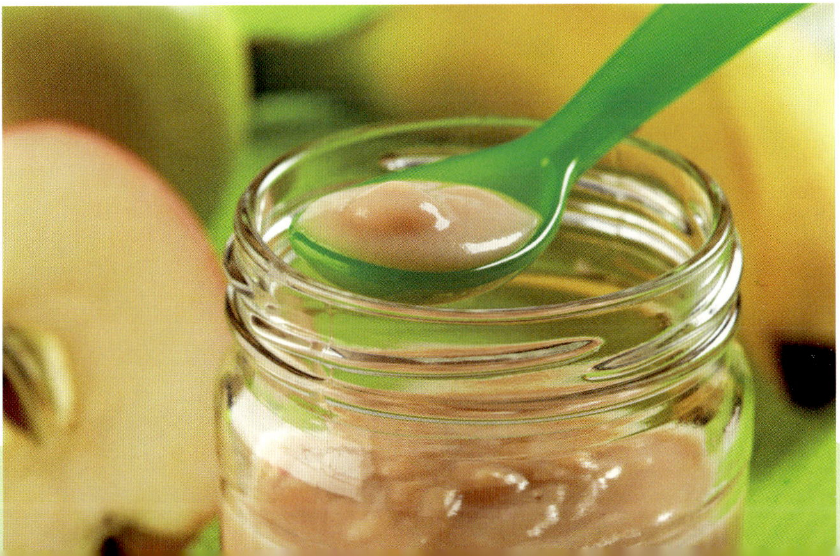

Beerenobst

Beerenobst hat besonders viele antioxidativ wirkende Vitamine und sekundäre Pflanzenstoffe. Neben heimischen Beeren wie Heidel-, Holunder-, Erd-, Preisel-, Johannis- oder Brombeeren entfalten auch Exoten wie Aronia, Acerola, Açai oder Gojibeere eine vielfältige gesundheitliche Wirkung.

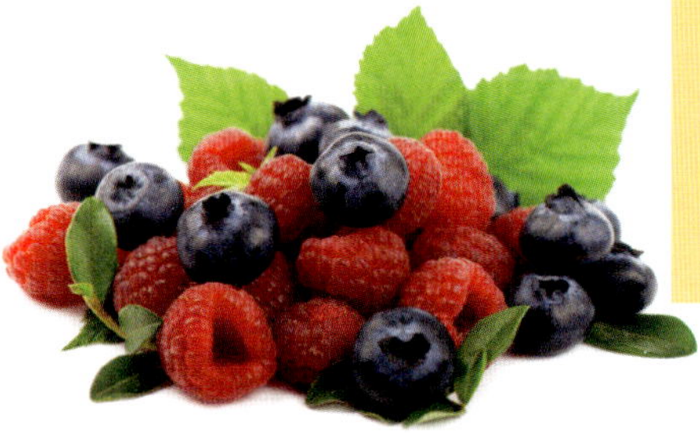

Nährstoffe pro 100 g schwarze Johannisbeeren

Energiegehalt: 57 kcal	Eisen: 1 mg
Ballaststoffe: 7 g	Kalium: 341 mg
Vitamin C: 189 mg	Kalzium: 53 mg
Vitamin E: 1903 µg	

Gesundheitlicher Nutzen

Die in Beerenobst wie Himbeeren, Brombeeren, Erdbeeren und Co. reichlich enthaltenen Ballaststoffe wirken verdauungsfördernd, stoffwechselanregend und fettverbrennungsunterstützend. Mit einer Vielzahl an sekundären Pflanzenstoffen wirken sie antiviral, antioxidativ, blutdruckregulierend und entzündungshemmend. Aufgrund letzterer Eigenschaft können sie

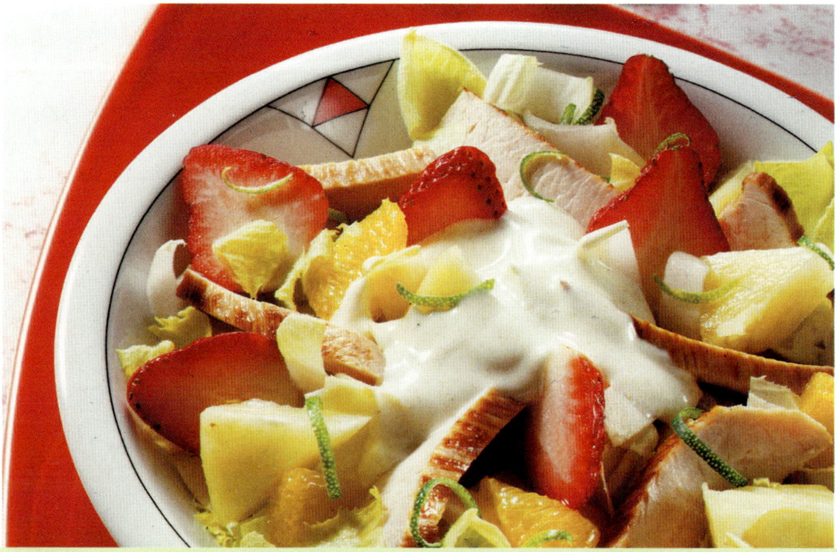

auch bei Rheuma und Gicht eingesetzt werden. Anthocyane regulieren den Blutzuckerspiegel, senken das Diabetesrisiko und wirken auch vorbeugend bei Herz-Kreislauf-Erkrankungen (Arteriosklerose, Bluthochdruck), Krebs und Demenz.

REZEPTE

Geflügelsalat mit Erdbeeren

Zutaten für 4 Portionen:

300 g Putenbrust
3 EL Distelöl
2 EL Obstessig
1 EL Sojasoße
300 g Erdbeeren
1/2 frische Ananas
3 Orangen
2 Chicorée
3 Stängel Staudensellerie
250 g Joghurt
Pfeffer, Meersalz, Curry
500 ml Rote-Bete-Saft

Zubereitung:

1. Putenfleisch in 2 EL heißem Öl rundherum schön knusprig anbraten, abkühlen lassen und in Streifen schneiden. Mit einer Marinade aus 1 EL Distelöl, Obstessig und Sojasoße beträufeln.
2. Erdbeeren waschen, putzen und halbieren. Ananas und Orangen schälen. Ananas in Scheiben, dann in Stücke schneiden, Orangen filetieren und quer schneiden.
3. Chicorée und Staudensellerie putzen und waschen. Den Chicorée quer in Streifen, Staudensellerie in Scheibchen schneiden. Das Obst und das Gemüse unter das marinierte Fleisch heben.
4. Joghurt mit Pfeffer, Meersalz und Curry würzen und über den Salat verteilen.
Dazu Rote-Bete-Saft trinken.

Beeren im Einzelnen

Viele Beeren wie Erdbeeren, Himbeeren und Heidelbeeren werden auch bei Durchfall eingesetzt. Bei fiebrigen Erkrankungen helfen vor allem Holunderbeeren und Brombeeren. Himbeeren und Johannisbeeren fördern zudem den Knochenaufbau. Heidelbeeren helfen bei Nachtblindheit, Blasenschwäche und Magenschmerzen, Brombeeren wirken bei Halsschmerzen und Heiserkeit, Preiselbeeren sind cholesterinsenkend und helfen bei Harnwegsinfektionen, Stachelbeeren wirken entwässernd und kräftigen Haare und Nägel.

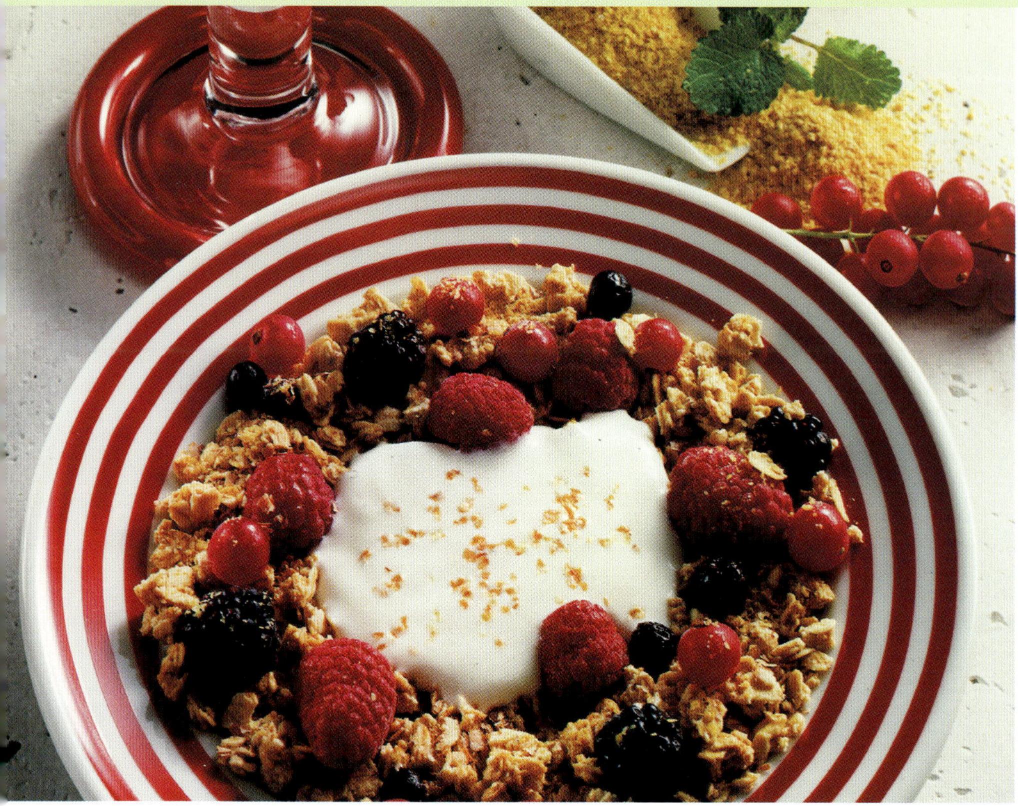

Beerenmüsli mit Früchte-Shake

Zutaten für 1 Portion:

Für das Beerenmüsli:
40 g Vollkorn-Müsli
10 g Weizenkeime
150 g fettarmer Joghurt
200 g Beerenfrüchte

Für den Früchte-Shake:
100 g Beerenfrüchte
1 EL Weizenkeime
200 ml Buttermilch
1 TL aktiver Manuka-Honig (am besten MGO 100+, Reformhaus)
Zitronensaft

Zubereitung:

1. Vollkorn-Müsli mit Weizenkeimen mischen. Joghurt cremig rühren und über das Müsli geben. Einen Teil der Früchte unterheben. Die restlichen Früchte über das Müsli streuen.
2. Beerenfrüchte und Weizenkeime mit Buttermilch im Mixer gut verquirlen, mit Honig süßen und mit Zitronensaft abschmecken.

Johanniskraut für die Nerven

Bei längerfristiger Einnahme stärkt dieser leckere Drink die Nerven und wirkt dadurch beruhigend und gemütsaufhellend. Johanniskraut-Presssaft (erhältlich in Apotheke und Reformhaus) ist ein hervorragender Stimmungsaufheller. Der gesunde Saft wird als natürliches Nervenaufbaumittel bei nervösen Erschöpfungszuständen, bei Nervosität und nicht organisch bedingten Nervenschmerzen verwendet. Dieser Drink sorgt für gute Laune und vertreibt selbst den heftigsten Winterblues.

Johanniskraut-Beeren-Shake

Zutaten für 1 Portion:

10 ml Johanniskrautsaft (z. B. von Schoenenberger)
125 ml roter Traubensaft
50 g tiefgekühlte Waldfrüchte
1 Zweig Minze oder Melisse

Zubereitung:

1. Johanniskraut-Presssaft mit dem roten Traubensaft auffüllen.
2. Die tiefgefrorenen Waldfrüchte (statt Eiswürfel) zugeben.
3. Mit frischer Minze oder Melisse garnieren.

Erdbeer-Zucchini-Carpaccio

Zutaten für 2 Portionen:

1 kleine Zucchini
75 g Erdbeeren
Jodsalz
2 EL Cidre
Pfeffer
1 1/2 TL Pflanzenöl (z. B. Becel Omega-3 Pflanzenöl)
1 TL Walnussöl
1 EL geröstete Pinienkerne
einige Kerbelblättchen

Zubereitung:

1. Zucchini waschen, putzen, in der Mitte durchschneiden und längs in feine Streifen hobeln. Erdbeeren waschen, putzen und in hauchdünne Scheiben schneiden. Zucchini in kochendem Salzwasser 1 Minute blanchieren, mit eiskaltem Wasser abschrecken.
2. Erdbeerscheibchen und Zucchini auf Tellern dekorativ anrichten. Cidre mit Salz und Pfeffer verrühren, mit dem Pflanzenöl und Walnussöl zu einer Marinade aufschlagen. Die Marinade über das Carpaccio gießen, mit gerösteten Pinienkernen und Kerbelblättchen garnieren.

Bohnen

Bohnen sind ein guter Eiweißlieferant. Zudem haben sie einen niedrigen glykämischen Wert, sodass sie den Blutzuckerspiegel nach dem Verzehr nicht schnell ansteigen lassen. Dadurch verringern sie das Risiko, an Typ-2-Diabetes und Herzerkrankungen zu erkranken, und helfen bei der Gewichtsabnahme.

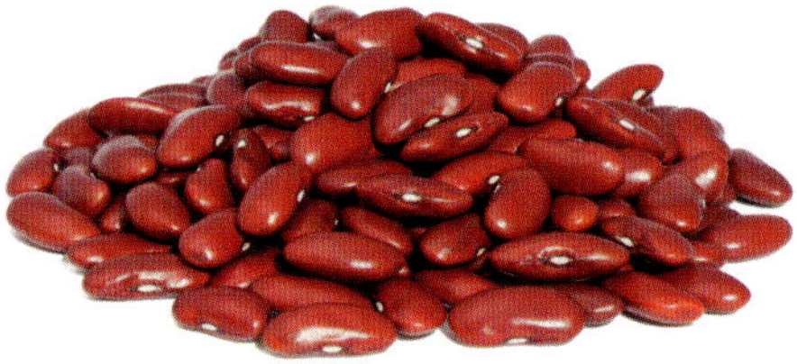

Nährstoffe pro 100 g frische Kidneybohnen

Energiegehalt: 251 kcal	Eisen: 6 mg
Eiweiß: 22 g	Pantothensäure: 780 µg
Kalium: 1370 mg	Niacin: 2100 µg
Ballaststoffe: 21 g	Tryptophan: 199 mg

Gesundheitlicher Nutzen

Bohnen liefern wenig Fett, dafür aber viele sättigende Ballaststoffe, die Verstopfung vorbeugen. Der regelmäßige Verzehr hilft auch bei der Verbesserung des Cholesterinwerts. Sie besitzen außerdem antioxidative Inhaltsstoffe, die bei der Prävention von Bluthochdruck, Arteriosklerose und Herzkrankheiten sowie Krebserkrankungen helfen. Pantothensäure und Niacin sind zudem wichtig für die Haut- und Haargesundheit und helfen bei trockener, schuppiger, rissiger Haut, Hautreizungen, Ekzemen, Talgdrüsenüberproduktion, Dermatosen und Allergien sowie Schuppen, brüchigen Haaren und Haarausfall. Der hohe Eisengehalt kann auch bei Blutarmut helfen.

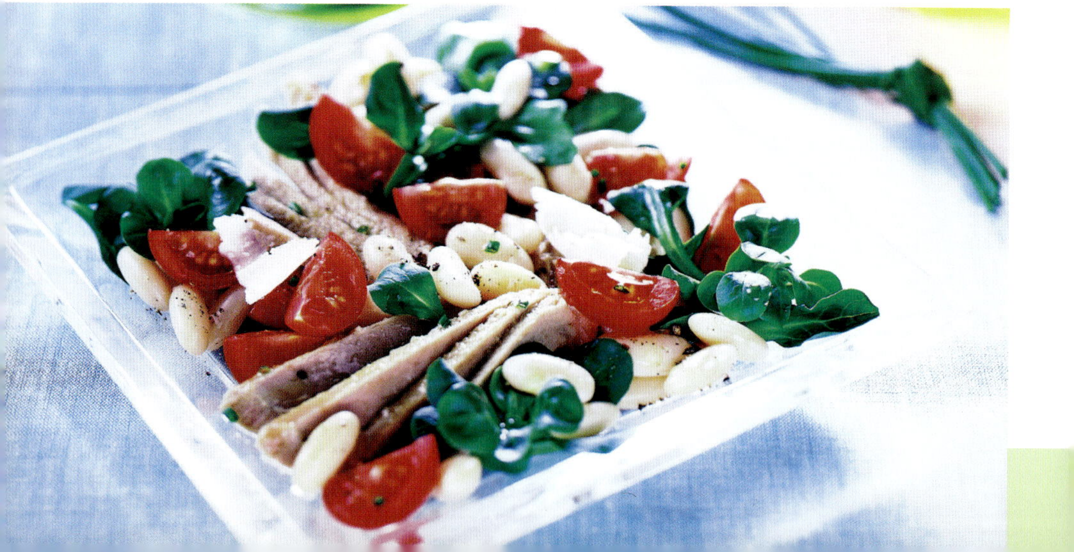

REZEPTE

Püree aus dicken Bohnen mit Zichorien

Zutaten für 4 Portionen:

200 g getrocknete dicke Bohnen
1 Zwiebel
1 kleine Tomate (gewürfelt)
Olivenöl
Salz
500 g Zichorien
1 Scheibe Casereccio- oder Vollkornbrot

Zubereitung:

1. Bohnen waschen und mit der Zwiebel, der gewürfelten Tomate, ein wenig Olivenöl und Salz in einen Topf mit kaltem Wasser geben.
2. Bei geringer Hitze kochen und gelegentlich umrühren, bis die Bohnen zerfallen und eine cremige Konsistenz bekommen.
3. Zichorien putzen und waschen und in gesalzenem Wasser kochen. Abgießen, sobald sie gar sind.
4. Zichorien mit den dicken Bohnen auf einer Scheibe Brot servieren und mit ein wenig Öl garnieren.

Salat mit Thunfisch, Bohnen und Parmesan

Zutaten für 4 Portionen:

150 g Feldsalat
150 g Cocktailtomaten
1 Bund Schnittlauch
250 g Thunfisch
150 g Wachsbohnen
3 EL Olivenenöl (z. B. Bertolli Olivenöl – Olio di oliva)
Salz
Pfeffer
60 g Parmesan am Stück

Zubereitung:

1. Salat putzen, waschen und trockenschleudern. Tomaten waschen und vierteln. Schnittlauch in feine Röllchen schneiden.
2. Thunfisch und Bohnen abtropfen lassen, Fisch grob zerpflücken. Alle Zutaten in eine Schüssel geben.
3. Olivenöl, Salz und Pfeffer verrühren, über den Salat geben und vorsichtig mischen.
4. Parmesan mit dem Gemüsehobel in dünne Scheiben schneiden und über dem Salat verteilen.

Brokkoli

Brokkoli enthält kaum Kalorien, dafür aber jede Menge gesunder Inhaltsstoffe – und ständig werden neue gesundheitlich wirksame Substanzen in diesem vielseitigen Wunder-Gemüse entdeckt.

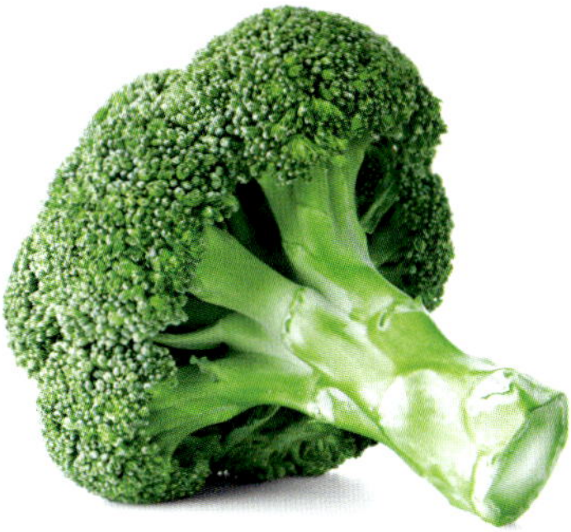

Nährstoffe pro 100 g Brokkoli

Energiegehalt: 28 kcal	Magnesium: 20 mg
Kalium: 260 mg	Vitamin C: 95 mg
Kalzium: 60 mg	Vitamin E: 0,6 mg
Eisen: 0,8 mg	Betacarotin: 850 µg

Gesundheitlicher Nutzen

Die Inhaltsstoffe des Brokkoli unterstützen das Immunsystem, beugen Erkältungen vor und schützen die Schleimhäute. Sie können das Risiko für Diabetes und einen erhöhten Cholesterinspiegel senken. Verschiedene Antioxidantien können das Krebsrisiko senken und die Haut vor den schädlichen Wirkungen von UV-Strahlen schützen, sie können zudem dazu beitragen, das Risiko für Herzerkrankungen, Schlaganfälle und grauen Star zu senken. Weitere Vitamine und Mineralien verhindern Blutarmut und entzündliche Erkrankungen und stärken Stoffwechsel, Muskeln und Nerven. Coenzym Q10 hat eine verjüngende Wirkung. Durch den hohen Kaliumgehalt wirkt Brokkoli entwässernd und blutdrucksenkend. Mit vielen Ballaststoffen hilft er außerdem bei Darmträgheit, der hohe Kalziumgehalt bringt Fettpolster zum Schmelzen. Zudem ist Brokkoli sehr kalorienarm.

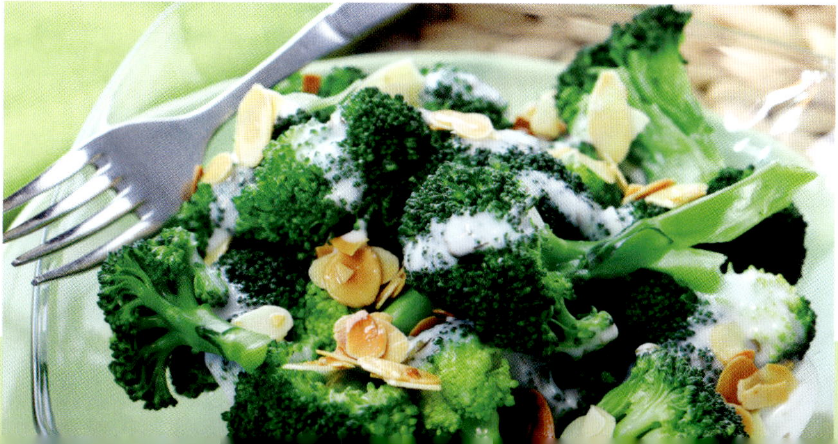

REZEPTE

Zellgesunder Brokkolisalat

Zutaten für 4 Portionen:

800 g frischer Brokkoli
200 g Naturjoghurt
2 EL Knoblauchöl
Saft einer Zitrone
1 TL Honig
Salz
frisch gemahlener schwarzer Pfeffer
60 g geröstete Mandelblättchen

Zubereitung:

1. Brokkoli waschen, Strunk abschneiden, schälen und grob raspeln, Brokkoliröschen zerpflücken.
2. Joghurt, Knoblauchöl, Zitronensaft und Honig zu einem Dressing verrühren, mit Salz und Pfeffer abschmecken und mit dem Brokkoli vermengen. Mit Mandelblättchen garnieren und durchziehen lassen. Als Vorspeise oder Beilage (z. B. zu Geflügelgerichten) servieren.

Sättigende Brokkoli-Vollkornnudeln

Zutaten für 2 Portionen:

1–2 Brokkoli (ca. 500 g)
1/2 Zwiebel
1 Knoblauchzehe
etwas Pflanzenöl (z. B. Olivenöl)
250 ml Gemüsebrühe
1 1/2 TL Erdnussmus
Salz
Muskat
Pfeffer
einige Spritzer Zitronensaft
nach Wunsch einige Erdnüsse (ungesalzen)

Zubereitung:

1. Brokkoli waschen, Strunk abteilen und grob stückeln, Röschen zerpflücken.
2. Zwiebel und Knoblauchzehe schälen, fein hacken und in wenig Öl in einem Topf andünsten. Brokkolistrunk hinzugeben und stellenweise leicht anbräunen lassen. Brühe zufügen und 10 Minuten bei geschlossenem Deckel köcheln lassen. Brokkoliröschen in einem anderen Topf ca. 10 Minuten gar dünsten.
3. Brokkolistrunk mit dem Pürierstab in der Gemüsebrühe pürieren. Erdnussmus hineinrühren und mit Salz, Muskat, Pfeffer und Zitronensaft abschmecken. Gedünstete Brokkoliröschen hinzugeben und etwas ziehen lassen.
4. Salzwasser für die Nudeln aufsetzen, Nudeln gar kochen und im Sieb abtropfen lassen. Brokkolisoße darübergeben und je nach Wunsch mit einigen Erdnüssen bestreut servieren.

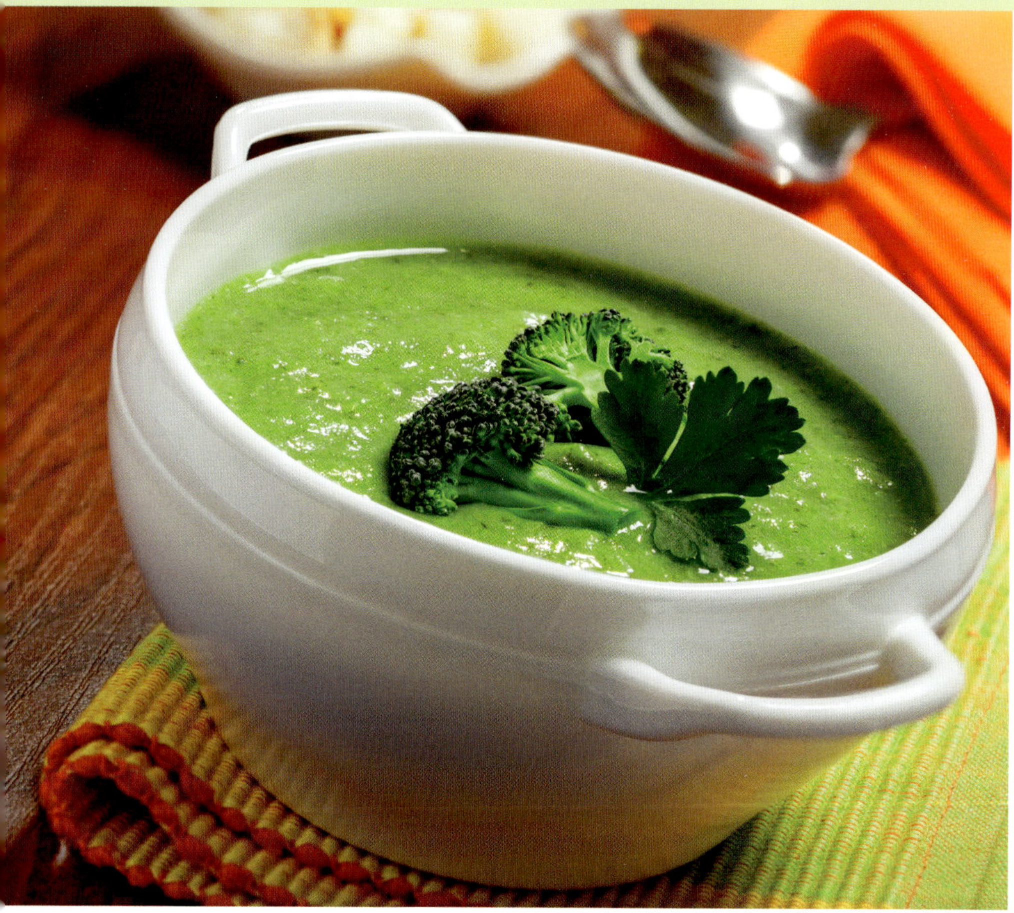

Brokkolisuppe

Zutaten für 4 Portionen:

2 große Kartoffeln
500 g Brokkoli
1 l Gemüsebrühe
Pfeffer
Salz
nach Wunsch etwas Sahne

Zubereitung:

1. Kartoffeln schälen und klein würfeln. Brokkoli zerpflücken. Kartoffelwürfel und Brokkoliröschen in der Brühe ca. 20 Minuten lang weich köcheln lassen.
2. Im Mixer oder mit den Pürierstab pürieren und nochmals erwärmen. Mit Pfeffer und Salz abschmecken. Nach Wunsch mit Sahne verfeinern (dann ist die Suppe jedoch fettreicher).

Chia-Samen

In Chia-Samen sind sättigende Ballaststoffe enthalten. Außerdem sind sie ein hervorragender Eiweißlieferant und dazu noch glutenfrei. Der Kalziumgehalt übertrifft den von Milch um ein Vielfaches, ihr Kaliumgehalt ist doppelt so hoch wie der von Bananen und der von Eisen dreimal so hoch wie der von Spinat.

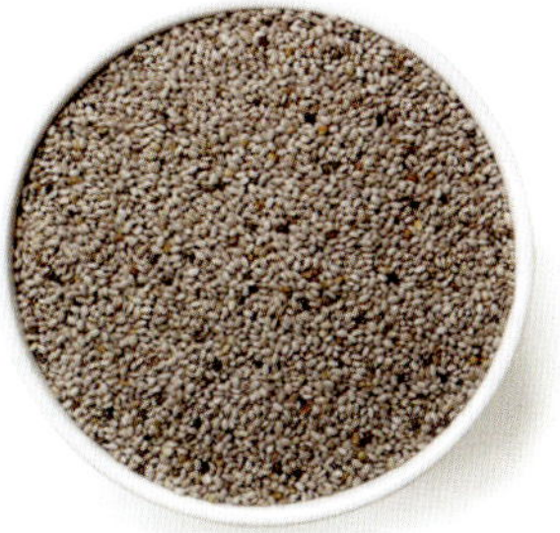

Nährstoffe pro 100 g Chia-Samen

Energiegehalt: 486 kcal
Kalzium: 631 mg
Ungesättigte Fettsäuren: 24 g
Kalium: 407 mg
Eisen: 7,7 mg
Eiweiß: 17 g
Ballaststoffe: 34 g
Magnesium: 335 mg

Gesundheitlicher Nutzen

Omega-3-Fettsäuren helfen dabei, die Cholesterinwerte zu senken und chronische Entzündungen abzumildern. Da sie die Verarbeitung von Kohlenhydraten zu Zucker verlangsamen, haben sie positive Auswirkungen auf den Blutzuckerspiegel, Heißhungerattacken und Diabetes. Durch die langsame Energiefreisetzung ermöglichen sie eine anhaltende Ausdauer. Die enthaltenen löslichen Ballaststoffe, sättigen lange, unterstützen die Verdauung und das Abnehmen und wirken darmreinigend. Sie binden Säure und Giftstoffe und leiten diese aus. Damit helfen sie z. B. bei Sodbrennen. Daneben besitzen sie auch einen hohen Gehalt an Antioxidantien.

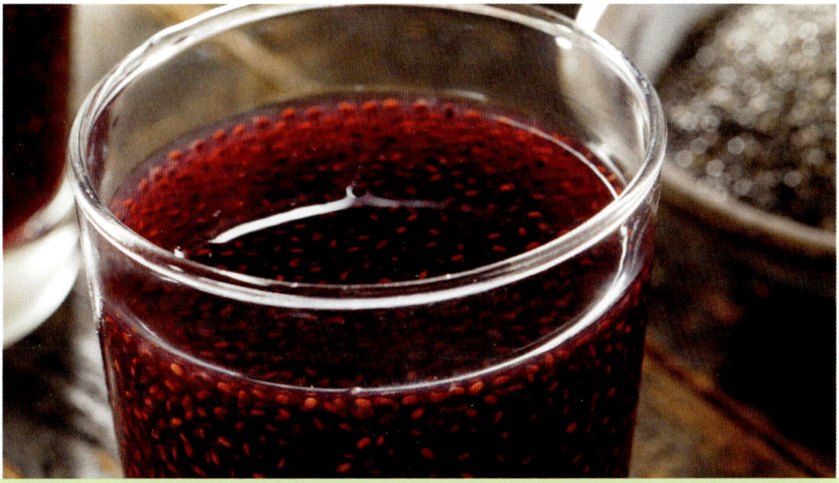

REZEPTE

Chia-Samen-Himbeer-Powerdrink

Zutaten für 1 Portion:

2 Handvoll Himbeeren (frisch oder TK)
2 Orangen
Kokosnusswasser nach Belieben
1 EL Chia-Samen

Zubereitung:

1. Himbeeren fein pürieren. Orangen auspressen und Saft mit dem Himbeerpüree mixen.
2. Orangen-Himbeersaft in ein Glas füllen und Kokosnusswasser nach Belieben hinzugießen.
3. Chia-Samen zugeben, gut verrühren, ca. 30 Minuten abgedeckt ruhen lassen und danach servieren.

Chia-Samen-Pudding

Zutaten für 1 Portion:

4 EL Chia-Samen
ca. 240 ml Mandelmilch
1 EL Agavendicksaft
1 Msp. Vanillepulver oder etwas frische Vanille aus der Schote
1 Msp. Zimt
nach Belieben frische Früchte

Zubereitung:

1. Chia-Samen und Mandelmilch in einer kleinen Schüssel vermischen.
2. Agavendicksaft, Vanille und Zimt hinzugeben, gut verrühren und im Kühlschrank mindestens 30 Minuten (oder über Nacht) ziehen lassen. Zwischendurch umrühren. Nach Belieben frische Früchte hinzugeben und servieren.

Mandelmilch selbst herstellen

Für einen Liter Mandelmilch benötigen Sie 200 Gramm ungeschälte Mandeln, 1 l Wasser und je nach Wunsch etwas Agavendicksaft oder Honig. Füllen Sie die Mandeln in eine Schüssel, bedecken Sie sie mit kaltem Wasser und lassen Sie sie acht bis zehn Stunden quellen. Die gequollenen Mandeln werden mit 1 l heißem Wasser in der Küchenmaschine flüssig püriert und durch ein mit einem sauberen Stofftuch ausgelegtes Sieb passiert (Rückstände gut auspressen). Danach nach Wunsch mit Honig oder Agavendicksaft süßen.

Eier

Lange waren Eier aufgrund ihres Cholesteringehalts verrufen. Inzwischen hat man aber die positiven Wirkungen für die Gesundheit wiederentdeckt. Zwar enthalten sie tatsächlich viel Cholesterin, jedoch nur geringe Mengen an gesättigten Fettsäuren. Außerdem strotzen sie nur so vor wertvollen Mineralstoffen und Vitaminen.

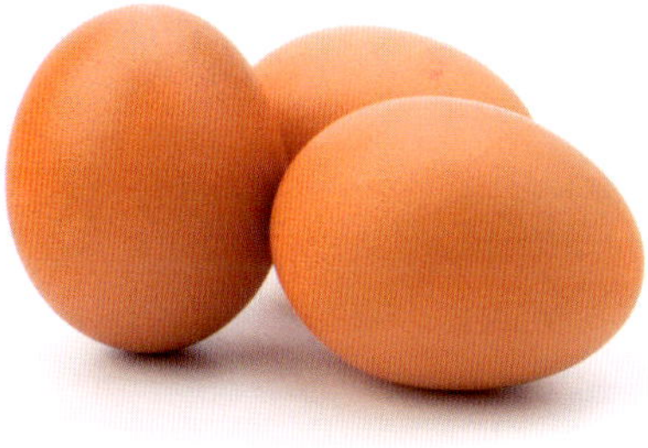

Nährstoffe pro 100 g Hühnerei

Energiegehalt: 154 kcal	Jod: 10 µg
Eiweiß: 12,9 g	Zink: 1,4 mg
Vitamin A: 278 µg	Eisen: 2,1 mg
Vitamin E: 2022 µg	Vitamin K: 48 µg
Betacarotin: 13 µg	Vitamin B2: 310 µg
Vitamin D: 2 µg	Vitamin B12: 2 µg
Tryptophan: 181 mg:	

Gesundheitlicher Nutzen

Eier sorgen für eine lange Sättigung und liefern viele Aminosäuren, die dem Jojo-Effekt entgegenwirken. Daher sind sie eine gutes Nahrungsmittel für Abnehmwillige. Das hochwertige Eiweiß kann gut in körpereigene Proteine umgewandelt werden und dient hier dem Aufbau von Körpersubstanz, der Fettverbrennung und dem Aufbau der Muskelmasse. Die Carotinoide Zeaxanthin und Lutein sind wichtig für die Augengesundheit. Vitamin A und Provitamin A verbessern die Nachtsicht. Weitere Vitalstoffe fördern das Wachstum und die Gesundheit von Haaren und Nägeln und fördern die Neubildung der Hautzellen, können Haarausfall, Haarbruch und vorzeitigem Ergrauen vorbeugen. Der Gehalt an Folsäure, Vitamin A, B2 und B12 unterstützt die Abwehrkräfte. Die enthaltene Aminosäure Tryptophan ist zudem an der Bildung des stimmungsaufhellenden Glückshormons Serotonin beteiligt. Das im Eigelb enthaltene Lecithin schützt Dickdarmschleimhaut und Leber, verbessert die Gedächtnisleistung und Konzentrationsfähigkeit.

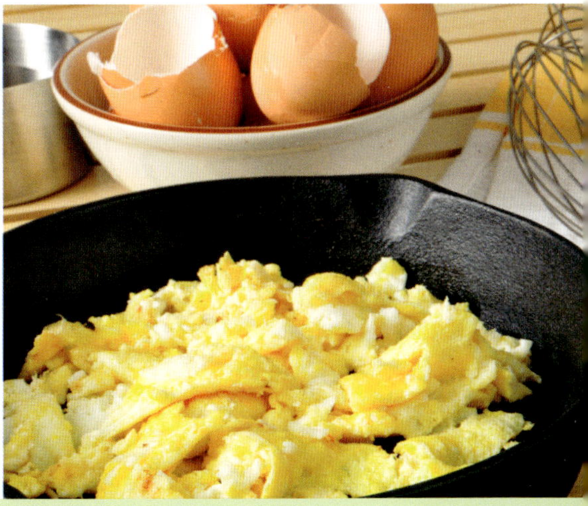

REZEPT

Gemüse-Rührei mit Körnerbrötchen

Zutaten für 4 Portionen:

100 g Kirschtomaten
1 rote Paprikaschote
1 Zwiebel
1 kleine Zucchini
6 Eier (M)
Salz
Pfeffer
40 g Margarine (z. B. Rama)
2 TL frische Thymianblättchen
4 Körner- oder Vollkornbrötchen

Zubereitung:

1. Tomaten waschen und halbieren oder vierteln. Paprika halbieren, entkernen und waschen. Zwiebel schälen und würfeln. Zucchini abspülen und putzen. Paprika in Streifen schneiden, Zucchini klein würfeln. Eier mit Salz und Pfeffer verrühren.
2. Margarine in einer großen Pfanne erhitzen. Paprika, Zwiebel und Thymian darin andünsten. Zucchini und Tomaten zugeben und kurz in der Pfanne schwenken. Eiermischung darübergießen und die Eier stocken lassen, dabei gelegentlich mit einem Pfannenwender vom Rand zur Mitte zusammenschieben.
3. Brötchen aufschneiden und das Rührei daraufgeben.

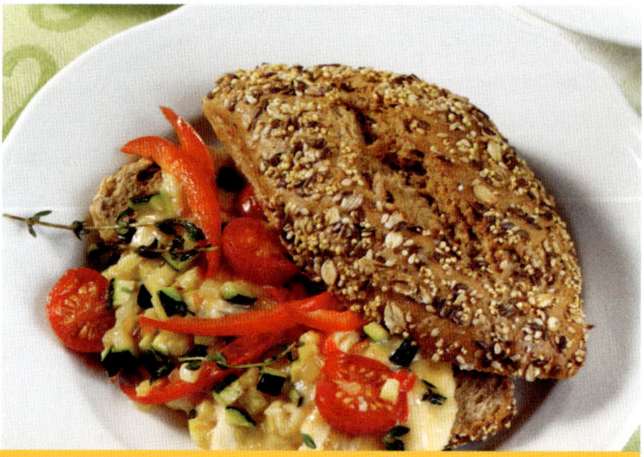

Eier und Cholesterin

Der Verzehr von zwei Eiern täglich hat erwiesenermaßen keine negativen Effekte auf den Cholesterinspiegel und Herz-Kreislauf-Erkrankungen. Cholesterin erfüllt zudem wichtige Funktionen, z. B. für die Bildung von Hormonen, Vitamin D und Nervenzellen. Allenfalls bei Störungen des Fettstoffwechsels und Diabetes sollte man nicht zu viele Eier zu sich nehmen, da hier die körpereigene Regulierung der Cholesterinproduktion nicht richtig funktioniert. Dies gilt auch bei zurückliegendem Schlaganfall oder Herzinfarkt.

Fenchel

Fenchel ist vor allem als Heilmittel bei Verdauungsbeschwerden wie z. B. Blähungen, Koliken, Sodbrennen, Aufstoßen, Bauchschmerzen und Völlegefühl bekannt. Bauchschmerzen bei Kindern werden z. B. mit Fencheltee behandelt. Am wirksamsten sind hierbei gemörserte Fenchelsamen. Verantwortlich für diese Wirkung sind die enthaltenen ätherischen Öle.

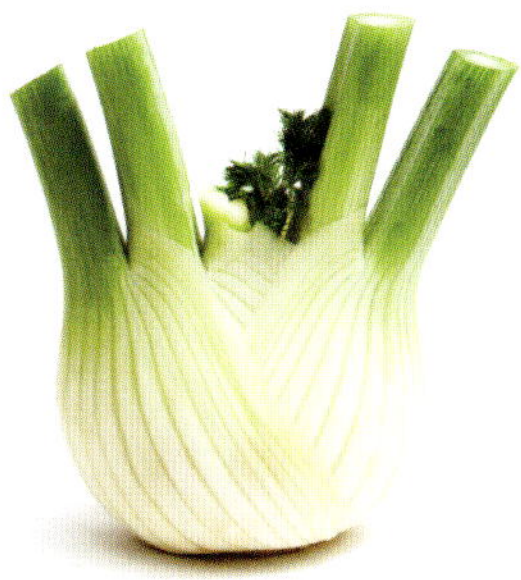

Nährstoffe pro 100 g Fenchel

Vitamin C: 93 mg	Phosphor: 51 mg
Vitamin A: 783 µg	Magnesium: 49 mg
Kalzium: 109 mg	Kalium: 494 mg
Eisen: 2,7 mg	

Gesundheitlicher Nutzen

Die im Fenchel enthaltenen Stoffe wirken appetitanregend, verdauungsfördernd sowie krampf- und schleimlösend, antibakteriell und pilzhemmend. Fencheltee wird zudem bei Husten, Schnupfen und Erkältungen eingesetzt. Da er sehr kalorienarm und sättigend ist und verdauungsfördernde Öle enthält, hilft er auch beim Abnehmen. Außerdem enthält er wertvolle Antioxidantien (siehe Seite 27). Da er die Wirkung des weiblichen Sexualhormons Östrogen verstärkt, kann er auch gut bei Menstruations- und Wechseljahrsbeschwerden eingesetzt werden. Er besitzt entzündungshemmende Eigenschaften, beugt mit einem hohen Kaliumgehalt Bluthochdruck vor und wirkt harntreibend, weshalb er auch bei Blasenentzündungen helfen kann.

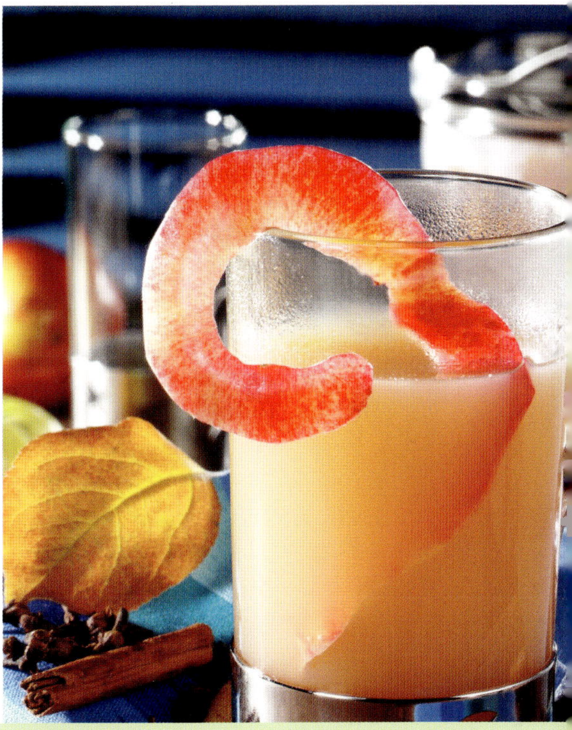

REZEPTE

Heißer Apfel-Fenchel-Drink

Zutaten für 1 Portion:

1 Filterbeutel Fencheltee
125 ml naturtrüber Apfelsaft
1 Msp. Zimt
1 Stange Zimt
2 Nelken
1 TL aktiver Manuka-Honig (MGO 100+, z. B. von Neuseelandhaus.de)

Zubereitung:

1. Teebeutel mit 125 ml kochendem Wasser übergießen und 5 Minuten ziehen lassen. Anschließend den heißen Tee mit dem Apfelsaft und den Gewürzen in einen Topf geben.
2. Leicht erhitzen, aber nicht zum Kochen bringen. Den Drink abseihen und in ein Teeglas gießen, nach Geschmack mit Manuka-Honig (gut fürs Immunsystem) süßen.

Fenchelsalat mit Eiern und Tomaten

Zutaten für 4 Portionen:

2 Fenchelknollen
1 Möhre
4 Frühlingszwiebeln
4 Stängel Staudensellerie
4 hart gekochte Eier
2 EL Sonnenblumenöl
1 EL Balsamico
150 g Kirschtomaten
Petersilie, Fenchelgrün, Selleriegrün oder Koriander
3 EL Weinessig
Salz
weißer Pfeffer
1 EL aktiver Manuka-Honig (MGO 100+)
5 EL Rapsöl
4 Scheiben Knäckebrot (z. B. Dr. Karg's Knäckebrot Käse & Kürbiskern)

Zubereitung:

1. Gemüse putzen und waschen. Fenchelknollen achteln. Möhre mit einem Sparschäler in dünne Streifen, Frühlingszwiebeln in dünne Ringe, Staudensellerie in Scheibchen, die Eier in Scheiben schneiden.
2. Sonnenblumenöl erhitzen und den Fenchel darin leicht anbraten und mit Balsamico löschen.
3. Fenchel mit dem restlichen Gemüse, Tomaten und Eiern auf Tellern anrichten.
4. Kräuter abbrausen, gut abtropfen lassen und fein hacken. Für die Soße Weinessig mit Salz, Pfeffer, Manuka-Honig und den Kräutern verrühren, Rapsöl darunterschlagen und die Soße über den Salat geben. Dazu schmeckt Knäckebrot.

Fisch

Bekannt sind Seefisch (z. B. Makrele, Hering, Thunfisch, Heilbutt, Sprotten), aber auch einige Süßwasserfische wie z. B. Lachs als gute Lieferanten gesunder Omega-3-Fettsäuren. Daneben hat vor allem Seefisch noch andere wertvolle Vitamine und Mineralstoffe zu bieten.

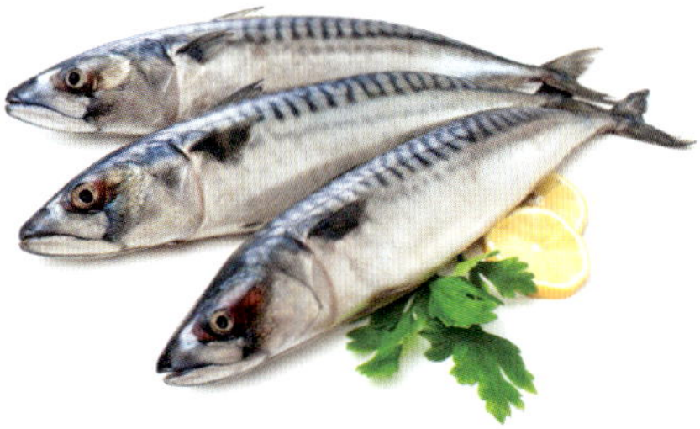

Nährstoffe pro 100 g Thunfisch gegart

Energiegehalt: 253 kcal
Eiweiß: 24,6 g
Jod: 38 µg
Vitamin D: 6 µg
Vitamin A: 337 µg
Vitamin B12: 4 µg

Gesundheitlicher Nutzen

Die gesunden Inhaltsstoffe im Seefisch senken den Blutdruck, regulieren die Cholesterinwerte und können das Risiko für Arteriosklerose, Herzinfarkt, Schlaganfall, Diabetes und Demenz verringern. Zudem schützen die Omega-3-Fettsäuren vor Entzündungen (z. B. bei Rheuma und rheumatoider Arthritis oder entzündlichen Hautleiden). Außerdem stärken sie die Gehirnfunktion und wirken dem Alterungsvorgang im Gehirn entgegen. Das in Seefisch enthaltene Vitamin B12 regt die Zellerneuerung an und macht die Haut jünger und frischer. Fisch liefert zudem leicht verdauliches Eiweiß, das satt macht, beim Muskelaufbau hilft, den Stoffwechsel anregt, einen starken Anstieg des Blutzuckerspiegels und somit Heißhungerattacken verhindert und damit beim Abnehmen unterstützt. Das in Seefisch reichlich vorhandene Vitamin D wird für das Knochenwachstum benötigt und stärkt das Immunsystem. Außerdem ist Seefisch reich an Jod, das wichtig für die Schilddrüsenfunktion ist. So beugt man Müdigkeit, Konzentrationsstörungen und einer Kropfbildung vor.

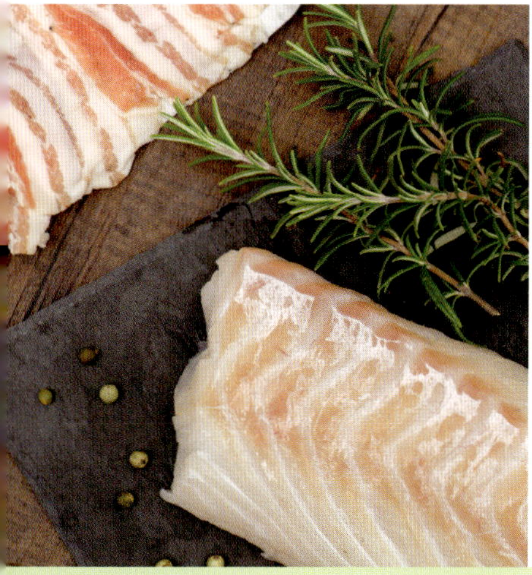

REZEPTE

Fischsalat mit Fenchel, Orange und Spinat

Zutaten für 4 Portionen:

300 g Seezungen- oder Schollenfilets
Salz
2 Orangen
250 g Fenchel
100 g Spinat
30 g Walnusskerne
20 g Sultaninen
3 EL Olivenöl (z. B. Bertolli Olivenöl extra vergine – Gentile)
Pfeffer

Zubereitung:

1. Fischfilets leicht salzen und in eine große beschichtete Pfanne legen. So viel heißes Wasser angießen, dass der Fisch zur Hälfte bedeckt ist. Bei schwacher bis mittlerer Hitze ca. 2 Minuten gar ziehen. Herausnehmen und abkühlen lassen.
2. Orangen so schälen, dass die weiße Haut vollständig entfernt ist. Die Fruchtfilets in Segmenten herauslösen. Fenchel waschen und mit dem Gemüsehobel in feine Scheiben schneiden. Spinat verlesen, waschen und trockenschleudern. Salatzutaten in eine Schüssel geben. Walnüsse und Sultaninen zufügen.
3. Olivenöl, Salz und Pfeffer verrühren und über die Salatzutaten geben. Sorgfältig mischen und den Fisch darauf anrichten.

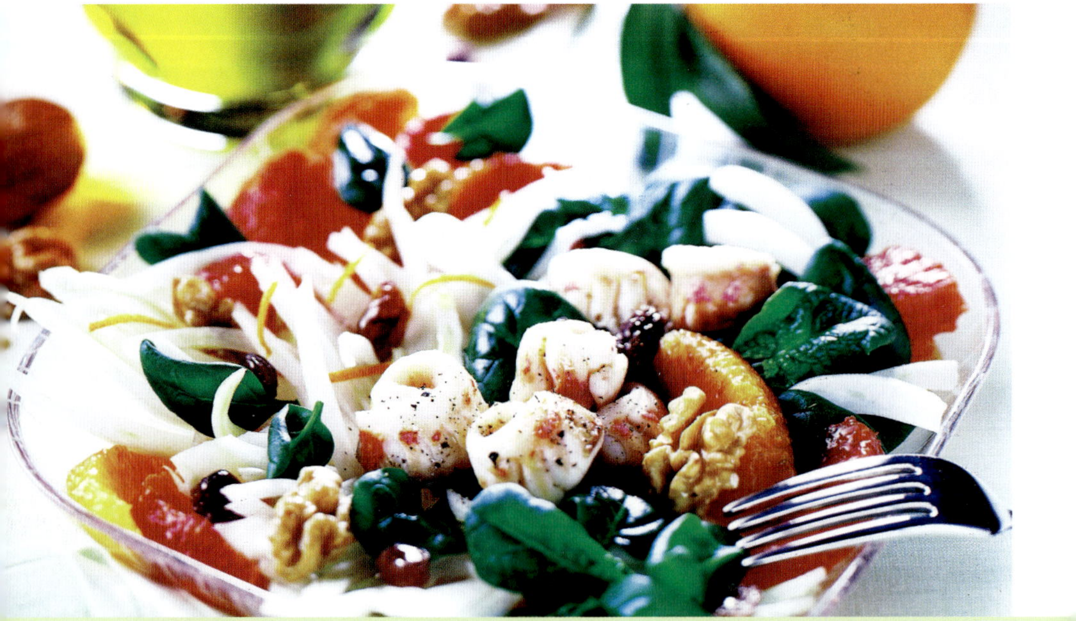

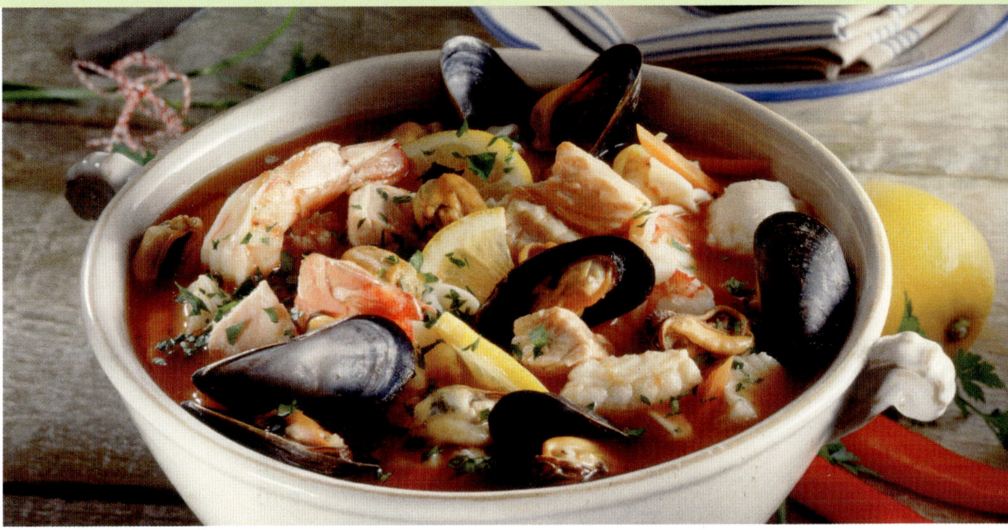

Fischtopf italienische Art

Zutaten für 4 Portionen:

4 Knoblauchzehen
1 Chilischote
1 Bund Suppengrün
50 ml Olivenöl (z. B. Bertolli Olivenöl extra vergine – Originale)
250 ml Fischfond
250 ml Weißwein
1 Pkg. gewürfelte Tomaten (Abtropfgewicht 370 g)
3 Zweige frischer Thymian
250 g Lachsfilet
250 g Heilbuttfilet
200 g küchenfertige Tintenfischringe
8 Garnelen (ohne Kopf und Schale, entdarmt)
500 g Miesmuscheln in der Schale
Salz
Pfeffer
1/2 unbehandelte Zitrone
1 Bund glatte Petersilie

Zubereitung:

1. Knoblauch schälen und fein hacken, Chilischote entkernen und in dünne Ringe schneiden. Suppengrün putzen, waschen und würfeln. Alles in einem großen Topf im heißen Olivenöl dünsten. 250 ml Wasser, Fischfond, Weißwein und Tomatenstücke zufügen und aufkochen lassen. Thymian waschen und trockenschütteln. Blättchen abzupfen und zufügen.

2. Fischfilet waschen, trockentupfen und würfeln. Mit Tintenfischringen und Garnelen in den Fond geben und alles bei schwacher Hitze ca. 10 Minuten garen.

3. Muscheln unter fließendem Wasser sauber bürsten und verlesen. Die geöffneten Muscheln aussortieren. Separat in 250 ml Salzwasser garen, abgießen und zum Fisch geben. Alles mit Salz und Pfeffer abschmecken. Mit Zitronenspalten und Petersilie garniert servieren.

Grün- und Schwarztee

Grün- und Schwarztee wird aus den Blättern derselben Pflanze hergestellt, wobei Schwarztee die fermentierte und Grüntee die nicht fermentierte Variante ist. Beide wirken über Stunden leicht anregend.

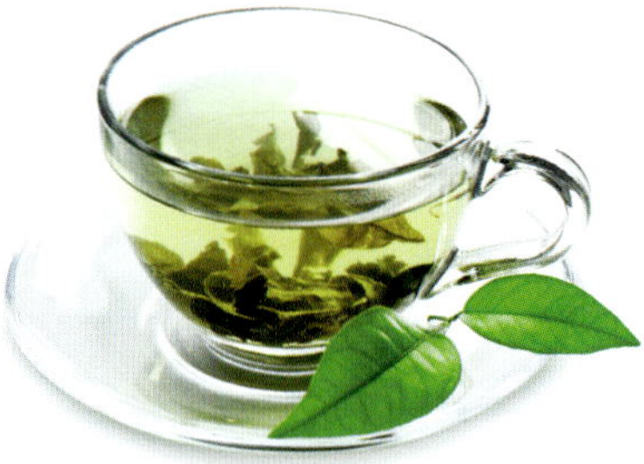

Nährstoffe pro 100 g grüner Tee

Energiegehalt: 0 kcal	Kalzium: 8 mg
Vitamin B1: 1 µg	Eisen: 0,02 mg
Vitamin B2: 10 µg	Magnesium: 3 mg
Kalium: 17 mg	Zink: 0,04 mg

Gesundheitlicher Nutzen

Antioxidantien im Tee wirken immunstärkend, können Grippe vorbeugen, helfen gegen Entzündungsprozesse und bekämpfen krebserregende Substanzen. Tee kann zudem den Cholesterinspiegel und das Risiko für Bluthochdruck, Arteriosklerose, Rheuma, grauen Star, Herzinfarkt und Schlaganfall senken. Grün- und Schwarztee halten den Blutzuckerspiegel im Gleichgewicht und können so vor Diabetes schützen und die Gewichtsabnahme fördern. Das enthaltene Fluorid härtete die Zähne und kann Karies vorbeugen. Schwarztee hilft auch gegen Plaquebakterien und reduziert die Ausschüttung von Stresshormonen wie Cortisol.

Vorsicht

Meiden Sie eine Überdosierung. Mit normalem Tee ist dies zwar kaum möglich, jedoch mit im Handel erhältlichen Grünteeextrakten. Schwangere sollten auf Grüntee verzichten, da er zu Fehlgeburten und Schädigung des Ungeborenen führen kann.

Ohne Milch und Zucker

Trinken Sie Tee am besten ohne Milch und Zucker. Zucker trägt zur Entstehung von Karies bei, während Milch die gefäßschützende und krebsvorbeugende Wirkung des Tees zunichte macht.

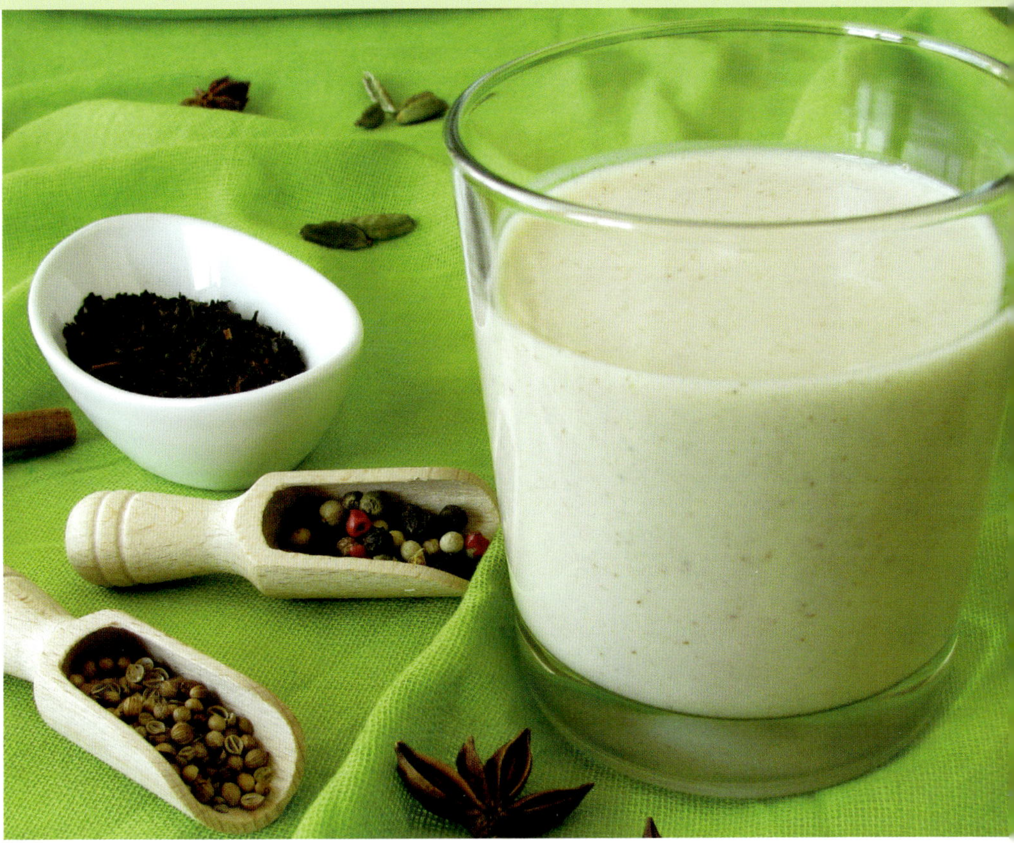

REZEPT

Chai-Lassi

Zutaten für 2 Gläser:

1 Teebeutel schwarzer Tee
5 Kardamomkapseln
300 g Naturjoghurt
1 Msp. Koriander
2 EL brauner Zucker
1 TL Zimt

Zubereitung:

1. 200 ml Wasser zum Kochen bringen und damit Teebeutel und Kardamom übergießen.
2. Nach 5–7 Minuten Ziehzeit Kardamom und Teebeutel entfernen und ganz abkühlen lassen.
3. Joghurt, Koriander, Zucker und Zimt hinzugeben und mit dem Tee verrühren. In Gläser abfüllen und servieren.

Hafer

Hafer wird meist in Form von Haferflocken gegessen. Vor allem enthält er viele Ballaststoffe. Diese fördern die Verdauung, wirken gegen Verstopfung, sättigen und beugen daher Übergewicht vor.

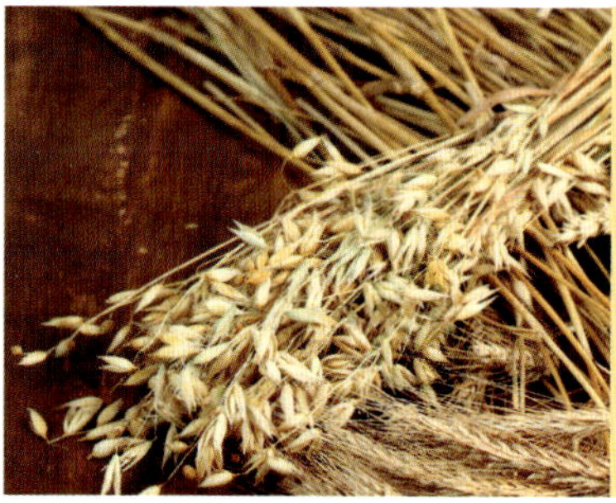

Nährstoffe pro 100 g gegarter Hafer

Energiegehalt: 115 kcal
Eiweiß: 4,1 g
Kalzium: 31 mg
Vitamin B1: 102 µg
Vitamin B6: 207 µg
Eisen: 2,3 mg
Zink: 1,7 mg
Mangan: 1448 µg
Vitamin E: 319 µg
Magnesium: 50 mg
Phosphor: 127 mg
Vitamin K: 19 µg
Kalium: 139 mg

Gesundheitlicher Nutzen

Hafer wirkt sich positiv auf den Cholesterinspiegel aus, verringert das Risiko von Bluthochdruck, Diabetes und Herz-Kreislauf-Erkrankungen wie Arteriosklerose und kann auch einigen Krebserkrankungen wie Dickdarmkrebs vorbeugen. Aufgrund der hohen Menge an Ballaststoffen wird Hafer auch bei Magen-Darm-Beschwerden eingesetzt. Sie überziehen die Magen- und Darmschleimhaut nämlich mit einer Schutzschicht und bewahren sie so vor dem sauren Magensaft – man denke an den bekannten Haferschleimbrei bei verdorbenem Magen. Inhaltsstoffe wie Mangan, Zink und Kupfer sorgen für kräftige Nägel und eine gesunde, reine Haut. Zudem gilt Hafer als beruhigend und nervenstärkend.

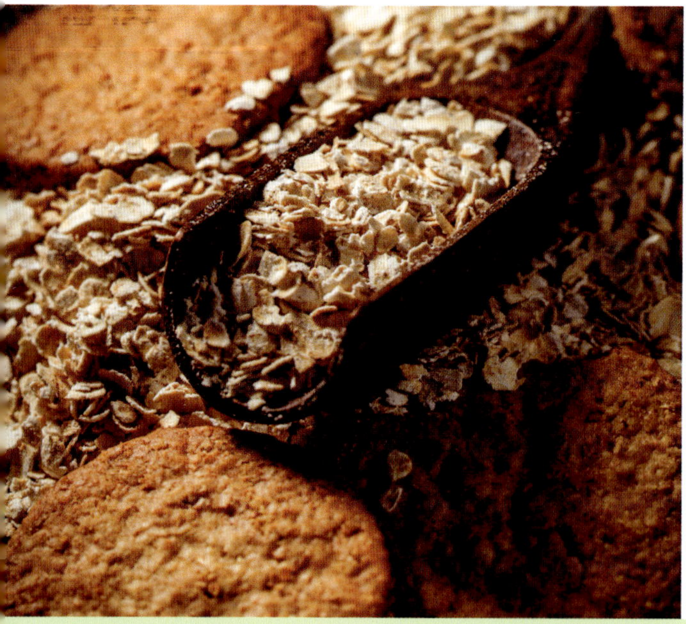

REZEPTE

Gemüsesuppe mit Hafer

Zutaten für 4 Portionen:

150 g Hafer
1,5 l Gemüsebrühe
3 große Zwiebeln
2 Stangen Lauch
500 g Möhren
1 EL Butter
Selleriesalz
Pfeffer
2 EL Fermentgetreide

Zubereitung:

1. Hafer mit Gemüsebrühe aufsetzen, zum Kochen bringen und 30 Minuten köcheln lassen.
2. Inzwischen die Zwiebeln schälen, fein würfeln. Lauch in Scheiben, die Möhren in Würfel schneiden.
3. Butter erhitzen und die Zwiebelwürfel glasig dünsten. Das Gemüse zugeben, kurz mitdünsten. Die Gemüsebrühe mit dem Hafer zugeben und alles nochmals 10 Minuten kochen lassen. Würzen und mit Fermentgetreide abschmecken.

Hafer-Energie-Cookies

Zutaten für 2 Portionen:

2 Eier
1 Banane
2 kleine Äpfel
1 TL Zimtpulver
1 TL Backpulver
nach Belieben 1 TL Honig
200 ml Haferflocken

Zubereitung:

1. Eier trennen und Eiweiß steif schlagen. Banane mit einer Gabel zu Mus zerdrücken, Äpfel klein reiben. Bananenmus und Apfelraspeln mit Eigelb, Zimt, Backpulver und gegebenenfalls Honig schaumig schlagen.
2. Haferflocken mit der Eigelbmischung vermengen, Eischnee dazugeben und unterheben.
3. Backblech mit Backpapier auslegen, mit einem Teelöffel kleine Teighäufchen formen, aufs Blech setzen und etwas platt drücken. Ca. 20 Minuten lang im auf 180 °C (Ober- und Unterhitze) vorgeheizten Backofen backen.

Hagebutten

Hagebutten bringen den Kreislauf in Schwung und wirken stimmungsaufhellend. Vor allem aber sind sie für ihren hohen Vitamin-C-Gehalt bekannt. Daher können sie das Immunsystem stärken, Erkältungen und Fieber vorbeugen oder bekämpfen.

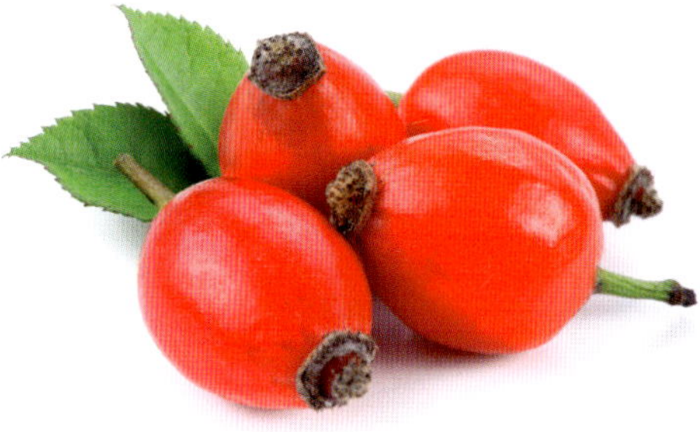

Nährstoffe pro 100 g Hagebutten

Energiegehalt: 108 kcal	Betacarotin: 2400 µg
Vitamin C: 1250 mg	Magnesium: 65 mg
Kalzium: 150 mg	Natrium: 85 mg
Vitamin B1: 60 µg	Phosphor: 155 mg
Vitamin B2: 65 µg	Eisen: 0,4 mg

Gesundheitlicher Nutzen

Hagebutten können bei Fieber oder Rheuma hilfreich sein. Kalzium und Rutin stärken das Zahnfleisch, der rote Farbstoff Lycopin schützt vor freien Radikalen und Alterungsprozessen und wirkt krebsvorbeugend. Das enthaltene Vitamin B1 wirkt nervenberuhigend, Eisen ist wichtig für die Blutbildung. Gerbstoffe und Ballaststoffe wie Pektin reinigen den Darm und helfen bei Darmträgheit. Zudem wirken Hagebutten harntreibend und helfen bei Harnwegsentzündungen.

Vorsicht

Ein übermäßiger Verzehr kann sich negativ auf Herz und Nerven auswirken. Auch bei einer gewöhnlichen Dosierung, z. B. als Tee, kann bei dauerhafter Aufnahme (über Monate hinweg) eine unerwünschte Wirkung nicht ausgeschlossen werden. Wechseln Sie daher mit anderen pflanzlichen Heilmitteln ab.

Hagebutten selbst pflücken

Hagebutten sind die Früchte verschiedener Wildrosenarten, z. B. von Apfel- und Kartoffelrosen. Da sie nur selten frisch zu kaufen sind, kann man sie an sonnigen Standorten selbst sammeln. Saison ist je nach Rosensorte von Ende August bis in den November hinein. Bei optimaler Reife – wenn die Schale bei leichtem Fingerdruck nachgibt – können sie leicht abgezupft werden.

REZEPT

Hagebutten-Abwehr-Drink

Zutaten für 1 Portion:

4 Beutel Hagebuttentee
750 ml roter Johannisbeersaft
750 ml Mineralwasser
etwas Zitronensaft
evtl. Honig
Eiswürfel
Zitronenscheiben zum Garnieren

Zubereitung:

1. Tee mit 500 ml Wasser aufbrühen und 5 Minuten zum Ziehen stehen lassen.
2. Mit Johannisbeersaft, Mineralwasser, Zitronensaft und je nach Belieben etwas Honig gut vermischen. In eine Glaskaraffe umfüllen und kühlen. Mit Eiswürfeln gekühlt und mit Zitronenscheiben garniert servieren.

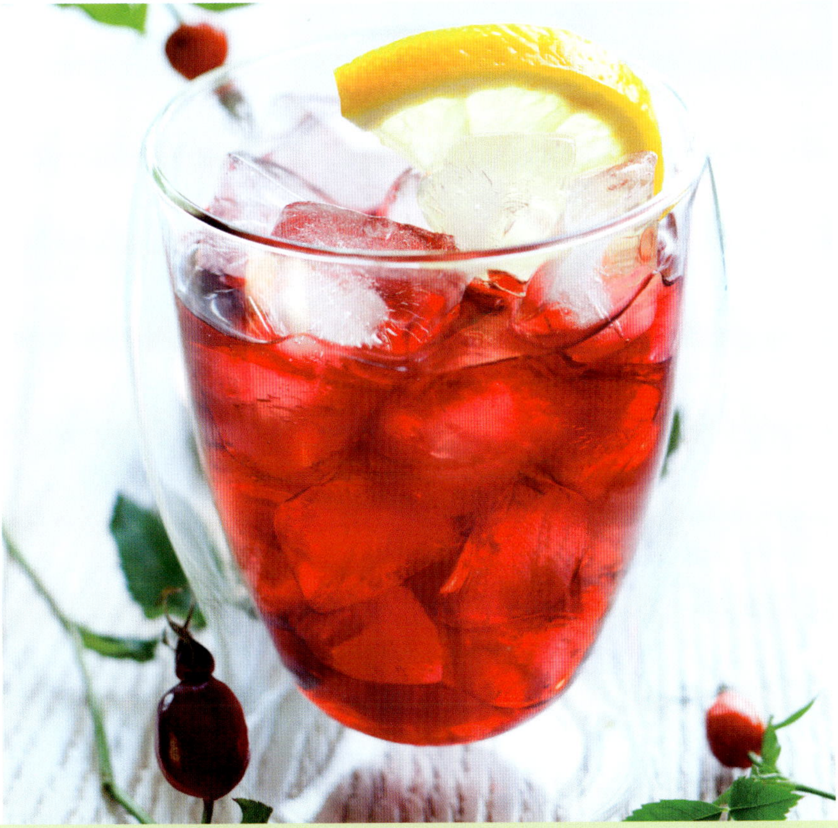

Hirse

Hirse ist aufgrund des hohen Siliziumgehalts besonders wertvoll für Haare, Haut und Nägel. Sie sorgt für ein elastisches Bindegewebe und straffe Haut, fördert das Wachstum von Haaren und Nägeln und erhält die Hautfeuchtigkeit.

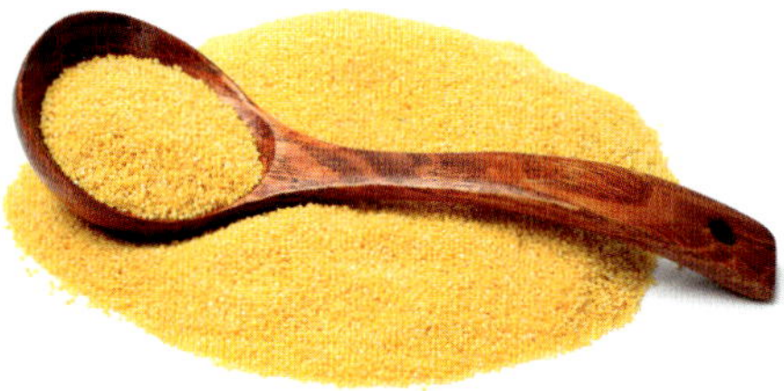

Nährstoffe pro 100 g Hirse

Energiegehalt: 354 kcal
Eisen: 9 mg
Magnesium: 170 mg
Kalzium: 20 mg
Vitamin E: 410 µg
Fluor: 50 µg
Zink: 1,8 mg

Gesundheitlicher Nutzen

Das in der Hirse enthaltene Fluor sorgt für gesunde Zähne, Silizium ist wichtig für die Knochenbildung und -festigkeit und hilft gegen entzündungsbildende Bakterien und Viren. Das enthaltene Eisen wirkt blutbildend und beugt chronischer Müdigkeit vor. Im Gegensatz zu anderen Getreidearten enthält Hirse kein Gluten und ist daher leicht verdaulich. Daher ist sie vor allem für Menschen, die an Zöliakie und Magen-Darm-Problemen leiden, gut geeignet. Durch ihren Magnesiumgehalt kann Hirse Erkrankungen wie Herz-Kreislauf-Beschwerden, chronischen Entzündungen und Diabetes vorbeugen. Daneben haben die Körner eine starke Quellfähigkeit, was sättigt, die Kalorienaufnahme verringert und Blutzuckerschwankungen gering hält. Dadurch schützt Hirse auch vor Übergewicht und Diabetes.

REZEPTE

Hirseklößchen auf Paprikasoße

Zutaten für 2 Portionen:

2 gestrichene TL Brühe (z. B. Knorr Delikatess Brühe)
75 g Hirse
50 g Hartweizengrieß
1 EL Margarine
1 Ei
1/2 Bund Schnittlauch
Salz
1 Msp. gemahlener Koriander
Cayennepfeffer
2 rote Paprikaschoten
1 EL Pflanzenöl (z. B. Mazola Keimöl)

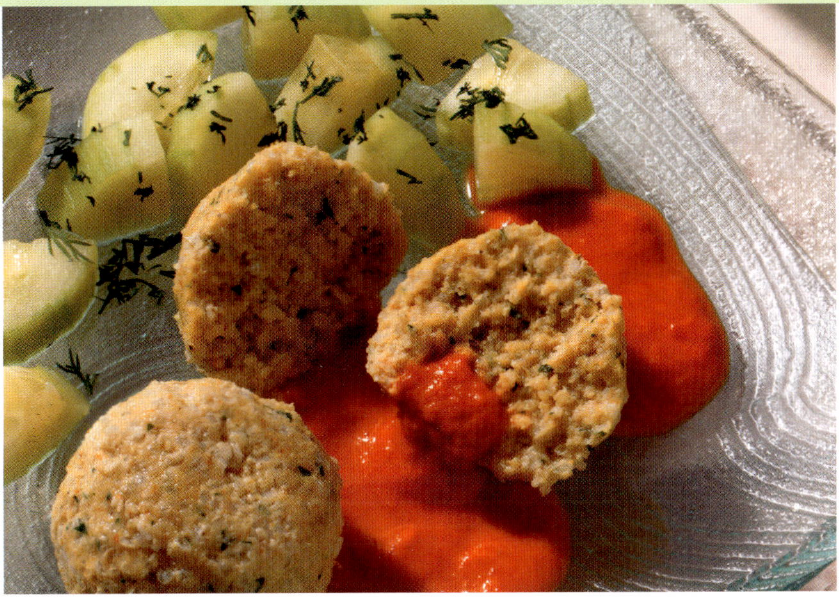

Zubereitung:

1. 250 ml Wasser zum Kochen bringen, 1 TL Brühe zufügen. Hirse abspülen, dazugeben und zugedeckt bei schwacher Hitze ca. 30 Minuten quellen lassen; evtl. abtropfen lassen.
2. Grieß und Margarine zur Hirse geben. Unter Rühren 2 Minuten kochen, von der Kochstelle nehmen und Ei darunterrühren.
3. Schnittlauch fein schneiden und zur Hirse geben. Mit Salz, Koriander und Cayennepfeffer abschmecken. Hirsemasse etwas abkühlen lassen, 8 Klößchen formen und in kochendem Salzwasser ca. 20 Minuten garen.
4. Inzwischen für die Soße Paprikaschoten halbieren, entkernen, waschen und in Würfel schneiden. Paprikawürfel im heißen Pflanzenöl andünsten. 75 ml Wasser dazugießen, restliche Brühe dazugeben. Zugedeckt bei schwacher Hitze 5–10 Minuten garen. Mit einem Stabmixer pürieren und zu den Hirseklößchen servieren.

Morchel-Hirsotto

Zutaten für 2 Portionen:

10 g getrocknete Morcheln
1 TL Brühe (z. B. Knorr Delikatess Brühe)
3 Schalotten
1/2 Topf Kerbel
1 EL Olivenöl
125 g Hirse
20 g geriebener Parmesan
Salz
Pfeffer
einige Kerbelblätter zum Garnieren

Zubereitung:

1. Morcheln in 500 ml lauwarmem Wasser ca. 30 Minuten einweichen. Anschließend das Einweichwasser durch einen Kaffee- oder Teefilter in einen Topf gießen, aufkochen und Brühe zugeben. Morcheln in Ringe schneiden.
2. Schalotten schälen und in kleine Würfel schneiden. Kerbel waschen, trockenschütteln und die Blättchen abzupfen.
3. Olivenöl in einem Topf erhitzen und die Schalottenwürfel darin ca. 3 Minuten glasig dünsten. Hirse und Morcheln zugeben und mit der Hälfte der Brühe aufgießen. Ohne Deckel ca. 25 Minuten garen, dabei nach und nach die restliche Brühe zugeben und immer wieder umrühren.
4. Sobald die Hirse gar ist, aber noch Biss hat, den Parmesan unterrühren. Eventuell mit Salz und Pfeffer abschmecken. Das Hirsotto vor dem Servieren mit Kräuterblättchen bestreuen

Hautpflege-Hirsebrei

Zutaten für 6 Portionen:

150 g geschälte Hirse
1 l Milch
50 g Rosinen
4 EL Akazienhonig
etwas Vanillepulver
1 Prise Salz

Zubereitung:

1. Hirse mit Milch und Rosinen in einen Topf geben, aufkochen und 20 Minuten unter Rühren köcheln lassen.
2. Ist die Hirse zu einem Brei eingedickt, vom Herd nehmen und mit Akazienhonig, Vanille und Salz abschmecken.

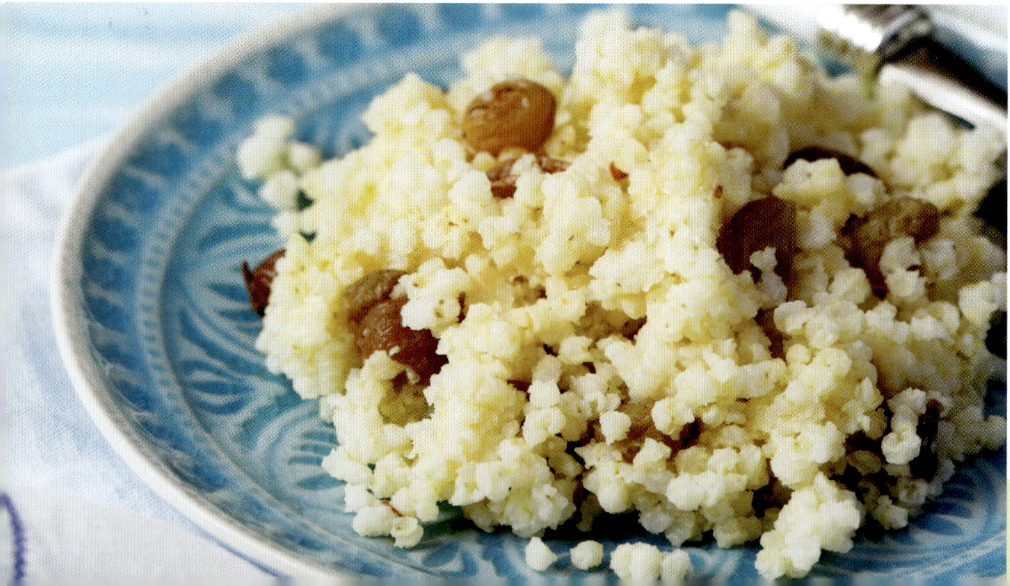

Hühnerfleisch

Vor allem die Muskeln, aber auch Haut und Haare sowie das Immunsystem benötigen Proteine. Hähnchenfleisch liefert viel wertvolles Eiweiß, das im Körper zum Aufbau von Zellen und Gewebe benötigt wird. Es ist sehr mager und enthält wenig Cholesterin.

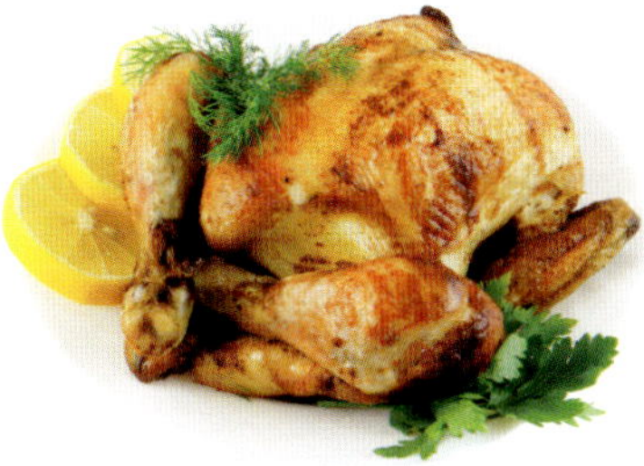

Nährstoffe pro 100 g Geflügel gegart

Energiegehalt: 189 kcal
Eiweiß: 26 g
Zink: 1 mg
Magnesium: 20 mg
Kalium: 255 mg
Folsäure: 7 µg

Gesundheitlicher Nutzen

Der hohe Magnesiumgehalt in Hühnerfleisch wirkt sich positiv auf die Herz- und Muskelfunktion aus und schützt vor Muskelkrämpfen. Das enthaltene Kalium kräftigt Herz und Nerven, B-Vitamine sind gut für die Hautgesundheit und Zink stärkt das Immunsystem und hilft bei Infekten. Selbst gemachte Hühnersuppe ist bekannt als Erste-Hilfe-Mittel bei Entzündungen in Lunge, Hals und Nase, bei Erkältungen, Fieber und Husten, denn sie wirkt schleimlösend, schleimhautabschwellend und entzündungshemmend. Zudem erhöht die Hühnerbrühe die Zahl der weißen Blutkörperchen, was die Immunabwehr stärkt und die Genesung beschleunigt. Hühnersuppe ist außerdem ein gutes Katermittel, da sie dem Körper die verlorene Flüssigkeit, Vitamine und Mineralstoffe zurückgibt. Darüber hinaus liefert sie viel Folsäure, die gegen Arteriosklerose schützt und bei Schwangeren Fehlgeburten und Missbildungen des Neugeborenen vorbeugt.

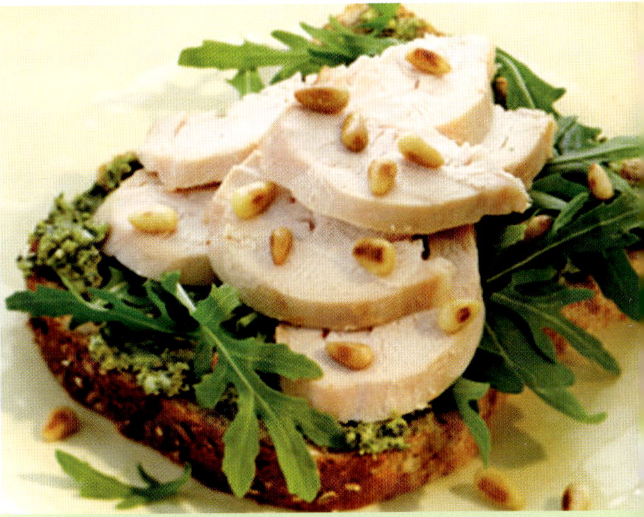

REZEPTE

Hühnchen-Pesto-Sandwich

Zutaten für 2 Portionen:

20 g Margarine (z. B. Becel pro.activ Diät-Halbfett-margarine)
1 kleine Knoblauchzehe
30 g Basilikum
25 g fein geriebener Parmesankäse
2 große Scheiben Vollkornbrot
20 g Rucola
100 g gekochte und in Scheiben geschnittene Hähnchenbruststreifen
25 g geröstete Pinienkerne

Zubereitung:

1. Margarine, Knoblauch und Basilikum in eine Küchenmaschine geben und alles mixen, bis es sämig ist. Parmesan hinzufügen und auch mit der Masse vermischen.
2. Pestomasse auf dem Brot verteilen, Rucola, Hähnchenbruststreifen und geröstete Pinienkerne auf eine Scheibe geben, den Belag mit der zweiten Scheibe bedecken und Sandwich halbieren.

Hähnchenbrust auf geschmortem Fenchel

Zutaten für 4 Portionen:

4 Maishähnchenbrüste
Salz
Pfeffer
3 große Fenchelknollen
5 EL Olivenöl (z. B. Bertolli Olivenöl extra vergine)
Saft und Schale einer kleinen unbehandelten Orange
100 ml trockener Wermut (oder Weißwein)
2 Knoblauchzehen

Zubereitung:

1. Hähnchenbrüste waschen, trockentupfen und mit Salz und Pfeffer würzen.
2. Fenchel putzen, waschen und den Strunk herausschneiden. Das Grün entfernen, fein hacken und beiseitestellen. Fenchelknollen in 1/2 cm dicke Scheiben schneiden. Ein tiefes Backblech mit 1 EL Olivenöl bestreichen, mit Fenchelscheiben belegen und mit Salz und Pfeffer würzen. Hähnchenbrüste daraufsetzen.
3. Orangensaft, -schale, restliches Olivenöl und Wermut bzw. Weißwein verrühren. Knoblauch schälen und dazupressen. Mischung über Fleisch und Gemüse verteilen.
4. Im vorgeheizten Backofen bei 225 °C ca. 25 Minuten braten. Vor dem Servieren mit dem Fenchelgrün bestreuen.

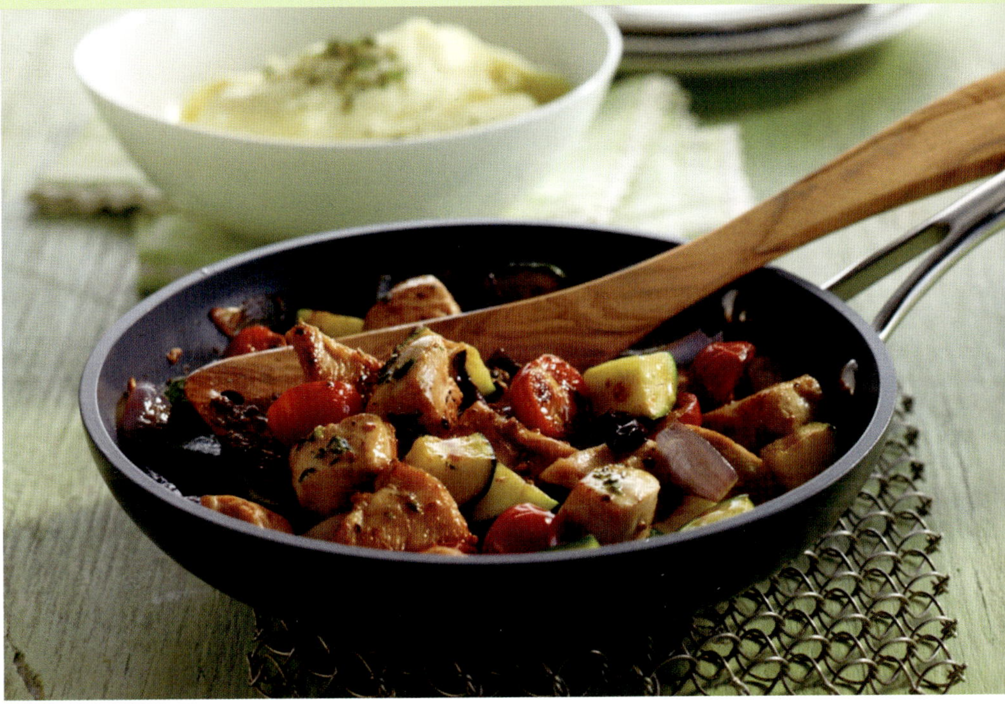

Mediterrane Hähnchenpfanne mit Kirschtomaten, Zucchini und Oliven

Zutaten für 3 Portionen:

450 g Hähnchenbrustfilet
3 EL Olivenöl
300 g Zucchini
100 g Zwiebeln
150 g Kirschtomaten
60 g schwarze Oliven
1 TL Brühe oder Bouillon (z. B. Knorr Hühner Kraftbouillon (Glas)
3 Stiele Thymian
2 Stiele Majoran
Salz, Pfeffer

Zubereitung:

1. Hähnchenbrust würfeln und in 2 EL Olivenöl anbraten, herausnehmen. Zucchini 2 cm groß würfeln, Zwiebeln klein würfeln und im restlichen Olivenöl bei mittlerer Hitze braten.

2. Kirschtomaten halbieren, Oliven in Scheiben schneiden und zum Gemüse geben. Brühe oder Bouillon in 125 ml heißes Wasser einrühren, zufügen und 5 Minuten köcheln lassen.

3. Kräuter waschen, Blättchen von den Stielen zupfen. Kräuter und Fleisch zufügen, mit Salz und Pfeffer würzen. Anschließend zugedeckt bei schwacher Hitze 2 Minuten ziehen lassen.

Anti-Erkältungs-Hühnersuppe

Zutaten für 6 Portionen:

1 Huhn (knapp 1,2 Kilogramm)
2–3 Pimentkörner
1 Lorbeerblatt
Salz
3 große Möhren
2 Zwiebeln
1 Lauchstange
1 Bund Frühlingszwiebeln
Pfeffer
einige Petersilienblätter

Zubereitung:

1. Huhn waschen und mit Pimentkörnern, Lorbeerblatt und Salz in einen großen Topf mit Wasser geben. Aufkochen und bei geschlossenem Deckel 15–20 Minuten kochen lassen.
2. Möhren schälen und in Scheiben schneiden. In ein wenig Salzwasser einige Minuten blanchieren. Zwiebeln schälen und in kleine Würfel schneiden. Lauch und Frühlingszwiebeln abspülen und in dünne Scheiben schneiden.
3. Topf vom Herd nehmen, Huhn aus der Brühe nehmen, Haut entfernen und Fleisch von den Knochen lösen.
4. Brühe wieder aufkochen und nach und nach zuerst Frühlingszwiebeln und Lauch, dann Möhren und zum Schluss Zwiebelwürfel hinzugeben. Hühnerfleisch unterrühren, mit Pfeffer und Salz abschmecken und in warmen Suppenschüsseln mit einigen Petersilienblättern anrichten.

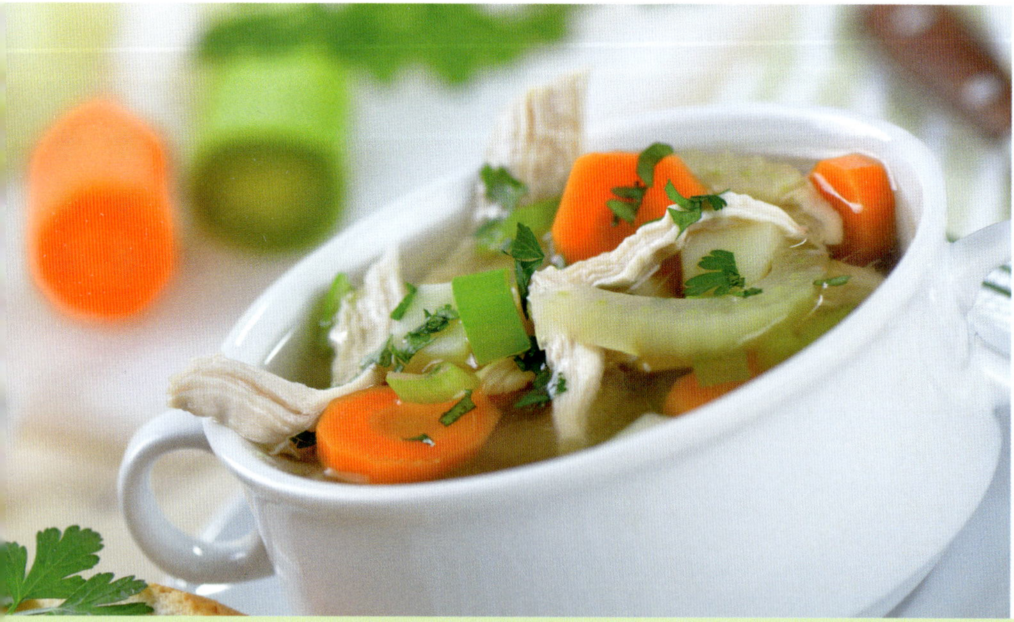

Joghurt

Alle Joghurtsorten bieten nützliche Nährstoffe. Ein besonderer Inhaltsstoff sind Probiotika, die die Darmgesundheit unterstützen. Einige Joghurtarten werden hierfür sogar extra mit den hilfreichen Mikroorganismen angereichert.

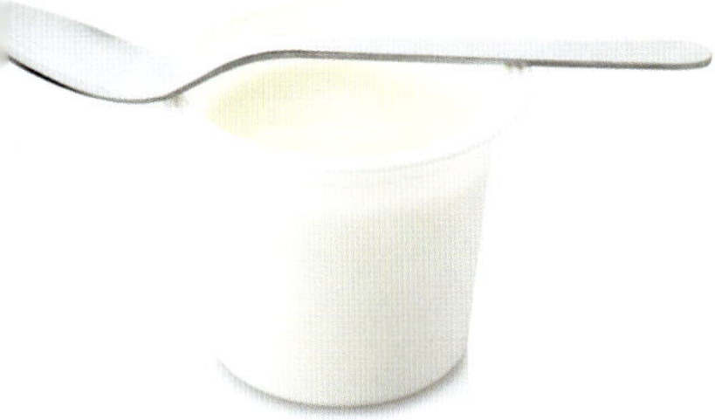

Nährstoffe pro 100 g Joghurt teilentrahmt

Energiegehalt: 46 kcal
Eiweiß: 3,4 g
Vitamin A: 22 µg
Kalzium: 130 mg
Magnesium: 12 mg
Vitamin B12: 0,4 µg
Vitamin B2: 170 µg
Phosphor: 90 mg

Gesundheitlicher Nutzen

Das im Joghurt enthaltene Kalzium stärkt die Zähne und Knochen besser als Milch und kann so dabei helfen, Osteoporose vorzubeugen. Kalzium und Magnesium sorgen für eine reibungslose Muskel- und Nervenreizleitungsfunktion. Zudem ist Joghurt eine gute Eiweißquelle. Das enthaltene Riboflavin ist wichtig für die Verdauung, Vitamin B12 wird für die Bildung roter Blutkörperchen benötigt. Der regelmäßige Verzehr kann das Prämenstruelle Syndrom lindern und Vaginalinfektionen vorbeugen. Probiotische Joghurts verbessern die Verdauung und hemmen die Vermehrung schädlicher Darmbakterien. Durch die positiven Auswirkungen auf die Darmgesundheit stärken sie auch das Immunsystem. Joghurt reduziert zudem den Appetit und Heißhungerattacken und kann daher gut beim Abnehmen helfen.

Die richtige Wahl

Viele Joghurts machen die gesundheitlichen Vorteile durch zu viel Zucker und Fett zunichte. Empfehlenswert sind daher ungesüßte Naturjoghurts, die je nach Bedarf mit Früchten oder Stevia nachgesüßt werden können. Um die Wirkung gesundheitsfördernder Milchsäurebakterien zu nutzen, sollte der Joghurt nicht hitzebehandelt sein. Der Milchzucker in probiotischem Joghurt kann leichter aufgespalten werden, sodass er teilweise auch von Menschen mit leichter Laktoseintoleranz gut vertragen wird. Damit spezielle probiotische Joghurts auch wirklich etwas nützen, muss man sie jedoch regelmäßig verzehren.

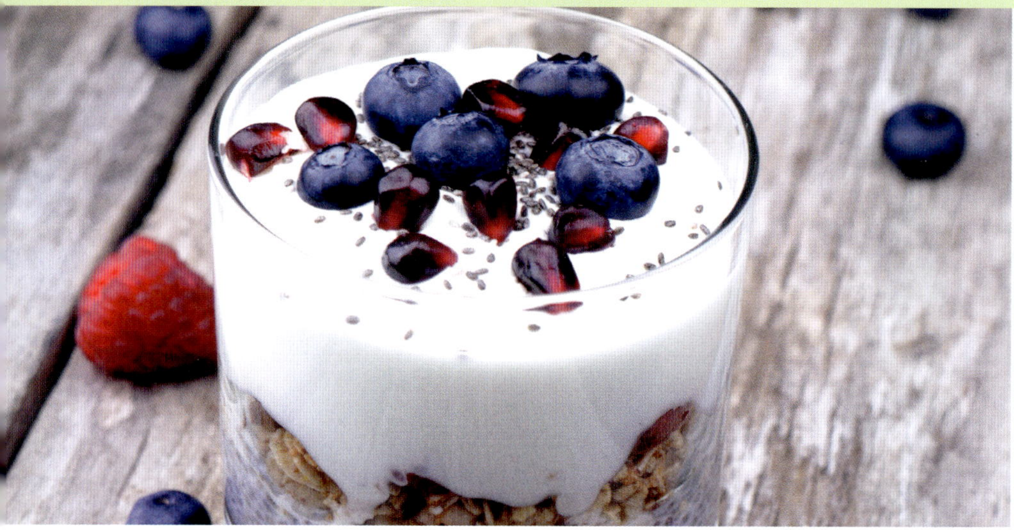

REZEPTE

Chia-Samen-Joghurt mit Beeren

Zutaten für 1 Portion:

2 EL Chia-Samen
100 ml Wasser oder Milch
100 g Naturjoghurt
eine Handvoll frische Beerenfrüchte nach Wahl
nach Belieben Vanille

Zubereitung:

1. Chia-Samen mit Wasser oder Milch vermischen und ca. 10–15 Minuten quellen lassen.
2. Joghurt zufügen und mit Beeren und nach Wunsch Vanille verfeinern.

Gesundes Joghurt-Dressing

Zutaten für 2 Portionen:

150 g fettarmer Naturjoghurt
1 EL Zitronensaft
2 EL gemischte frische Kräuter nach Wahl (z. B. Basilikum für Tomatensalat)
Salz, schwarzer Pfeffer

Zubereitung:

1. Joghurt, Zitronensaft und Kräuter in einer Schüssel vermengen. Mit Salz und Pfeffer abschmecken.
2. Mit einer Frischhaltefolie abdecken und bis zum Servieren im Kühlschrank aufbewahren.

Karotten

Karotten sind bekanntermaßen gut für die Augen. Das darin enthaltene Betacarotin wird im Körper zu Vitamin A umgewandelt. Dieses ist wichtig für die Produktion des Sehpigments der Augen. Fehlt es, kann sich dies in Nachtblindheit bemerkbar machen. Auch die Tagessicht kann sich durch den Verzehr von Karotten verbessern – vor allem im Alter.

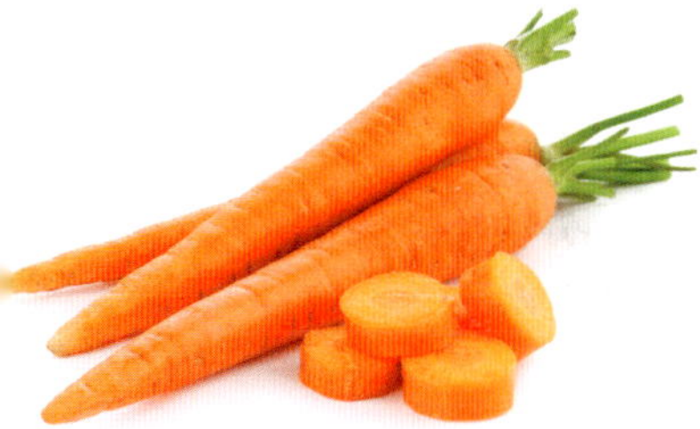

Nährstoffe pro 100 g Möhren gedünstet:

Energiegehalt: 41 kcal
Betacarotin: 5985 µg
Eisen: 1,8 mg
Kalzium: 39 mg
Kalium: 254 mg
Zink: 0,6 mg
Vitamin C: 6,4 mg
Vitamin K: 49 µg
Ballaststoffe: 3,1 g

Gesundheitlicher Nutzen

Vitamin A hält außerdem Haut und Schleimhäute gesund. Ein Mangel äußert sich z. B. in trockener, rissiger Haut und trockenen Schleimhäuten. Betacarotin, am besten in Form von Karottensaft, hat eine antioxidative Wirkung. Es wirkt somit gegen freie Radikale, schützt z. B. vor den schädlichen Auswirkungen der UV-Strahlung und verlangsamt den Hautalterungsprozess. Es erhöht die körpereigene Abwehr, beugt Infektionen vor und wirkt zusammen mit dem sekundären Pflanzenstoff Falcarinol krebsvorbeugend und soll sogar vorhandene Tumore bekämpfen können. Zudem schützt Falcarinol vor Pilzerkrankungen. Karotten können auch den Cholesterinspiegel senken. Außerdem enthalten sie für die Blutbildung wichtiges Eisen sowie für eine gute Verdauung notwendige Ballaststoffe. Immunstärkend wirkt auch das enthaltene Selen.

Verzehrempfehlungen

Um die Nährstoffe der Karotten bestmöglich zu nutzen, sollten sie möglichst roh verzehrt werden bzw. nur schonend gegart werden. Zudem sollten sie gut zerkleinert werden, z. B. im Entsafter, durch Kleinraspeln oder gründliches Kauen. Da die enthaltenen Carotine fettlöslich sind, sollten Sie Karotten möglichst mit etwas Öl, z. B. rotem Palmöl, verzehren. Kombinieren Sie sie möglichst mit anderen Gemüsesorten, um die Umwandlung von Betacarotin in Vitamin A zu fördern.

REZEPTE

Apfel-Möhren-Rohkost

Zutaten für 4 Portionen:

4 mittelgroße Äpfel
1 Bund junge Möhren
125 g Camembert
2 EL Rosinen
200 g saure Sahne
1 EL Zitronensaft
1 Msp. geriebener Ingwer
1 Msp. Zimt

Zubereitung:

1. Äpfel vierteln, vom Kerngehäuse befreien und in dünne Spalten schneiden. Möhren putzen, waschen und in dünne Streifen schneiden oder raspeln. Camembert mit einem nassen Messer in kleine Würfel schneiden.
2. Zutaten mischen, Rosinen leicht unterheben und auf vier Teller verteilen. Saure Sahne mit Zitrone, Ingwer und Zimt abschmecken und über die Rohkost geben.

Möhrencremesuppe mit Orange

Zutaten für 4 Portionen:

1 Zwiebel
400 g Möhren
1 Stück frische Ingwerknolle (ca. 10 g)
1 EL Keimöl (z. B. Mazola)
3 TL Brühe oder Bouillon (z. B. Knorr Gemüse Bouillon)
2 Orangen
2 EL Speisestärke (z. B. Mondamin Soßenbinder zum Andicken von hellen Soßen)
Salz
Pfeffer
zum Garnieren etwas Dill

Zubereitung:

1. Zwiebel schälen und fein hacken. Möhren putzen, schälen und würfeln. Ingwer schälen und fein hacken. Zwiebeln in einem Topf im heißen Keimöl dünsten. Möhren und Ingwer zufügen und kurz mitdünsten. 750 ml Wasser zugießen, aufkochen und Brühe oder Bouillon einrühren. Bei mittlerer Hitze 20 Minuten garen.
2. Inzwischen eine Orange auspressen und den Saft durch ein Sieb gießen. Die andere Orange so schälen, dass die weiße Haut mit entfernt wird, dann die Filets herausschneiden.
3. Suppe mit einem Stabmixer fein pürieren. Orangensaft zufügen. Speisestärke einrühren und 1 Minute kochen lassen. Mit Salz und Pfeffer abschmecken.
4. Die Suppe vor dem Servieren nochmals gut durchrühren, die Orangenfilets hineingeben und mit Dillfähnchen garnieren.

Kichererbsen

Kichererbsen gibt es meist getrocknet oder in Dosen zu kaufen. Während die getrockneten Erbsen mindestens zwölf Stunden eingeweicht werden müssen, können die Dosenerbsen sofort weiterverwendet werden.

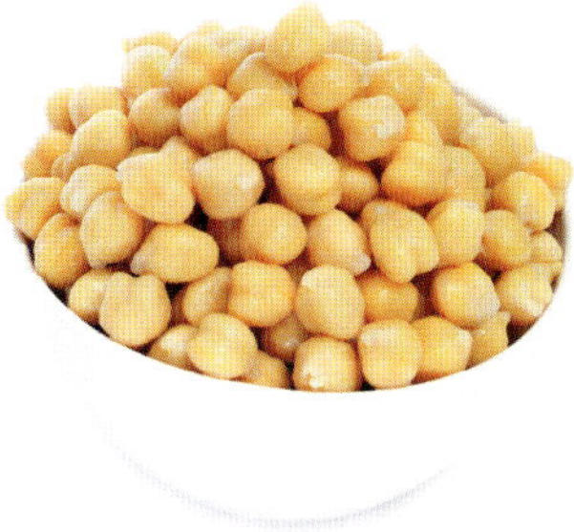

Nährstoffe pro 100 g Kichererbsen

Energiegehalt: 141 kcal	Vitamin C: 25 mg
Eiweiß: 7,5 g	Vitamin E: 2700 µg
Vitamin A: 118 µg	Vitamin K: 30 µg
Vitamin B1: 300 µg	Magnesium: 56 mg
Vitamin B2: 130 µg	Eisen: 3 mg
Vitamin B6: 160 µg	Zink: 1,4 mg

Gesundheitlicher Nutzen

Kichererbsen liefern viele für den Zellaufbau wichtige Proteine. Durch den hohen Ballaststoffanteil tragen sie dazu bei, den Blutzuckerspiegel niedrig zu halten, und sind daher auch gut für Diabetiker geeignet. Zudem sind Kichererbsen sehr sättigend. Sie enthalten viele sekundäre Pflanzenstoffe, denen verschiedene Wirkungen zugeschrieben werden. So sollen die enthaltenen Saponine schleimlösend wirken und der Prävention von Infektionen wie etwa Erkältungen dienen, Isoflavone sollen eine entzündungshemmende Wirkung besitzen. Kichererbsen können zudem das Risiko von Herz-Kreislauf-Erkrankungen und Krebs mindern und vorzeitiger Hautalterung vorbeugen.

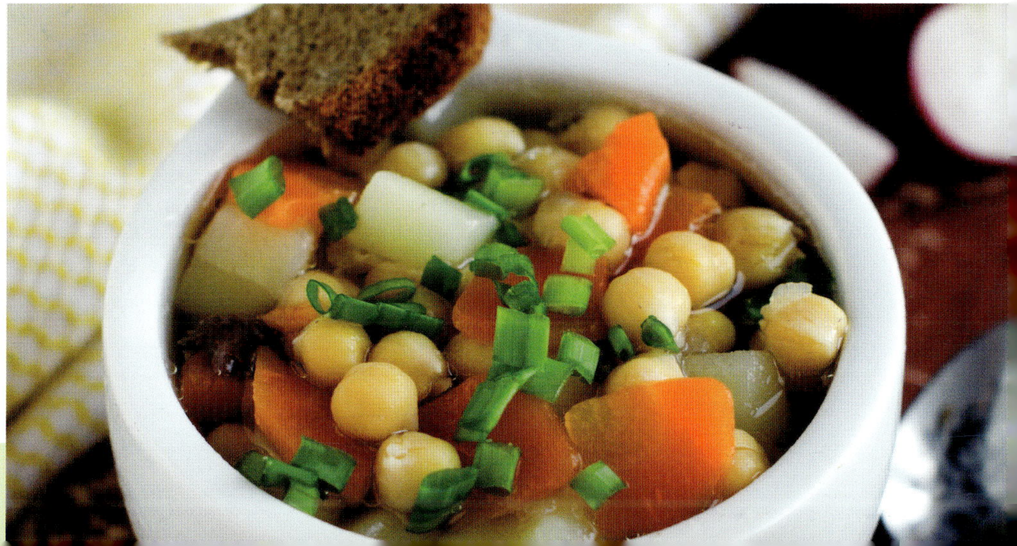

REZEPTE

Kichererbsensuppe

Zutaten für 2 Portionen:

250 g Kichererbsen (getrocknet oder aus der Dose)
1/2 Knolle Sellerie
1 rote Zwiebel, 2 Möhren
1/2 Lauchstange
etwas Olivenöl
1 l Gemüsebrühe
Saft und abgeriebene Schale einer unbehandelten Zitrone
etwas Schnittlauch (klein geschnitten)
Salz, Pfeffer

Zubereitung:

1. Kichererbsen über Nacht in Wasser einweichen. Danach 10 Minuten in ausreichend Wasser kochen, abseihen und zur Seite stellen. (Alternativ Dosenkichererbsen abtropfen lassen.)
2. Sellerie, Zwiebel und Möhren schälen und klein schneiden. Lauch in Streifen schneiden. Zwiebeln in einem Topf mit Olivenöl leicht anbräunen lassen. Nach und nach Möhren und Sellerie und zum Schluss Lauch hinzugeben und ein paar Minuten anbraten.
3. Gemüsebrühe angießen und 20 Minuten lang bei schwacher Hitze köcheln lassen. Dann Kichererbsen hinzugeben. Hälfte der Zitronenschale und Zitronensaft dazugeben. Mit Schnittlauch, Salz und Pfeffer würzen, ein wenig ziehen lassen und servieren.

Hummus

Zutaten für 4 Portionen:

1 Dose Kichererbsen (Abtropfgewicht ca. 240 g)
1 Knoblauchzehe
2 EL Sesam-Mus (Tahina)
4 EL Olivenöl (z. B. Mazola Olivenöl)
2 EL Zitronensaft
Salz
Cayennepfeffer
1 TL Kreuzkümmel (Cumin)
nach Belieben Paprikapulver
1/2 Bund Petersilie

Zubereitung:

1. Kichererbsen in einem Sieb kalt abspülen und abtropfen lassen. Knoblauch schälen und fein pressen. Kichererbsen mit gepresstem Knoblauch, Sesam-Mus, 2 EL Olivenöl und Zitronensaft fein pürieren, je nach gewünschter Cremigkeit noch ein wenig Wasser oder Milch zugeben. Mit Salz, Cayennepfeffer und Kreuzkümmel abschmecken. Hummus auf einen Teller füllen. Mit einem Löffel eine Vertiefung in die Oberfläche drücken, 2 EL Olivenöl hineingeben.
2. Hummus mit Paprikapulver und gehackter Petersilie bestreuen: Dafür Petersilie waschen, trockenschütteln, Blätter abzupfen und fein hacken. Dazu passen Pita- oder Fladenbrot.

Kiwi

Die exotische Frucht besitzt das Doppelte an Vitamin C einer Orange und noch dazu kaum Kalorien und ist daher das ideale Obst für alle, die ihre Abwehrkräfte stärken und abnehmen möchten.

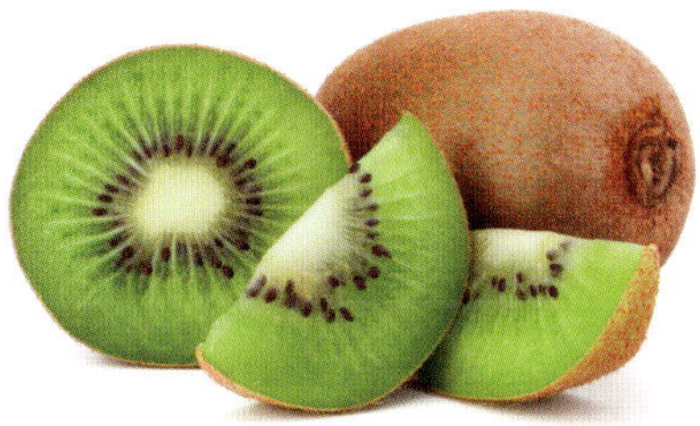

Nährstoffe pro 100 g Kiwi

Energiegehalt: 61 kcal	Kalium: 295 mg
Vitamin C: 71 mg	Kalzium: 38 mg
Vitamin E: 500 µg	Eisen: 0,8 mg
Magnesium: 24 mg	Ballaststoffe: 3,9 g
Phosphor: 31 mg	Zink: 0,5 mg

Gesundheitlicher Nutzen

Kiwis enthalten viel Vitamin C, das beim Knochenaufbau hilft, die Abwehrkräfte stärkt und z. B. vor Erkältungen schützt. Nebenbei sorgt Vitamin C auch für ein elastisches Bindegewebe. Magnesium und Kalium sind gut für Muskeln und Nerven. Das Enzym Actinidain wirkt verdauungsfördernd, die Aminosäure Arginin stärkt den Kreislauf, weitet die Blutgefäße und hilft so bei der Vorbeugung von Spannungskopfschmerzen und bei Bluthochdruck. Der Verzehr von Kiwis kann zudem den Cholesterinspiegel positiv beeinflussen und bei Darmträgheit sowie Verstopfung helfen. Kiwis wirken außerdem stimmungsaufhellend und bekämpfen leichte Depressionen.

Kiwis kaufen

Die in den Verkauf kommenden Kiwis sind meist noch völlig unreif oder überreif. Überreife Kiwis geben auf Daumendruck stark nach und sollten möglichst nicht gekauft werden, da sie weniger Vitamine enthalten. Kiwis, die noch etwas hart sind – bei gleichzeitig straffer Schale – reifen zu Hause nach einiger Zeit nach. Verzehrbereit sind sie, wenn sie auf Druck leicht nachgeben.

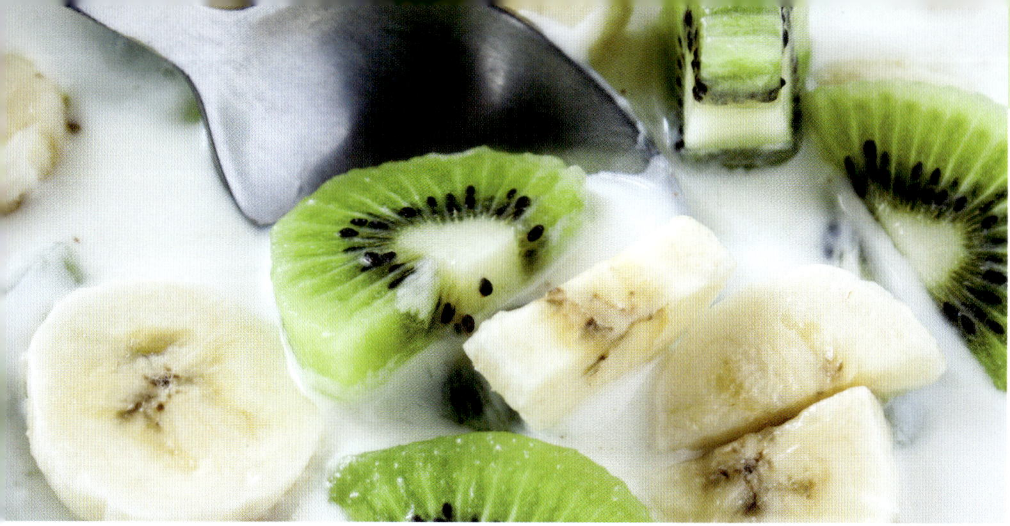

Bananen-Kiwi-Creme

Zutaten für 4 Portionen:

2 Becher Magerquark
1/2 Becher Naturjoghurt
8 EL Honig
4 Kiwis
1 Banane
nach belieben Melissenblätter

Zubereitung:

1. Quark, Joghurt und Honig zu einer Creme verrühren. Kiwis und Banane schälen und in Scheiben schneiden.
2. Obstscheiben vorsichtig unter die Quark-Joghurt-Creme heben und mit Melissenblättern garnieren.

Kiwi-Trauben-Smoothie

Zutaten für 4 Portionen:

2 Kiwis
300 g Weintrauben
2 EL Akazienhonig
400 g Joghurt (1,5 % Fett)
2 EL Zitronensaft
12 Eiswürfel

Zubereitung:

1. Kiwis schälen und in Stücke schneiden. Trauben waschen, abtrocknen, in Hälften schneiden und pürieren. Püree durch ein Sieb passieren.
2. Kiwistücke, Traubenpüree, Honig, Joghurt, Zitronensaft und Eiswürfel in einem Rührbecher fein pürieren. In Gläser gießen und kühl servieren.

Kohl

Kohlsorten wie z. B. Grünkohl, Rotkohl oder Wirsing liefern viel Vitamin C und E, die die Immunabwehr stärken. Kohl kann den Cholesterinspiegel senken und enthält viele Ballaststoffe, die satt machen, die Verdauung anregen und den Blutzuckerspiegel konstant halten.

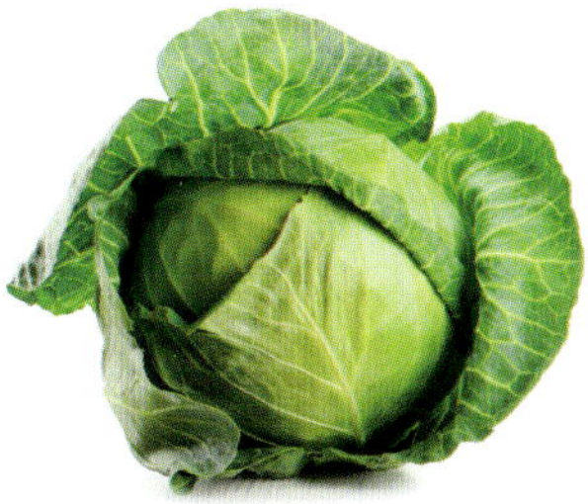

Nährstoffe pro 100 g Weißkohl frisch gegart

Energiegehalt: 20 kcal	Kalium: 108 mg
Vitamin C: 21,4 mg	Betacarotin: 67 µg
Vitamin E: 1762 µg	Vitamin A: 11 µg
Eisen: 0,4 mg	Phosphor: 26 mg
Kalzium: 46 mg	Mangan: 93 µg
Magnesium: 15 mg	Vitamin K: 83 µg

Gesundheitlicher Nutzen

Vor allem der Grünkohl ist besonders nährstoffreich und hilft bei der Abwehr von Krankheitserregern und Krebszellen. Aber auch Rosenkohl besitzt viele immunstärkende, krebsbekämpfende Glucosinolate, während Sauerkraut als Vitamin-C-Bombe gilt. So kann er entzündliche Vorgänge eindämmen, z. B. bei Arthrose. Glucosinolate können auch bei Sodbrennen, Magenschleimhaut- und Speiseröhrenentzündungen helfen. Kohlsaft wird zudem bei Gicht, Rheuma und Arthritis eingesetzt. Die enthaltenen Antioxidantien können auch Erkrankungen wie Herzinfarkt, Schlaganfall oder grauem Star vorbeugen. Außerdem stärken die Vitalstoffe im Kohl Knochen, Zähne, Bänder und Sehnen und unterstützen die Osteoporoseprävention.

Artischockensaft hilft bei Blähungen

Bei deftigen Kohlgerichten kann es oftmals zu unangenehmen „Winden" kommen. Hier hilft Artischocke. Die Wirkstoffe der Artischocke regen den Gallenfluss an und unterstützen so die Entgiftungstätigkeit der Leber. Sie fördern zudem die Fettverdauung und verhindern Völlegefühl und Blähungen. Da Artischocken-Presssaft etwas bitter schmeckt, am besten mit Wasser oder Gemüsesäften mixen. Artischocken-Presssaft (z. B. von Schoenenberger) gibt es in Apotheken und Reformhäusern. Er sollte idealerweise 15 Minuten vor der Mahlzeit getrunken werden.

REZEPTE

Rotkrautsalat mit Nüssen

Zutaten für 4 Portionen:

1 kleiner Kopf Rotkohl
1 TL Salz
1 EL Zucker
2–3 EL Weinessig
1 Msp. gemahlener Kümmel
1 Prise Muskat
1 Prise Zimt
1 Apfel
50 g Walnüsse

Zubereitung:

1. Äußere Blätter des Rotkohls entfernen, Strunk keilförmig herausschneiden. Kohl ganz fein schneiden, mit Salz bestreuen und mit den Händen kräftig durchkneten.
2. Zucker, Weinessig und Gewürze zugeben und pikant abschmecken.
3. Apfel schälen, vom Kerngehäuse befreien und in ganz dünne Stifte schneiden. Nüsse grob hacken, mit den Apfelstiften unter den Rotkrautsalat heben.

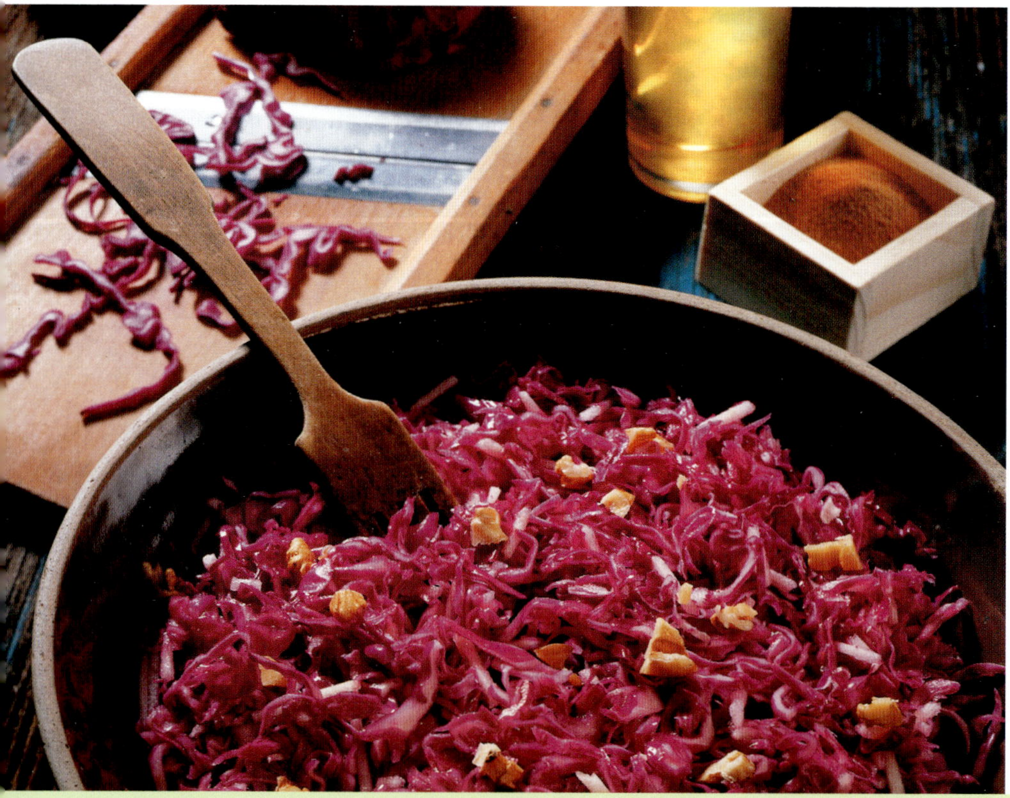

Asiatischer Weißkohl

Zutaten für 3 Portionen:

600 g Weißkohl
1 rote Paprikaschote
200 g Shiitake-Pilze
2 Knoblauchzehen
2 EL Pflanzenöl (z. B. Mazola Keimöl)
1 TL Hühnerbouillon (z. B. Knorr Hühner Kraftbouillon)
2 EL Speisestärke (z. B. Mondamin Soßenbinder zum Andicken von hellen Soßen)
Sojasoße, Pfeffer, Salz

Zubereitung:

1. Weißkohl waschen und putzen, dabei die äußeren Blätter und den Strunk entfernen. Kohl in grobe Stücke schneiden.
2. Paprikaschote halbieren, entkernen, waschen und in Streifen schneiden. Pilze putzen, evtl. halbieren. Knoblauch schälen und durch eine Presse drücken.
3. Öl in einem Wok oder in einer tiefen Pfanne erhitzen. Den Kohl darin unter häufigem Wenden anbraten. Paprikastreifen, Pilze und Knoblauch zufügen und unter Wenden kurz anrösten.
4. 300 ml kaltes Wasser zum Gemüse gießen, aufkochen und Hühnerbouillon dazugeben. Bei schwacher Hitze ca. 10 Minuten garen. Das Gemüse mit Speisestärke binden und mit Sojasoße, Pfeffer und eventuell Salz abschmecken.

Rosenkohl-Gemüse-Suppe

Zutaten für 8 Portionen:

5 rote Zwiebeln
etwas Butter
2 l Gemüsebrühe
1 kg Suppengemüse (tiefgekühlt)
750 g Kaisergemüse (tiefgekühlt)
300 g Rosenkohl (tiefgekühlt)
2 Lorbeerblätter
75 g Suppengrün (tiefgekühlt)
3 TL getrockneter Oregano
2 TL Korianderpulver
2 EL Worcestersoße
2 EL Sojasoße
1 Spritzer Tabasco
1 EL frisch gemahlener Pfeffer
1 EL Kräutersalz

Zubereitung:

1. Zwiebeln schälen, in Scheiben schneiden und mit etwas Butter in einem großen Topf andünsten.
2. Mit Brühe aufgießen. Tiefkühlgemüse und Lorbeerblätter hinzugeben und aufkochen lassen. Suppengrün, Gewürze und Würzsoßen zufügen und bei niedriger Hitze unter Rühren etwa 20 Minuten köcheln lassen. Mit Pfeffer und Kräutersalz würzen.

Kürbis

Kürbisse wie z. B. Hokkaido- und Moschuskürbisse besitzen viele sättigende Ballaststoffe, die die Verdauung anregen, das Abnehmen fördern, den Blutzucker stabilisieren und bei Diabetes helfen. Zudem haben sie auch viele Antioxidantien zu bieten.

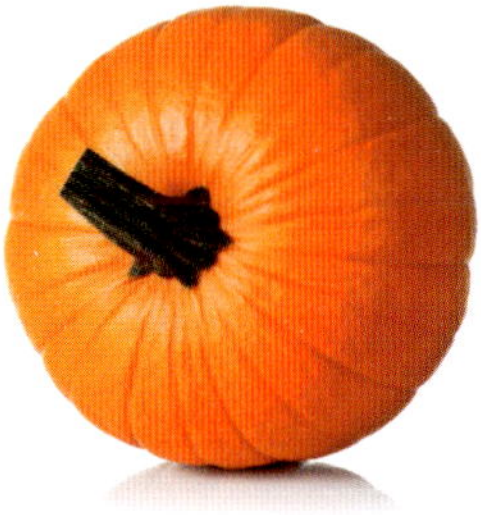

Nährstoffe pro 100 g Gartenkürbis

Energiegehalt: 13 kcal	Kalzium: 18 mg
Betacarotin: 110 µg	Eisen: 0,2 mg
Kalium: 110 µg	Ballaststoffe: 1,1 g
Magnesium: 10 mg	Vitamin A: 18 µg

Gesundheitlicher Nutzen

Durch ihren hohen Gehalt an Antioxidantien wirken Kürbisse z. B. präventiv und lindernd bei Infektions- und Entzündungskrankheiten, können Krebs vorbeugen und durch Alterungsprozesse geschädigte Hautzellen regenerieren. Betacarotin wird im Körper zu Vitamin A umgewandelt, das wichtig für die Sehkraft ist und altersbedingte Makuladegeneration (AMD) hemmen kann. Vitamin C, E und Carotin wirken zudem vorbeugend bei grauem Star, Herzinfarkt und Schlaganfall. Die in Kürbissen enthaltenen Substanzen können aber auch bei Nierensteinen, Hauterkrankungen oder Depressionen helfen.

Kürbiskerne und Kürbiskernöl

Kürbiskerne und Kürbiskernöl versorgen den Körper mit essenziellen Omega-3-Fettsäuren, die z. B. vor Bluthochdruck und anderen Herz-Kreislauf-Erkrankungen schützen. Ihre sekundären Pflanzenstoffe senken zudem das „böse" LDL-Cholesterin, die enthaltene Aminosäure Tryptophan wirkt stimmungsaufhellend. Die zweifach ungesättigte Linolsäure im Kürbiskernöl steigert die Gehirnleistung und sorgt für eine geschmeidige Haut. Kürbiskerne und Kürbiskernöl helfen auch bei Prostatavergrößerung. Außerdem stärken Kürbiskerne die Blasenmuskeln und helfen bei Reizblasenbeschwerden. Empfehlenswert ist mindestens zweimal pro Tag ein Esslöffel Kürbiskerne und die zusätzliche Verwendung von Kürbiskernöl.

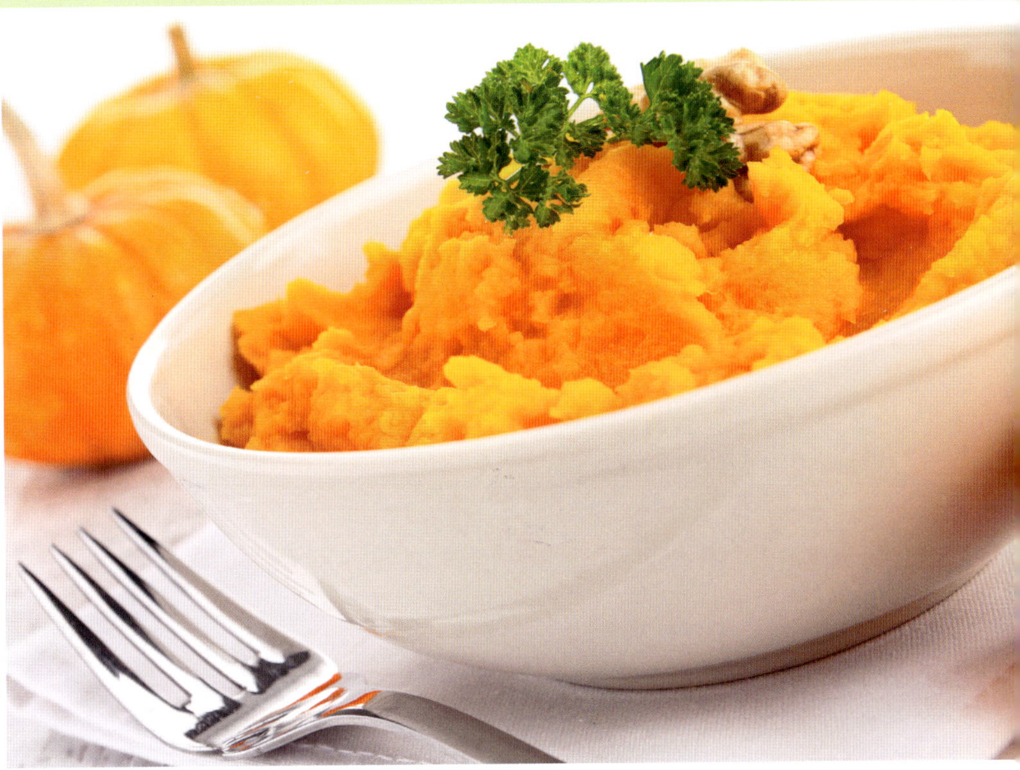

REZEPT

Vitalkraft-Kürbispüree

Zutaten für 4 Portionen:

400 g Hokkaido-Kürbis
400 g Kartoffeln
etwas Salz
Milch nach Bedarf
Pfeffer
Muskat

Zubereitung:

1. Kürbisfruchtfleisch aus der Schale lösen, Kerne herauslösen. Fruchtfleisch in kleine Würfel schneiden. Kartoffeln schälen und ebenfalls klein würfeln. Zusammen in Salzwasser etwa 20 Minuten lang weich kochen.
2. Wasser absieben. Kürbis und Kartoffeln mit Kartoffelpresse oder Handstampfer pürieren.
3. Nach Bedarf mit lauwarmer Milch verrühren. Mit Pfeffer, Salz und Muskatnuss abschmecken.

Linsen

Linsen gibt es in vielen Formen und Farben. Hierzulande sind vor allem Dosenlinsen und getrocknete Linsen erhältlich. Sie sind hervorragende Eiweißlieferanten. Eiweiß sowie Magnesium und das B-Vitamin Cholin machen sie zudem zu idealen Fatburner-Lebensmitteln.

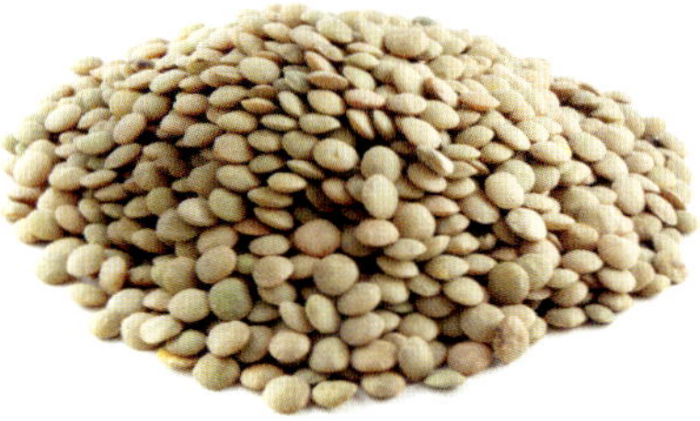

Nährstoffe pro 100 g gegarten Linsen

Energiegehalt: 115 kcal	Eisen: 2,6 mg
Eiweiß: 8,8 g	Zink: 1,4 mg
Ballaststoffe: 4,1 g	Kalzium: 27 mg
Magnesium: 46 mg	Kupfer: 208 µg
Kalium: 261 mg	Phosphor: 153 mg

Gesundheitlicher Nutzen

Wegen ihres hohen Ballaststoffanteils ist der Anstieg des Blutzuckerspiegels beim Verzehr von Linsen recht langsam, was für eine gute Ausdauer sorgt und sie zu einem guten Nahrungsmittel für Diabetiker und Abnehmwillige macht. Zudem machen die Ballaststoffe lange satt, sorgen für eine gute Verdauung, leiten Giftstoffe aus dem Darm aus und unterstützen so das Immunsystem. Die enthaltenen B-Vitamine stärken das Nervensystem, Saponine haben eine schleimlösende Wirkung, womit sie z. B. Erkältungskrankheiten vorbeugen können.

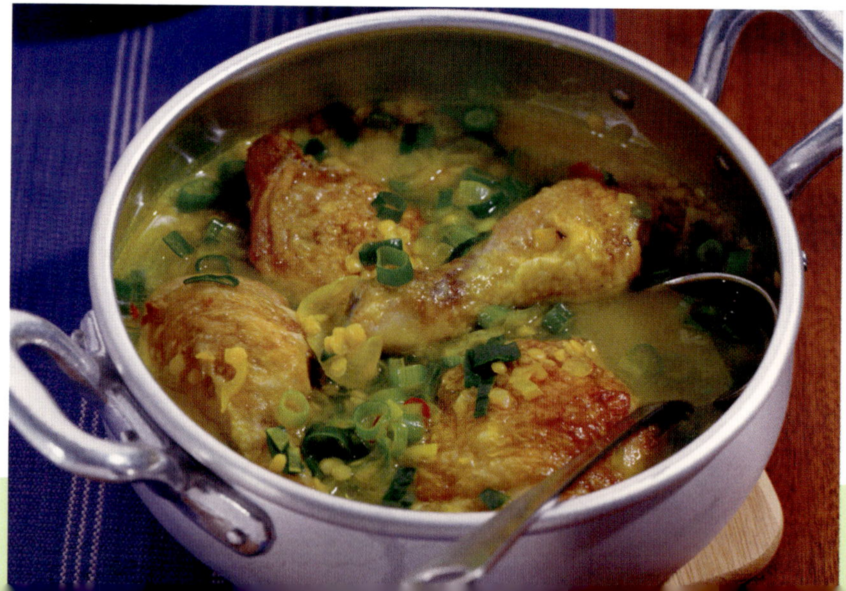

Purine und Harnsäurespiegel

Linsen sind reich an Purinen, die für den Aufbau neuer Zellen und der Erbsubstanz benötigt werden. Normalerweise werden überschüssige Purine in Harnsäure umgewandelt und mit dem Urin ausgeschieden. Ist der Harnsäurespiegel jedoch erhöht, können Purine problematisch werden. Daher sollten Sie z. B. bei Gicht auf Linsen verzichten.

REZEPTE

Hühner-Linsen-Eintopf kreolisch

Zutaten für 4 Portionen:

200 g Linsen gelb
2 Frühlingszwiebeln
1 Chilischote
1 Zwiebel
1 Knoblauchzehe
500 g Hähnchenschenkel (in den Gelenken halbiert)
Salz, schwarzer Pfeffer
2–3 EL Pflanzenöl (z. B. Mazola Keimöl)
1–2 EL Ingwer, fein gehackt
1/2 TL gemahlener Kümmel
1 EL Kurkuma
2 gehäufte Esslöffel Hühnerbouillon (z. B. Knorr Hühner Kraftbouillon)

Zubereitung:

1. Linsen in 500 ml Wasser geben, aufkochen und bei schwacher Hitze 30 Minuten kochen.
2. Inzwischen Frühlingszwiebeln waschen, putzen und in Ringe schneiden. Chilischote entkernen. Zwiebel und Knoblauchzehe schälen, Zwiebel fein hacken und Knoblauch durch die Presse drücken.
3. Hähnchenschenkel mit Salz und Pfeffer bestreuen und im heißen Öl von allen Seiten anbraten. Herausnehmen. Zwiebel, Knoblauch, Ingwer, Kümmel und Kurkuma zum Bratfett geben und andünsten. Hähnchenschenkel, Frühlingszwiebeln und Chilischoten in den Topf geben. Linsen mit dem Kochwasser dazugeben, aufkochen und Hühnerbouillon hinzufügen. Zugedeckt bei schwacher Hitze 35–40 Minuten garen. Mit Pfeffer und evtl. Salz abschmecken.

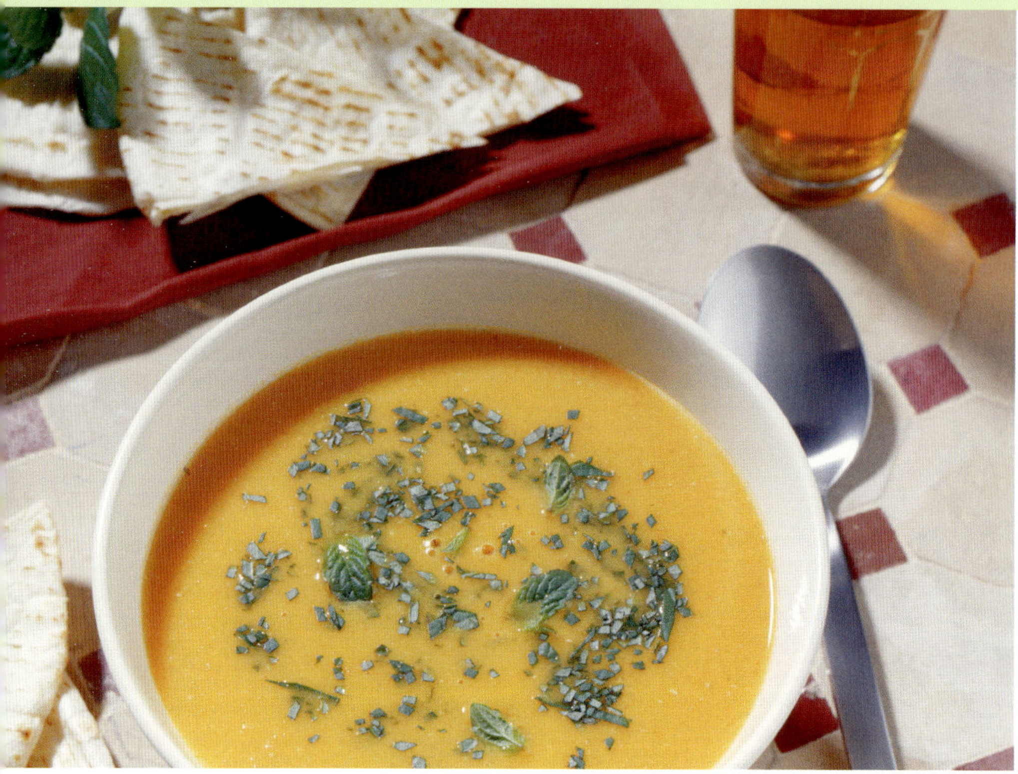

Linsensuppe mit Minze

Zutaten für 4 Portionen:

1 mittelgroße Zwiebel
200 g Möhren
1–2 EL Olivenöl (z. B. Bertolli Olivenöl – Olio di oliva)
1 TL Tomatenmark
200 g rote Linsen
800 ml Brühe (z. B. Knorr Delikatess Brühe)
Salz, Pfeffer
1/2 Bund Minze

Zubereitung:

1. Zwiebel und Möhren schälen und in Würfel schneiden. In einem Topf im heißen Olivenöl hell dünsten.
2. Tomatenmark und Linsen zufügen und Brühe dazugießen. Bei schwacher Hitze ca. 20 Minuten kochen.
3. Suppe mit einem Stabmixer fein pürieren. Mit Salz und Pfeffer abschmecken.
4. Minze waschen, trockenschütteln und fein hacken. Vor dem Servieren in die Suppe geben.

Löwenzahn

Lange galt Löwenzahn als lästiges Unkraut. Inzwischen hat man die vielfältige gesundheitliche Wirkung der zähen Pflanze erkannt und es gilt die Devise „verzehren statt vernichten".

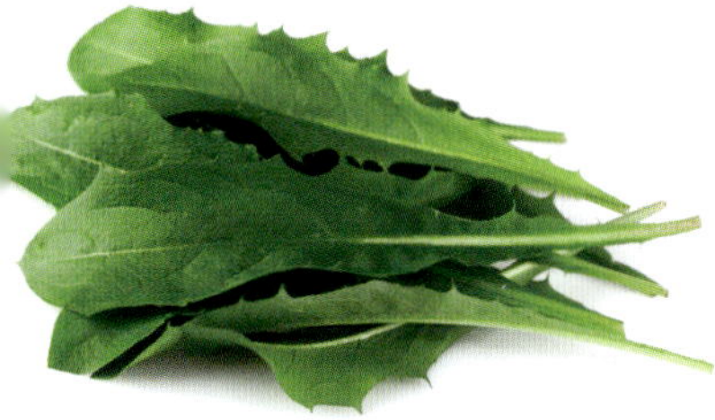

Nährstoffe pro 100 g Löwenzahn

Energiegehalt: 54 kcal	Kalzium: 158 mg
Kalium: 440 mg	Magnesium: 36 mg
Vitamin A: 1317 µg	Eisen: 3,1 mg
Vitamin C: 30 mg	Eiweiß: 2,6 g
Vitamin E: 2500 µg	

Gesundheitlicher Nutzen

Löwenzahn regt die Magensaftproduktion an, wirkt appetitanregend und krampflösend und kann bei Verdauungsbeschwerden wie Völlegefühl und Blähungen helfen. Zudem steigert er die Produktion von Gallenflüssigkeit und verbessert daher den Fettstoffwechsel, hilft bei Leber- und Gallenbeschwerden (z. B. Hepatitis, Leberzirrhose oder Gallensteinen). Daneben hilft er auch bei Nieren- und Magenbeschwerden sowie bei Rheuma und Gicht. Er dient der Stärkung bei Schwächezuständen und baut Giftstoffe ab. Da Löwenzahn die Bauchspeicheldrüse zur vermehrten Insulinproduktion anregt, kann er vorbeugend und behandlungsunterstützend bei Diabetes helfen. Außerdem wirkt Löwenzahn entwässernd und harntreibend und kann daher bei Problemen wie Wasseransammlungen, Reizblasenbeschwerden und Harnwegsinfekten helfen. Aufgrund seines hohen Gehalts am Ballaststoff Inulin hilft er bei Darmträgheit. Mit wenig Kalorien und Fett ist er zudem ideal für Abnehmwillige.

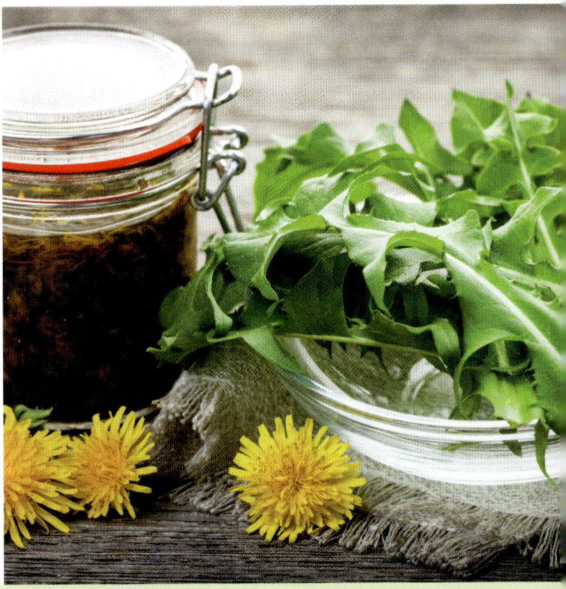

REZEPT

Löwenzahn-Salatplatte mit Käse, pochiertem Ei und Croûtons

Zutaten für 1 Portion:

100 g Löwenzahn
1 Tomate
100 g Salatgurke
5 Radieschen
1 kleiner Kohlrabi
1 Scheibe Edamer (z. B. von Du darfst)
Saft einer halben Zitrone
1 Msp. Senf
Pfeffer
Salz
1 TL Öl
je 1/4 Bund glatte Petersilie und Basilikum
1 Knoblauchzehe
1 Scheibe Weizenvollkorntoast
1 Ei
Essig-Salzwasser

Zubereitung:

1. Löwenzahn waschen, trockenschleudern und in mundgerechte Stücke zupfen. Tomate waschen, Stielansatz herausschneiden und in Stücke schneiden. Gurke waschen und in Scheiben schneiden. Radieschen waschen und putzen. Kohlrabi schälen, waschen und in kleine Stücke schneiden. Edamer in Streifen schneiden.

2. Aus Zitronensaft, Senf, Pfeffer, Salz und 1/2 TL Öl eine Marinade anrühren. Gemüse und Käse auf einem Teller anrichten und Marinade darübergeben. Kräuter waschen, trockenschütteln, fein hacken und über den Salat streuen.

3. Knoblauch schälen und durch eine Knoblauchpresse drücken. Brotscheibe mit Knoblauch bestreichen, in sehr kleine Würfel schneiden und im restlichen heißen Öl kross braten. Ei in eine Suppenkelle aufschlagen. In kochendes Essig-Salzwasser gleiten lassen und mit einem Löffel das zerfließende Eiweiß über das Eigelb schöpfen. Ca. 3 Minuten gar ziehen lassen. Ei herausheben, auf den Salat geben und mit Croûtons bestreut servieren.

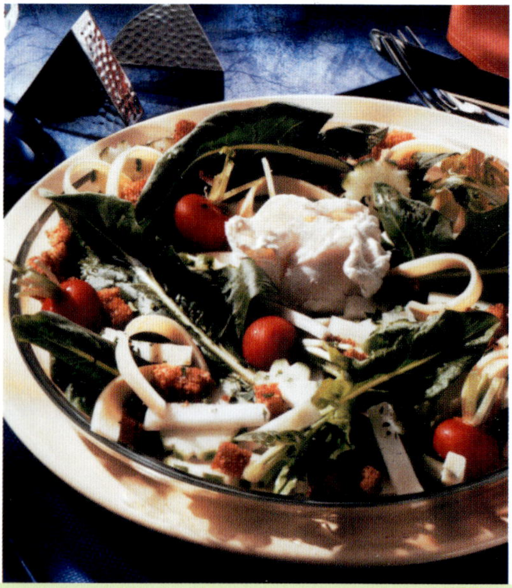

Mandeln

Zwar enthalten Mandeln viel Fett, doch dies sind hauptsächlich einfach ungesättigte Fettsäuren. Zudem besitzen sie eine große Anzahl sättigender Ballaststoffe und Eiweiß. Da Mandeln außerdem als Appetithemmer fungieren, können sie – eine ansonsten kalorienarme Ernährung vorausgesetzt – die Gewichtsabnahme unterstützen.

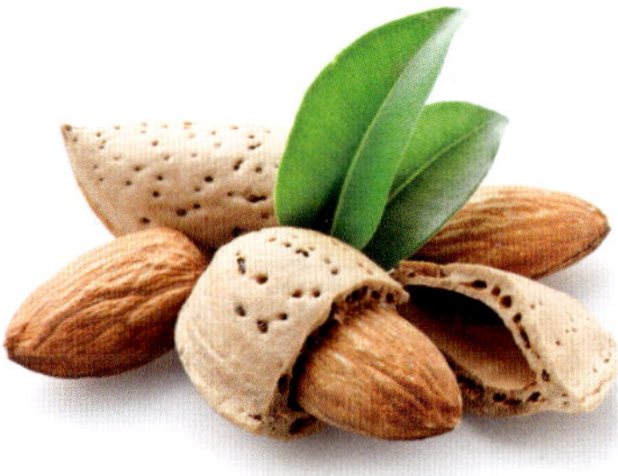

Nährstoffe pro 100 g Mandeln

Energiegehalt: 569 kcal	Vitamin B1: 220 µg
Eiweiß: 18,7 g	Vitamin E: 26120 µg
Magnesium: 220 mg	Vitamin B2: 620 µg
Kalzium: 250 mg	Betacarotin: 120 µg
Kupfer: 850 µg	

Gesundheitlicher Nutzen

Die in Mandeln enthaltenen Vitamine wirken nervenstärkend und versorgen die Körperzellen mit Energie. Antioxidantien helfen dabei, das Risiko für Herzerkrankungen zu reduzieren und Blutdruck und Cholesterin zu senken. Außerdem sind Mandeln präbiotisch, d. h., sie liefern gesunden Darmbakterien, die das Immunsystem unterstützen, Nahrung. Da vermutet wird, dass sie in der Lage sind, den Blutzuckerspiegel zu senken, eignen sie sich auch zur Vorbeugung oder unterstützenden Behandlung von Diabetes. Ein weiterer positiver Effekt ist die Verbesserung der Knochendichte.

Verzehrempfehlungen

Um in den Genuss der vielen gesundheitlichen Wirkungen des Mandelverzehrs zu kommen, genügen schon 60 Gramm Mandeln täglich über mehrere Wochen hinweg. Greifen Sie zu Süßmandeln, denn Bittermandeln enthalten Amygdalin, das im Körper beim Rohverzehr giftige Blausäure abspaltet. Allerdings sind ernsthafte Vergiftungen auch hier äußerst selten, denn dafür müsste man eine Bittermandel pro Kilogramm Körpergewicht zu sich zu nehmen und im Regelfall verhindert der unangenehme, sehr bittere Geschmack eine Überdosierung. Bei Kindern ist dennoch Vorsicht geboten, denn hier reichen schon ca. fünf bis zehn Bittermandeln für eine tödliche Vergiftung.

REZEPTE

Würzig gebratener Mandel-Blumenkohl

Zutaten für 4 Portionen:

1 Kopf Blumenkohl
3–4 EL Öl
Salz, Pfeffer
1 TL Senfkörner
1/2 TL Kurkuma
50 g geschälte Mandelkerne
400 ml Gemüsebrühe (Instant)
3 TL Soßenbinder (z. B. Mondamin Soßenbinder für Gemüse)
4 Stiele Koriander

Zubereitung:

1. Blumenkohl putzen, waschen, in Röschen teilen. Röschen in Scheiben schneiden.
2. Unter vorsichtigem Wenden im heißen Öl portionsweise 1–2 Minuten braten. Mit Salz, Pfeffer, Senfkörnern und Kurkuma würzen. Mandeln kurz mit anbraten. Mit Brühe ablöschen, ca. 3 Minuten köcheln.
3. Blumenkohl herausnehmen.
4. Soßenbinder in die Flüssigkeit rühren, 1 Minute kochen.
5. Nochmals abschmecken. Mit Koriander bestreut servieren.

Kräuter-Mandel-Dip

Zutaten für 4 Portionen:

150 g Magerquark
150 g Magermilchjoghurt
2 EL Pflanzenöl (z. B. Becel Omega-3 Pflanzenöl)
4 EL gehackte Kräuter
1 kleine Möhre (50 g)
1 kleine Knoblauchzehe
Jodsalz
Pfeffer
1 EL gehackte Mandeln

Zubereitung:

1. Quark, Joghurt und Pflanzenöl glatt rühren. Kräuter unterheben.
2. Möhre schälen und fein reiben. Knoblauch schälen, fein hacken und mit der Möhre unter die Creme mischen. Mit Salz und Pfeffer abschmecken.
3. Mandeln in einer Pfanne ohne Fettzugabe rösten, abkühlen lassen und unter den Dip mischen.

Mango

Mango ist unter allen Obstsorten Spitzenreiter in puncto Provitamin A. Dieses unterstützt den Körper bei der Zellerneuerung von Haut, Schleimhäuten und Knorpelgewebe. Es stärkt zudem die Sehkraft und das Immunsystem.

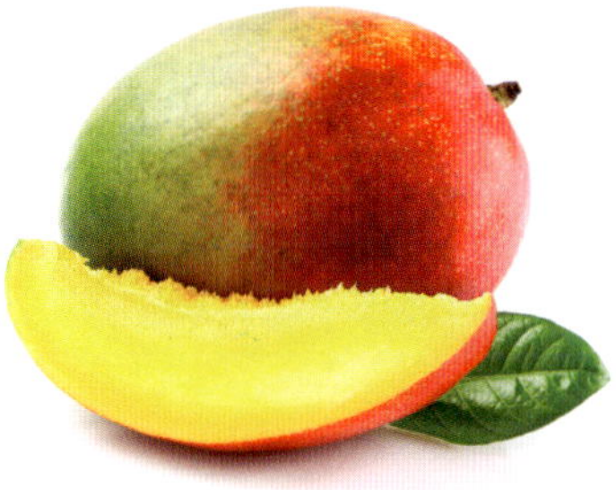

Nährstoffe pro 100 g Mango

Energiegehalt: 60 kcal	Kalium: 190 mg
Betacarotin: 2770 µg	Magnesium: 18 mg
Vitamin C: 38,7 mg	Natrium: 5 mg
Vitamin E: 1000 µg	Eisen: 0,4 mg
Kalzium: 12 mg	Ballaststoffe: 1,7 g
Phosphor: 13 mg	Vitamin A: 462 µg

Gesundheitlicher Nutzen

Außerdem enthalten Mangos Betacarotin, das die Haut vor UV-Strahlen schützt und dabei hilft, die sichtbaren Zeichen der Hautalterung zu verzögern. Zudem hilft der Genuss der leckeren Südfrucht bei der Wundheilung, bei Hautunreinheiten sowie bei Hauterkrankungen wie Akne, trockener, schuppiger Haut und Schuppenflechte. Sie regt die Kollagenproduktion an und sorgt für eine glatte, geschmeidige Haut. In Mangos enthaltenes Kalzium und Phosphor sind wichtig für den Zahn- und Knochenaufbau. Kalium unterstützt die Nierenfunktion und Magnesium stärkt das Nervensystem. Zudem kann der Verzehr von Mangos bei der Gewichtsabnahme unterstützen.

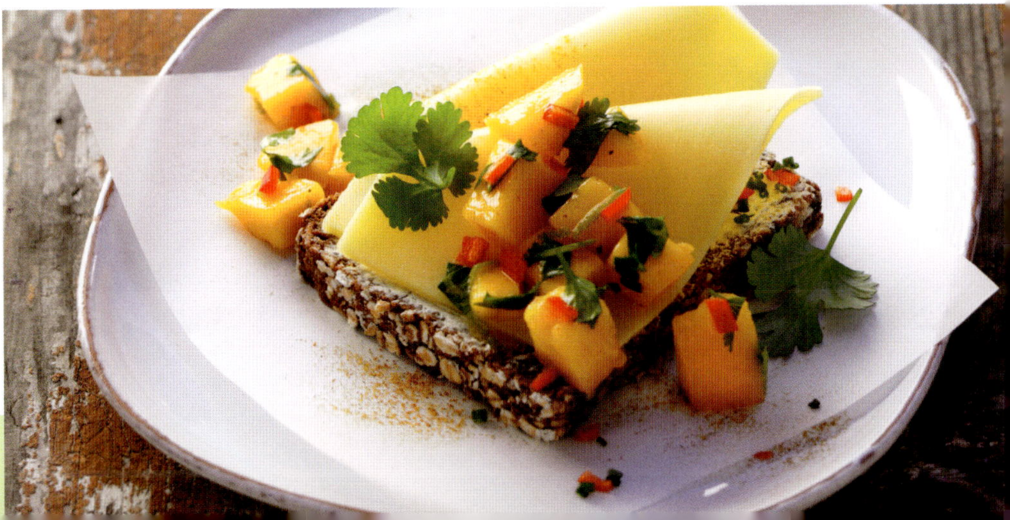

REZEPTE

Käsebrot mit Mangosalsa

Zutaten für 4 Portionen:

1 reife Mango
1 kleine rote Chili
5 Zweige Koriander
1 unbehandelte Limette
1 Prise Salz
1 Prise Pfeffer
40 g Butter (z. B. Du darfst Leichte Butter)
etwas Currypulver
4 Scheiben Vollkornbrot
4 Scheiben Käse (z. B. Du darfst Maasdamer)

Zubereitung:

1. Mango schälen, das Fruchtfleisch erst in Scheiben vom Stein, dann in Würfel schneiden. Chilischote längs halbieren, entkernen und in Würfel schneiden. Koriander hacken. Alles mit Limettenschale, -saft, Salz und Pfeffer verrühren.
2. Weiche Butter mit Curry verrühren und auf die Brote streichen. Mit Käse belegen und mit Mangosalsa anrichten. Mit Curry bestäuben und mit Koriandergrün garnieren.

Tofu-Curry mit Erdnusscreme und Mango

Zutaten für 4 Portionen:

2 Lauchzwiebeln
1 Mango
400 g Tofu (natur)
3 EL Öl (z. B. Mazola Keimöl)
4 TL Bouillon (z. B. Knorr Gemüse Bouillon) (leicht gehäuft)
4 EL Erdnussbutter
2 EL Curry
Salz
Cayennepfeffer

Zubereitung:

1. Lauchzwiebeln putzen und in Ringe schneiden, einen Teil der grünen Ringe fürs spätere Anrichten beiseitelegen. Mango in Spalten oder Würfel schneiden. Tofu in Würfel schneiden. 2 EL Öl in einer großen Pfanne erhitzen und die Tofuwürfel darin rundherum knusprig anbraten. Aus der Pfanne nehmen und beiseitestellen.
2. 1 EL Öl in die Pfanne geben und die Lauchzwiebeln darin glasig dünsten. Mit der Bouillon bestäuben und mit 600 ml Wasser ablöschen. Erdnussbutter einrühren und alles unter Rühren aufkochen. Bei geringer Hitze köcheln lassen, bis die Soße eine cremige Konsistenz hat.
3. Mango zugeben und 1–2 Minuten mitköcheln lassen. Die Soße mit Curry, eventuell Salz und Cayennepfeffer pikant abschmecken. Tofuwürfel zugeben. Das Curry in Schalen oder Tellern anrichten und mit Lauchzwiebelringen bestreuen. Dazu passen Reis oder Brot (ggf. Vollkorn).

Geräucherter Lachs mit Mango, Limette und rosa Pfeffer

Zutaten für 4 Portionen:

3 Zweige frischer Dill
Schale und Saft einer unbehandelten Limette
1 TL rosa Beeren
Salz
3 EL Olivenöl (z. B. Bertolli Olivenöl extra vergine – Gentile)
1 reife, feste Mango
250 g Räucherlachs am Stück

Zubereitung:

1. Dill waschen, trockenschütteln und fein hacken. Limettensaft und -schale, rosa Beeren, etwas Salz und Olivenöl zufügen und zu einer Marinade verrühren.
2. Mango schälen und in Spalten schneiden. Lachs in 1 cm breite Streifen schneiden und zusammen mit der Mango auf einer Platte anrichten.
3. Marinade darübergeben und servieren.

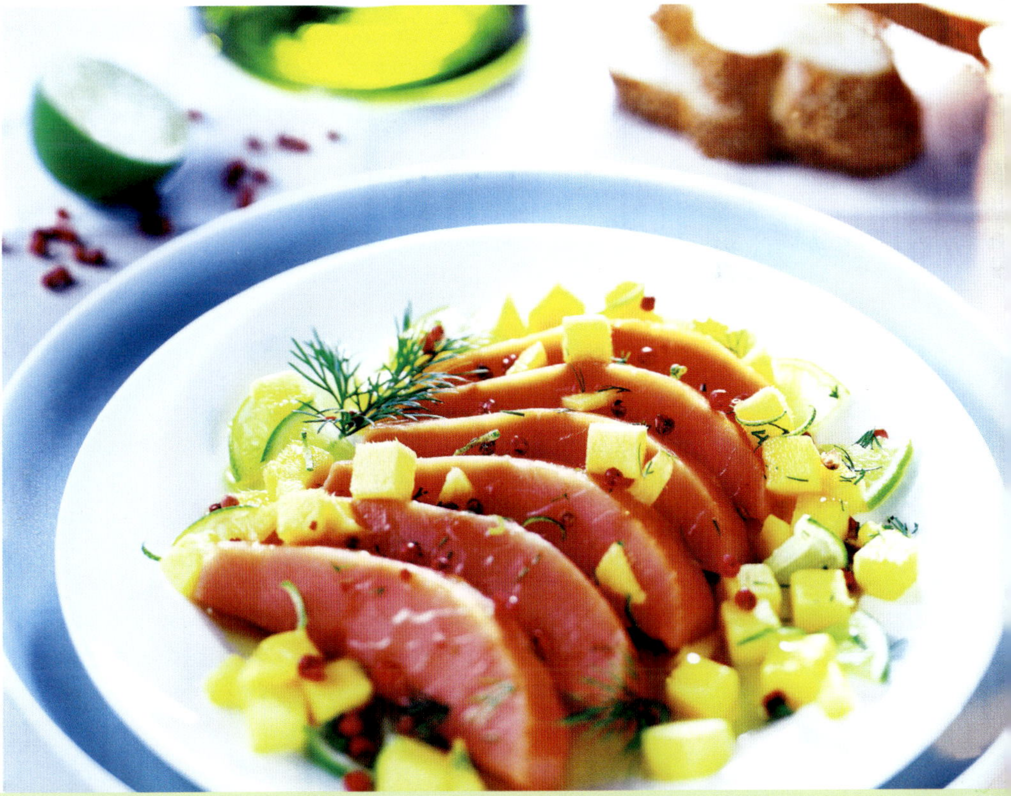

Tomaten-Mango-Süppchen

Zutaten für 2 Portionen:

500 g Tomaten
1 Schalotte
1 Stück frischer Ingwer (2 cm)
1 TL Öl
2 TL milder Curry
1 Msp. Kurkuma
ca. 100 ml Gemüsebrühe
1 reife Mango
1 unbehandelte Limette
1 EL Fruchtaufstrich Aprikose (40 % Fruchtanteil)
Salz
frisch gemahlener Pfeffer
50 g Lachsschinken

Zubereitung:

1. Tomaten kreuzweise einritzen, mit kochendem Wasser überbrühen, kalt abschrecken, häuten, vierteln und die Kerne entfernen. Schalotte schälen und würfeln. Ingwer schälen und fein würfeln.
2. Öl in einem Topf erhitzen. Schalotte und Ingwer andünsten. Gewürze untermischen. Tomaten und Brühe zugeben und 10 Minuten zugedeckt kochen.
3. Mango schälen und das Fruchtfleisch in Spalten vom Stein schneiden. Eine Hälfte klein würfeln und zur Suppe geben. Alles pürieren. Eventuell noch etwas Brühe dazugießen. Die Hälfte der Limettenschale abreiben, den Saft auspressen. Mangospalten mit etwas Limettensaft beträufeln.
4. Limettenschale zur Suppe geben. Die Suppe mit Limettensaft, Fruchtaufstrich, Salz und Pfeffer abschmecken. Lachsschinken in Streifen schneiden. Die Suppe mit Lachsschinken anrichten.

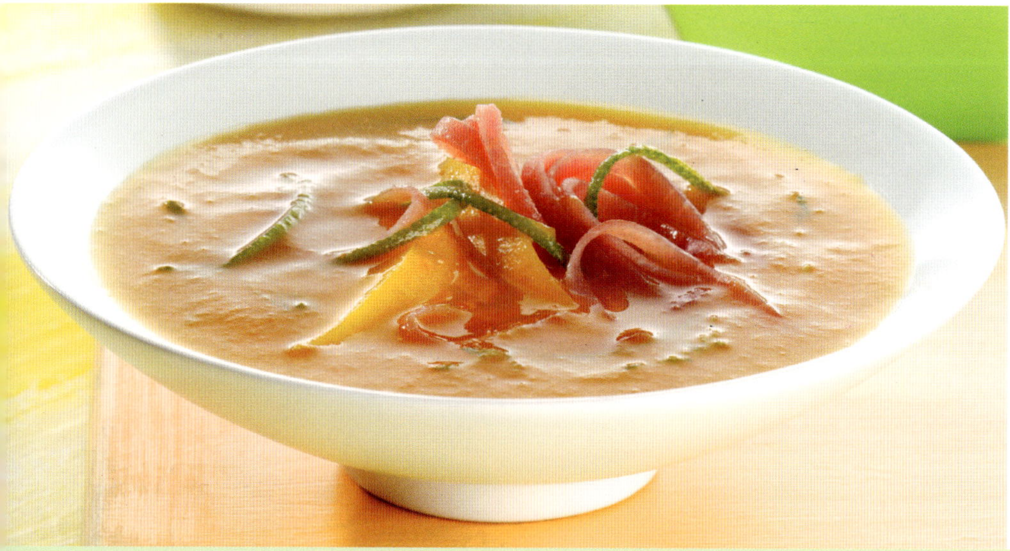

Melone

Melonen wie Wassermelonen und Zuckermelonen eignen sich ideal für eine Schlankheitskur. Sie bestehen zu einem Großteil aus Wasser, besitzen wenige Kalorien und wirken aufgrund ihres hohen Kaliumanteils entwässernd. Sie sättigen, ohne dick zu machen – eine gute Wahl für Diabetiker und Abnehmwillige.

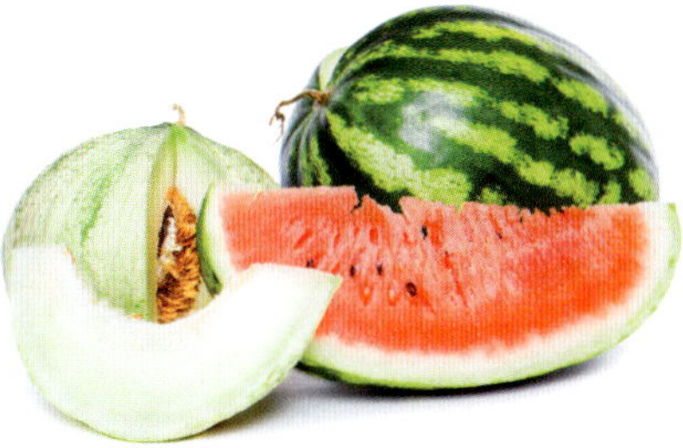

Nährstoffe pro 100 g Honigmelone

Energiegehalt: 26 kcal	Vitamin B3: 550 µg
Kalium: 309 mg	Folsäure: 30 µg
Magnesium: 11 mg	Kalzium: 14 mg
Zink: 0,1 mg	Mangan: 47 µg
Eisen: 0,5 mg	Vitamin C: 33 mg
Vitamin B6: 90 µg	Vitamin A: 333 µg

Gesundheitlicher Nutzen

Die Aminosäure Citrullin sorgt für einen ausgeglichenen Insulinspiegel und damit dafür, dass weniger Fett eingelagert wird. Sie wirkt außerdem gefäßerweiternd und blutflussverbessernd und soll auch dazu imstande sein, die Potenz zu steigern. Ein hoher Anteil an Vitamin C stärkt das Immunsystem, fördert die Konzentration und hebt die Stimmung. Die Inhaltsstoffe der Melone reinigen Blut und Nieren (unterstützend bei Nierensteinen) und wirken entgiftend und verdauungsanregend. Ihr Fruchtfleisch enthält viele Carotine, die im Körper zu Vitamin A umgewandelt werden. Dieses ist unter anderem für die Erneuerung von Körperzellen, für den Schutz der Haut vor UV-Strahlung und vorzeitiger Hautalterung und für die Sehkraft zuständig.

REZEPTE

Vitaminbomber

Zutaten für 1 Portion:

100 ml Buttermilch

100 ml Grapefruitsaft

1 kleiner Schnitz Wassermelone (75 g)

Zubereitung:

Buttermilch, Grapefruitsaft und Melonenfleisch mit dem Rührstab fein pürieren und in ein Longdrinkglas füllen.

Geeiste Honigmelonensuppe

Zutaten für 4 Portionen:

1 Honigmelone
2 TL Hühnerbouillon (z. B. Knorr Hühner Kraftbouillon)
150 g Joghurt (1,5 % Fett)
1 Prise Cayennepfeffer
Salz
2 Scheiben Misch- oder Vollkornbrot
2 EL Olivenöl
1 Salatgurke
Minzblättchen

Zubereitung:

1. Melone halbieren und die Kerne entfernen. Mit einem Kugelausstecher ca. zwölf Kugeln aus dem Fruchtfleisch schneiden und zur Seite stellen. Restliches Fruchtfleisch mit einem Löffel herauskratzen.
2. 100 ml Wasser aufkochen und Hühnerbouillon darin auflösen. Fruchtfleisch und Bouillon in ein hohes Gefäß geben und fein pürieren. Joghurt und ca. 250 ml kaltes Wasser unter das Fruchtpüree rühren. Suppe mit Cayennepfeffer und evtl. etwas Salz abschmecken, anschließend für 2–3 Stunden kalt stellen. Gelegentlich umrühren.
3. Brotscheiben entrinden und würfeln. Olivenöl in einer Pfanne erhitzen und die Brotwürfel darin knusprig braten.
4. Gurke waschen und die Kerne herausschneiden. Gurke in kleine Würfel schneiden. Gurkenwürfel, Melonenkugeln und Brotwürfel zu der eisgekühlten Suppe servieren. Mit Minzblättchen garnieren.

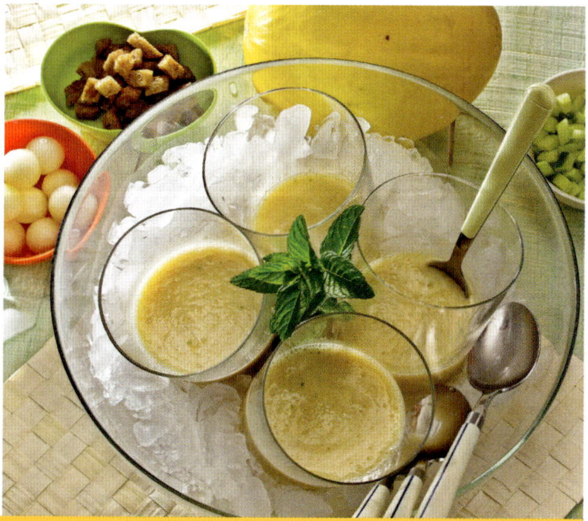

Honig- oder Wassermelonen

Sowohl Honig- als auch Wassermelonen sind gesund. Während im orangefarbenen Fleisch der Honigmelonen besonders viele Betacarotine enthalten sind, soll der rote Farbstoff Lycopin im Fruchtfleisch von Wassermelonen Krebs- und Herz-Kreislauf-Erkrankungen vorbeugen.

Papaya

Papayas zeichnen sich zunächst durch die wenigsten Kalorien aller Obstsorten aus. Das Besondere an der Papaya ist jedoch das Verdauungsenzym Papain. Es wirkt verdauungsanregend, beschleunigt die Fettverbrennung, aktiviert den Muskelaufbau und hilft beim Abnehmen.

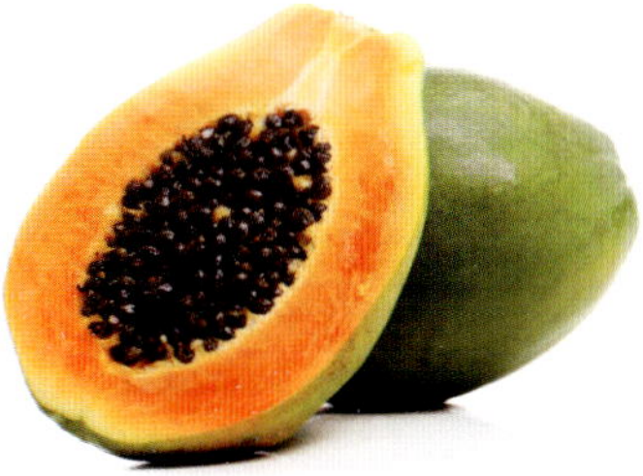

Nährstoffe pro 100 g Papaya

Energiegehalt: 32 kcal	Magnesium: 40 mg
Kalium: 190 mg	Kalzium: 20 mg
Vitamin C: 80 mg	Eisen: 0,4 mg
Vitamin E: 0,2 mg	Natrium: 2 mg
Betacarotin: 165 µg	Folsäure: 2 µg

Gesundheitlicher Nutzen

Papain kann außerdem innerlich vor Entzündungen schützen (z. B. bei Rheuma). Zudem bekämpft es Darmparasiten, Viren, Pilze und Allergene im Darm. Durch die positiven Auswirkungen auf die Darmgesundheit stärkt es auch das Immunsystem, kann dabei helfen, Krebs vorzubeugen und das Wachstum von Krebszellen zu hemmen. Außerdem können Papayas auch Magen-Darm-Beschwerden wie Magenverstimmung, Verstopfung und Blähungen lindern. Nicht zuletzt können Papayas auch Arteriosklerose entgegenwirken, die Cholesterinwerte senken und einen erhöhten Blutdruck normalisieren. Ihre Inhaltsstoffe regen die Wundheilung an und beugen einer vorzeitigen Hautalterung vor.

REZEPTE

Mango-Papaya-Drink

Zutaten für 1 Portion:

1/4 Papaya
1/4 Mango
50 ml fettarmer Kefir
Zitronensaft
1 TL Vanillezucker

Zubereitung:

Früchte schälen, in grobe Stücke zerteilen und mit Kefir im Mixer gut pürieren. Mit etwas Zitronensaft abschmecken und mit Vanillezucker leicht süßen. Kalt servieren.

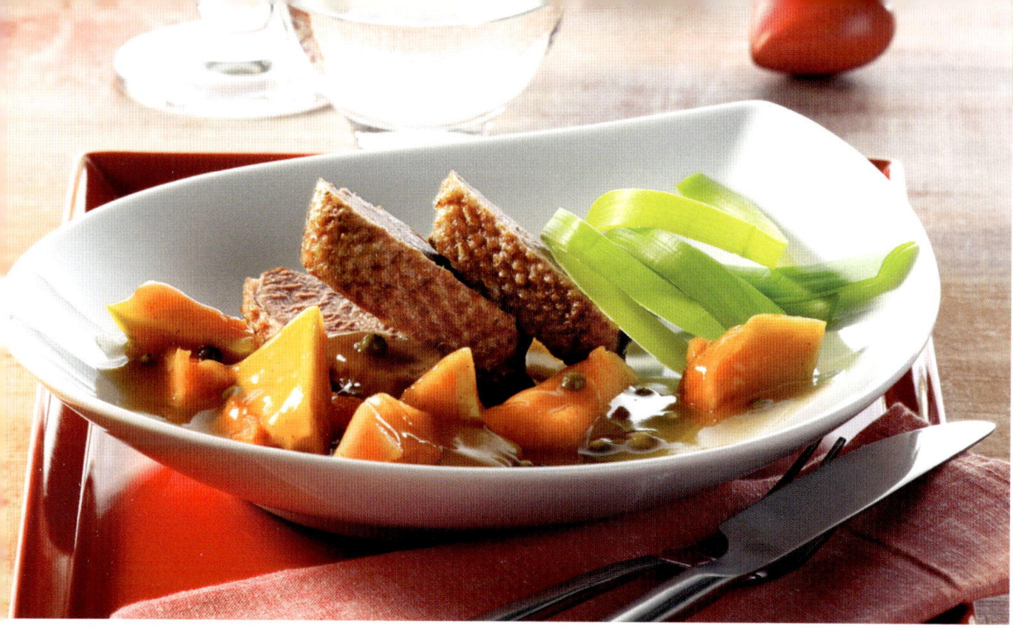

Entenbrustfilets mit Papayawürfeln

Zutaten für 2 Portionen:

400 g Entenbrustfilet (= 1 Stück)
Salz, Pfeffer
1 kleine Papaya
1/2 Vanilleschote
1 Schuss Weißwein
1 TL grüne Pfefferkörner
250 ml Hühnerbouillon (z. B. Knorr Hühner Kraftbouillon) (oder Entenfond)
2 EL Soßenbinder (z. B. Mondamin Soßenbinder zum Andicken von hellen Soßen)
1 Prise Zucker
einige Spritzer Zitronensaft
1/2 Stange Lauch, frisch
1 EL Butter

Zubereitung:

1. Entenbrustfilet abspülen und trockentupfen. Mit Salz und Pfeffer würzen. Mit der Hautseite nach unten in eine Pfanne legen und braun braten, Entenbrustfilet wenden und die Fleischseite anbraten. Entenbrustfilet aus der Pfanne nehmen und mit der Hautseite nach oben in eine Auflaufform legen. Im vorgeheizten Backofen bei 180 °C ca. 12–15 Minuten garen. Vor dem Anschneiden 5 Minuten ruhen lassen.
2. Papaya längs aufschneiden, Kerne entfernen und schälen. Papaya würfeln. Vanilleschote längs aufschneiden. Fett aus der Bratpfanne des Entenbrustfilets abgießen. Bratensatz in der Pfanne mit Weißwein ablöschen. Papaya, Vanilleschote und grünen Pfeffer zugeben und kurz anschmoren. Hühnerbouillon oder Entenfond angießen. Soßenbinder einstreuen und unter Rühren 1 Minute kochen. Mit etwas Salz, Zucker und Zitronensaft abschmecken.

3. Lauch putzen, gründlich abspülen und in feine Streifen schneiden. Butter erhitzen und Lauch darin bissfest dünsten. Entenbrust aufschneiden und zusammen mit Papaya und Lauch anrichten.

Exotische Fruchtgrütze

Zutaten für 4 Portionen:

2 gelbe Kiwis und 1 grüne Kiwi
10 Physalis
1 Papaya
1 kleine Mango
2 TL Speisestärke
1 Vanilleschote
150 ml Multivitaminsaft
4 EL Fruchtaufstrich Aprikose (40 % Fruchtanteil)

Zubereitung:

1. Alle Früchte putzen, schälen und klein schneiden, dabei einige Mango- und Kiwispalten zum Garnieren beiseitelegen.
2. Speisestärke mit etwas kaltem Wasser glatt rühren. Die Vanilleschote längs halbieren und das Mark herauskratzen.
3. Multivitaminsaft mit Vanillemark, -schote und Aprikosenfruchtaufstrich zum Kochen bringen. Vanilleschote entfernen. Speisestärke unterrühren und einmal aufkochen lassen. Früchte unterheben.
4. Fruchtgrütze in Glasschalen anrichten und mit Mango- und Kiwispalten garnieren.

Papaya

Von der Papaya, die ganzjährig erhältlich ist, gibt es etwa 50 verschiedene Sorten. Neuere Sorten bilden meist kleinere, dafür aber aromatischere Früchte. Papayas werden in ihrer Heimat unreif geerntet und dann verschickt. In unseren Handel gelangen sie grüngelb bis gelb. Auf den Kauf von grünen Papayas verzichtet man lieber, denn sie wurden zu früh geerntet und reifen auch nicht mehr nach. Eine reife Frucht besitzt eine gelbe Schale und gibt auf leichten Fingerdruck nach. Das Stückgewicht beträgt zwischen 400 und 600 Gramm. Möchte man die Frucht roh verzehren, so teilt man sie der Länge nach, entfernt die Kerne, beträufelt das Fleisch zur Geschmacksverbesserung mit Zitronensaft und löffelt die Papaya aus. Geschält und zerteilt reicht man sie zu Joghurt, Eis, Obstsalat oder pikanten Gerichten wie Schweinefleisch, Schinken, geräuchertem Lachs oder Krabben.

Gefüllte Papaya

Zutaten für 4 Portionen:

2 reife Papayas

200 g Walnuss-Pistazien-Käse

frische Zitronenmelisse
Limonenschale

Zubereitung:

1. Papaya waschen und halbieren. Kerne entfernen, Fruchtfleisch herauslösen und würfeln.
2. Käse in kleine Stücke schneiden. Die Papayahälften mit dem Käse und den Fruchtstücken füllen und mit Zitronenmelisse und Limonenschale verzieren.

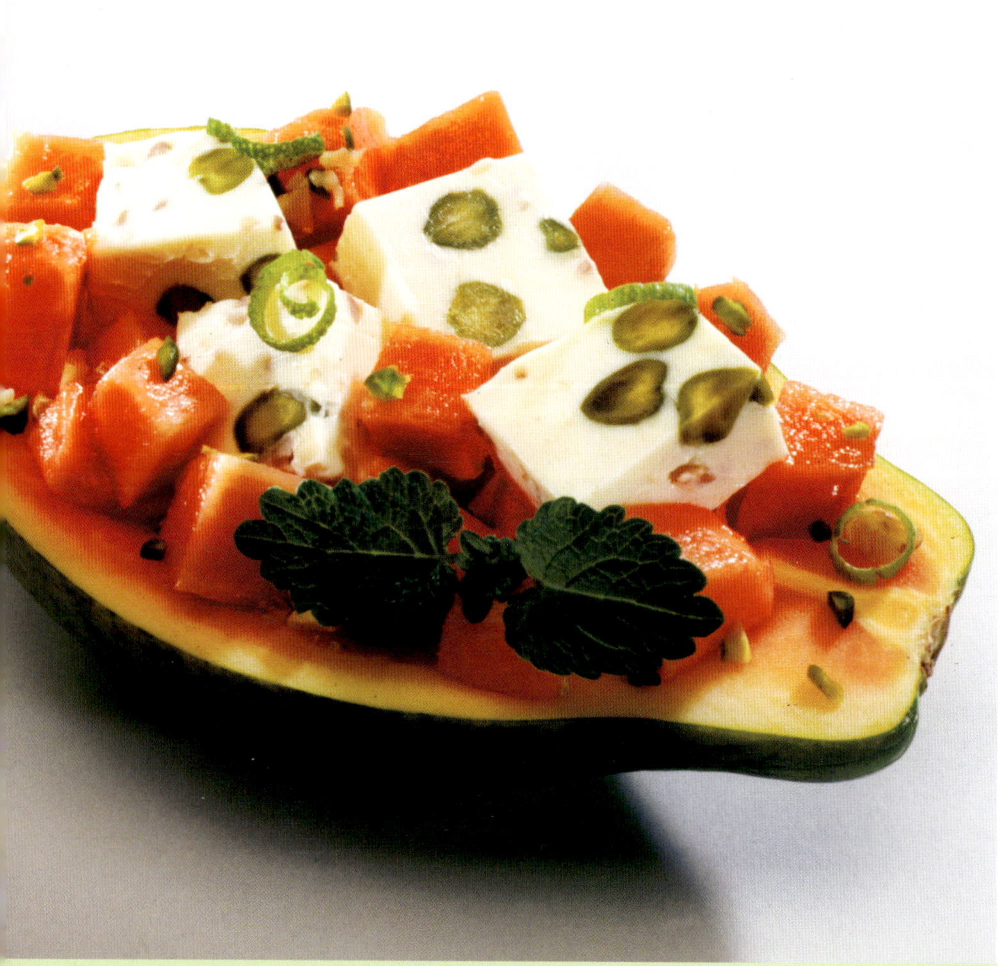

Paprika

Die unterschiedliche Farbe der Paprika spiegelt den Reifegrad wider und ergibt sich durch verschiedene Carotinoid-Farbstoffe. Die enthaltenen Flavonoide und Carotine wirken antioxidativ, reduzieren das Risiko für Herz-Kreislauf-Erkrankungen und schützen die Körperzellen. Den höchsten Vitamin-C-Gehalt haben jedoch rote Paprika.

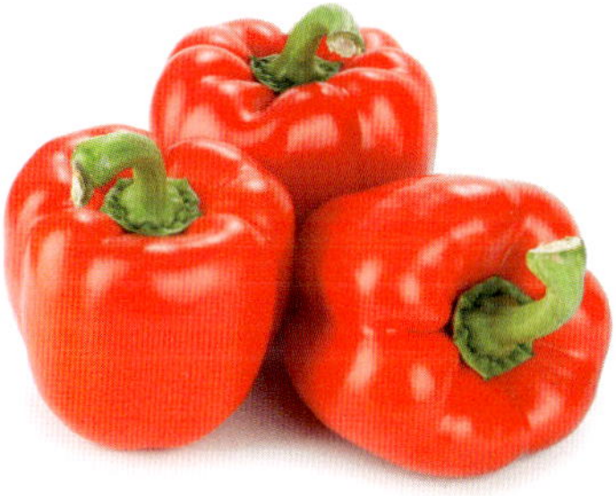

Nährstoffe pro 100 g Gemüsepaprika rot

Energiegehalt: 37 kcal	Vitamin C: 140 mg
Kalium: 260 mg	Balllaststoffe: 3,6 g
Magnesium: 14 mg	Eisen: 0,6 mg
Zink: 0,3 mg	Vitamin E: 2900 µg
Kalzium: 10 mg	Kalzium: 10 mg
Vitamin A: 354 µg	

Gesundheitlicher Nutzen

Mit ihrem hohen Antioxidantiengehalt helfen Paprikas bei der Vorbeugung von Krebserkrankungen, grauem Star und Schlaganfällen. Vitamin C stärkt zudem das Immunsystem und hilft bei der Ausscheidung schädlicher Stoffe. Paprikas haben wenig Kalorien, sind fettfrei, kurbeln die Fettverbrennung an und helfen mit einem hohen Ballaststoffgehalt bei der Verdauung. Aufgrund des scharf schmeckenden Inhaltsstoffs Capsaicin können Paprikas auch bei Verdauungsstörungen, Blähungen und Durchfall eingesetzt werden. Sie blockieren Gärungsprozesse im Darm und wirken entkrampfend auf den Verdauungstrakt. Aufgrund ihres hohen Kalziumanteils stärken die Inhaltsstoffe der Paprika zudem Knochen und Gelenke.

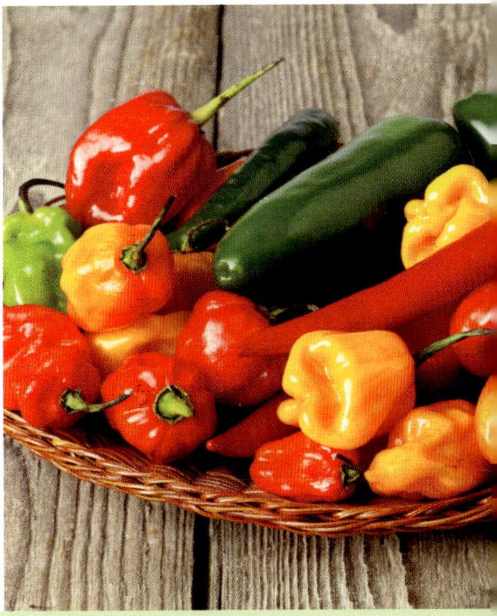

Vorsicht

Die schärferen Paprikasorten stehen im Verdacht, Bauchschmerzen, Durchfall und Blasenirritationen auszulösen. Zudem kann es vereinzelt zu einer Allergie, meist einer Kreuzallergie mit Birkenpollenallergien, kommen.

REZEPT

Ajvar

Zutaten für 6 Portionen:

3 rote Paprikaschoten
10 EL Olivenöl
1 Aubergine (ca. 300 g)
1 rote Peperoni
2 Knoblauchzehen
1 Zwiebel
1 Fleischtomate (ca. 250 g)
2 EL Zitronensaft
frisch gemahlener Pfeffer
Salz
Paprikapulver edelsüß

Zubereitung

1. Paprikas waschen, trockentupfen, halbieren, Stiele und Kerne entfernen und vierteln.
2. Mit der Hautseite nach oben auf ein mit Backpapier ausgelegtes und mit 2 EL Olivenöl gefettetes Backblech legen. Im auf ca. 200 °C vorgeheizten Backofen ca. 15 Minuten backen, bis die Haut Blasen wirft. Herausnehmen, 10 Minuten unter einem feuchten, sauberen Tuch ruhen lassen und häuten.
3. Aubergine waschen, Stielansatz entfernen, dünn schälen und würfeln. Peperoni in Hälften schneiden und Kerne herauslösen. Knoblauch und Zwiebel schälen und würfeln. Tomate kreuzweise einscheiden, kurz in kochendes Wasser geben, abschrecken, Haut abziehen, halbieren, Stielansatz und Kerne entfernen und würfeln.
4. Zutaten mit Zitronensaft und 8 EL Olivenöl in einer hohen Rührschüssel mit dem Pürierstab zerkleinern (jedoch nicht zu Mus). Soße mit Pfeffer, Salz und Paprika würzen. Passt z. B. gut zu Vollkornreis und gegrilltem Gemüse.

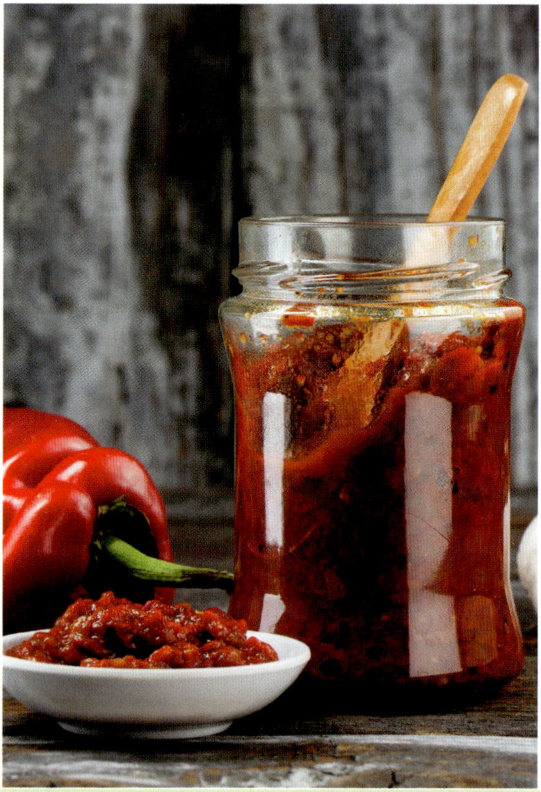

Quinoa

Quinoa gehört zu den besten pflanzlichen Eiweißlieferanten und enthält alle neun essenziellen Aminosäuren. Zudem ist es glutenfrei, sodass es auch bei Getreideunverträglichkeit und Neigung zu Candidainfektionen gegessen werden kann.

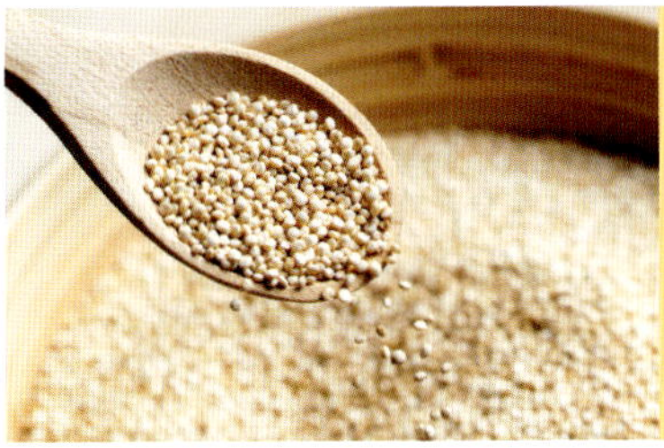

Nährstoffe pro 100 g Quinoa ungekocht

Energiegehalt: 368 kcal
Kalzium: 47 mg
Eisen: 4,6 mg
Ballaststoffe: 7 g
Kalium: 563 mg
Vitamin B6: 0,5 mg

Gesundheitlicher Nutzen

Inhaltsstoffe wie Magnesium helfen gegen Gefäßverengungen, die bei Migräne eine große Rolle spielen, verbessern den Energiestoffwechsel von Muskel- und Gehirnzellen, schützen vor Muskelkrämpfen und fördern für die körperliche Leistungsfähigkeit. Die Aminosäure Lysin schützt vor der Ausbreitung von Krebszellen und bietet Hilfe bei Arteriosklerose sowie allergischen und entzündlichen Prozessen. Quinoa besitzt einen sehr niedrigen glykämischen Index. Daher ist es auch ein gutes Lebensmittel für Menschen, die Diabetes oder Übergewicht haben oder unter Heißhungerattacken leiden. Der hohe Anteil ungesättigter Fettsäuren (darunter auch Omega-3-Fettsäuren) im Samenöl wirkt sich positiv auf den Cholesterinspiegel sowie Herz und Kreislauf aus. Die vielen Ballaststoffe sättigen und regen die Verdauung an. Der hohe Anteil an Kupfer und Mangan stärkt die Knochen. Die Aminosäure Tryptophan, aus der im Körper das Glückshormon Serotonin gewonnen wird, beruhigt das Nervensystem, wirkt gegen Ängste und Depressionen.

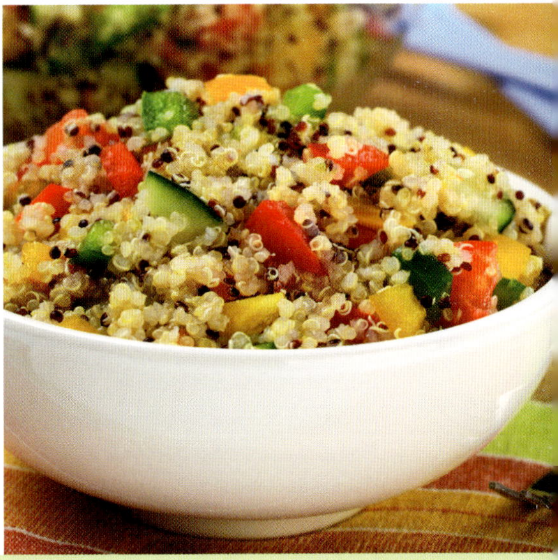

REZEPTE

Quinoa mit Gemüse

Zutaten für 4 Portionen:

150 g Quinoa
300 ml Gemüsebrühe
4 Tomaten
1 Zwiebel
1 Zucchino
je 1 gelbe, rote und grüne Paprikaschote
2 EL Olivenöl
1 Spritzer Zitronensaft
Salz
frisch gemahlener Pfeffer
gemahlener Kreuzkümmel

Zubereitung:

1. Quinoa gut waschen, Gemüsebrühe zum Kochen bringen, Quinoa hinzugeben und zugedeckt bei niedriger Hitze etwa 15 Minuten köcheln lassen, bis er gar ist. Vom Herd nehmen, falls nötig abseihen und abkühlen lassen.
2. Tomaten waschen, Stielansatz und Kerne entfernen und würfeln. Zwiebel schälen und in kleine Würfel schneiden. Zucchino waschen und würfeln. Paprika waschen, entstielen, entkernen und ebenfalls in Würfel schneiden. Zwiebelwürfel in heißem Olivenöl glasig dünsten. Paprika- und Zucchiniwürfel hinzugeben und 3–4 Minuten mitdünsten. Tomaten beimengen, kurz braten und mit Zitronensaft, Salz, Pfeffer und Kreuzkümmel würzen.
3. Quinoa unterheben, erwärmen, abschmecken und servieren.

Quinoa-Buletten

Zutaten für 10 Stück:

200 g Quinoa
1/2 TL jodiertes Meersalz
2 rote Zwiebeln
1 Bund Petersilie
2 gehäufte TL Johannisbrotkernmehl
2 gehäufte TL Senf
1 TL edelsüßes Paprikapulver
Salz
frisch gemahlener schwarzer Pfeffer
3–4 EL Olivenöl

Zubereitung:

1. Quinoa unter Wasser abspülen. Mit 550 ml Wasser und Salz bei starker Hitze etwa 17 Minuten offen kochen lassen, bis das Wasser eingekocht ist.
2. In der Zwischenzeit Zwiebeln schälen und fein würfeln, Petersilie abspülen, trockenschütteln und Petersilienblätter klein hacken.
3. Quinoa bei Bedarf abtropfen lassen und mit Johannisbrotkernmehl, Senf, Zwiebeln und Paprikapulver zu einer kompakten Masse verkneten (bei Bedarf etwas Wasser hinzugeben). Gut mit Salz und Pfeffer würzen und zu Buletten formen. Olivenöl erhitzen und Buletten darin

bei mittlerer bis starker Hitze pro Seite etwa 4 Minuten leicht bräunlich anbraten. Auf Küchenkrepp abtropfen lassen und nach Wunsch garniert servieren.

Quinoa-Kokosnuss-Brei mit Granatapfelkernen

Zutaten für 2 Portionen:

1 Tasse Quinoa
2 Tassen Milch
Vanille
1 Prise Zucker
Kerne von 1/2 Granatapfel
3 EL Kokosflocken

Zubereitung:

1. Quinoa gut mit heißem Wasser abspülen. Mit Milch, Vanille und Zucker in einem Topf verrühren, zum Kochen bringen und bei niedriger Hitze 15 Minuten lang köcheln lassen.
2. Ist der Quinoa zu einem Brei eingekocht, Topf vom Herd nehmen, Granatapfelkerne und Kokosflocken einrühren und servieren.

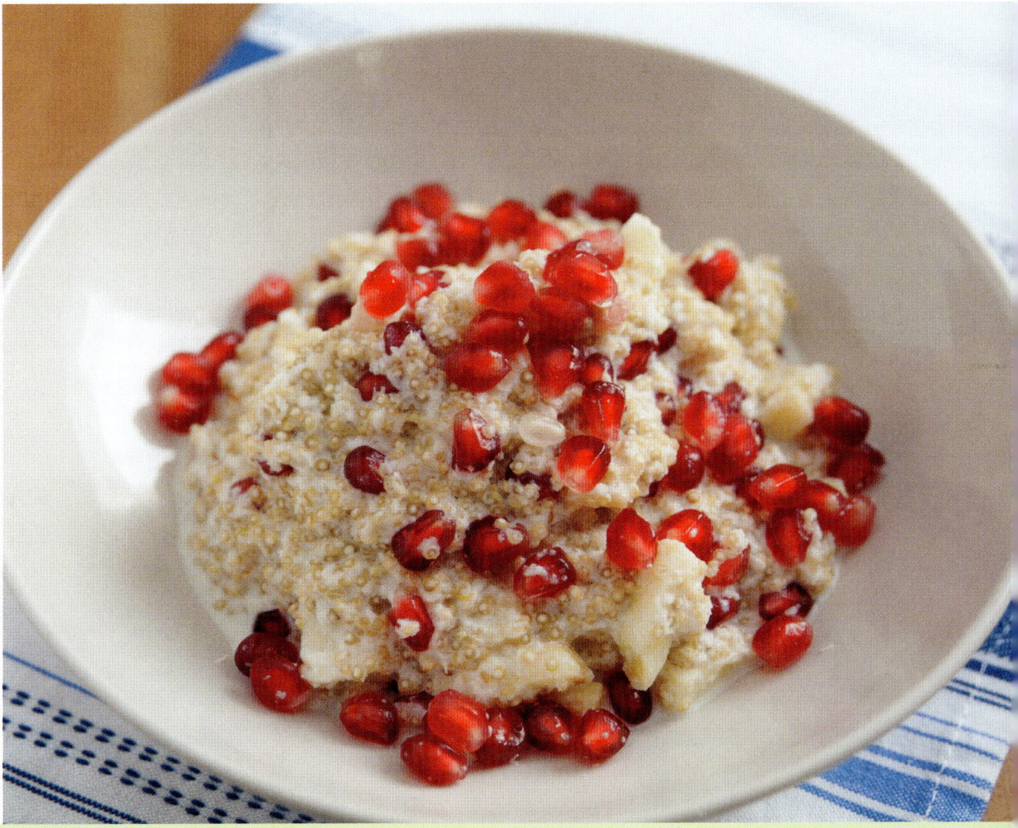

Rote Bete

Rote Bete gehört hierzulande nicht zu den beliebtesten Lebensmitteln, sollte jedoch aufgrund ihrer gesundheitlichen Wirkung und der vielen schmackhaften Zubereitungsmöglichkeiten öfter auf den Tisch kommen. Sie enthält viele gesunde sekundäre Pflanzenstoffe und nützliche Vitalstoffe.

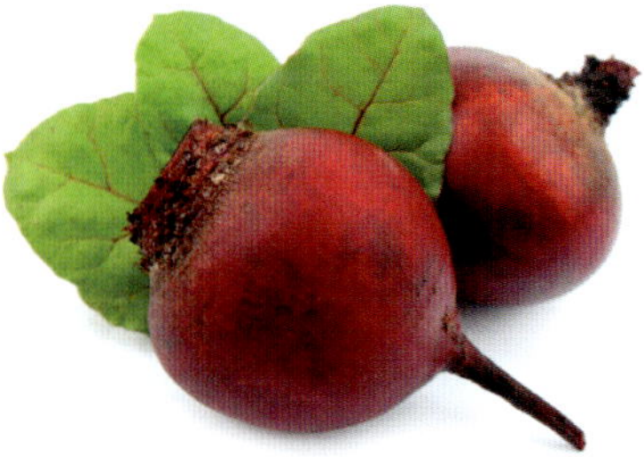

Nährstoffe pro 100 g Rote Bete gegart

Energiegehalt: 32 kcal	Kalium: 157 mg
Folsäure: 48 µg	Kalzium: 29 mg
Eisen: 0,8 mg	Magnesium: 16 mg
Mangan: 146 µg	Phosphor: 43 mg
Kupfer: 79 µg	Zink: 0,3 mg
Vitamin B1: 16 µg	Vitamin A: 2 µg
Vitamin B2: 31 µg	Natrium: 27 mg
Vitamin B6: 36 µg	Eiweiß: 1,4 g
Vitamin C: 6,2 mg	Ballaststoffe: 2,4 g

Gesundheitlicher Nutzen

Die roten Pflanzenfarbstoffe in der Roten Bete stärken die Abwehr und helfen damit bei Erkältung. Der sekundäre Pflanzenstoff Betain regt die Funktion der Leberzellen an und kräftigt die Gallenblase. Somit sorgt die Rote Bete für eine gut funktionierende Verdauung und unterstützt die Ausscheidung von Abfall- und Giftstoffen aus dem Körper. Zudem kann Betain den Homocysteinspiegel senken, der für Gefäßschäden und ein erhöhtes Risiko für Herz-Kreislauf-Erkrankungen (z. B. Bluthochdruck, Herzinfarkt) verantwortlich sein kann. Es wird außerdem angenommen, dass ein erhöhter Homocysteinspiegel auch zur Entstehung der Parkinson-

Gesunde Zubereitung

Wer zu Nierensteinen neigt, sollte aufgrund des Oxlasäuregehalts auf Rote Bete verzichten. Um die Umwandlung des enthaltenen Nitrats in krebserregendes Nitrosamin zu verhindert, können Sie Rote Bete mit vitamin-C-haltigen Lebensmitteln zusammen verzehren. Auch die Wahl von Bio-Ware nützt hier. Die Blätter der Roten Bete enthalten ein Vielfaches an Nährstoffen, sodass es sich empfiehlt, diese ebenfalls zu sich zu nehmen, z. B. als Salat oder entsaftet als Smoothie.

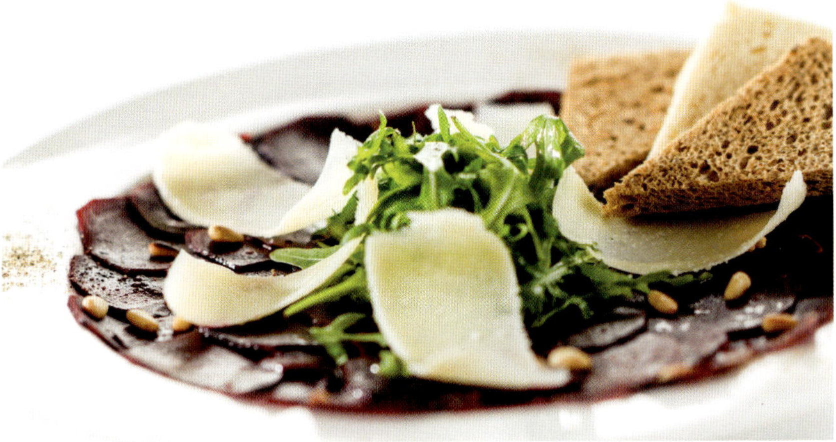

Krankheit und von Alzheimer beitragen kann. Betain gilt auch als Stimmungsaufheller, da es den Serotoninspiegel erhöhen kann. Für Schwangere ist die enthaltene Folsäure wichtig, da sie das Ungeborene vor dem sogenannten offenen Rücken (Spina bifida) und der Lippen-Gaumen-Spalte schützt. Rote Bete wird auch vorbeugend gegen Darmkrebs und Leukämie sowie in der Tumortherapie eingesetzt. Der regelmäßige Verzehr lindert auch Abszesse, Furunkel und Akne.

REZEPTE

Rote-Bete-Carpaccio

Zutaten für 2 Portionen:

2 Knollen Rote Bete (geschält und gegart)
2 Champignons
2 Handvoll Rucola
Pinienkerne
etwas Balsamico
Olivenöl
Pfeffer, Salz
etwas gehobelter Parmesan

Zubereitung:

1. Fertig geschälte und gegarte Rote Bete in sehr dünne Scheiben schneiden und auf einem Teller auffächern. Champignons ebenfalls hauchdünn schneiden und in die Tellermitte legen. Eine Handvoll Rucola darauf verteilen. Pinienkerne ohne Öl in der Pfanne anbräunen und darübergeben.

2. Balsamico mit einem Schuss Olivenöl, Pfeffer und Salz vermischen und über den Salat geben. Parmesan hobeln und Carpaccio mit einigen Stücken Parmesan belegt servieren. Dazu schmeckt Vollkornbrot.

Rote-Bete-Chutney

Zutaten für 2 Gläser:

400 g Rote Bete
Salz
200 g säuerliche Äpfel (z. B. Boskop)
150 g Zwiebel
20 g frischer Ingwer
50 ml trockener Rotwein
200 ml Rotweinessig
6 Pimentkörner
3 Gewürznelken
5 EL Rosinen
5 EL brauner Zucker

Zubereitung:

1. Rote Bete waschen, ca. 20 Minuten in Salzwasser kochen, sodass die Rote Bete noch hart ist. Wasser abgießen. Rote Bete mit Gummihandschuhen schälen und klein würfeln.
2. Äpfel und Zwiebeln schälen. Kerngehäuse der Äpfel entfernen und Fruchtfleisch in Würfel schneiden. Zwiebeln in Scheiben schneiden. Ingwer schälen und klein hacken.
3. Rotwein, Essig, Pimentkörner und Gewürznelken zusammen aufkochen, Apfel- und Zwiebelstücke hinzugeben und etwa zehn Minuten köcheln lassen. Rote Bete, Rosinen, Ingwer und Zucker hinzufügen und nochmals 15 Minuten köcheln lassen.
4. Pimentkörner und Nelken entfernen. Chutney mit etwas Salz abschmecken, in sterisilierte Gläser abfüllen und Gläser gut verschließen. Auf einem feuchten Tuch auf den Deckel gestellt ca. 15 Minuten abkühlen lassen, dann Gläser umdrehen und ganz auskühlen lassen.
5. Dunkel und kühl aufbewahren und rasch nach dem Öffnen verbrauchen.

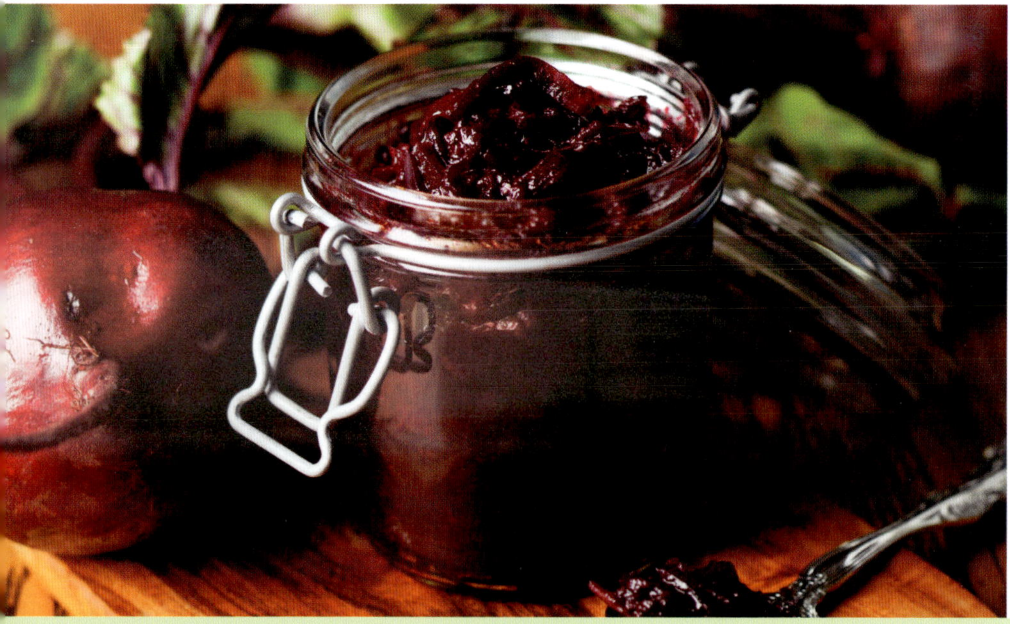

Salat

Salat sättigt gut bei einer sehr geringen Kalorienmengen. Ballaststoffe fördern die Verdauung. Vor allem vor den Mahlzeiten gegessen kann er dabei helfen, abzunehmen.

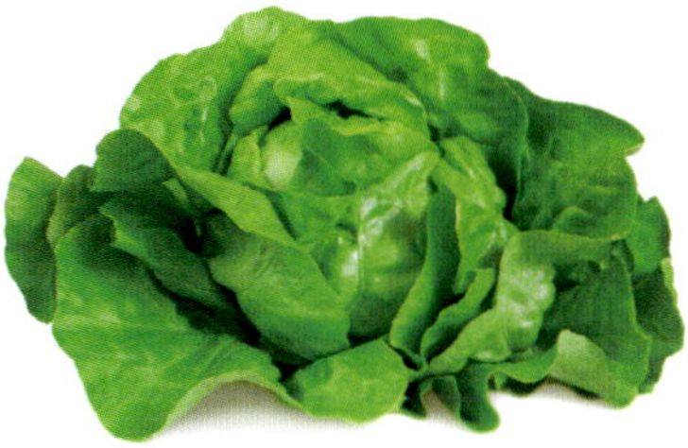

Nährstoffe pro 100 g frischer Feldsalat

Energiegehalt: 14 kcal	Vitamin E: 600 µg
Vitamin C: 35 mg	Folsäure: 30 µg
Betacarotin: 3900 µg	Ballaststoffe: 1,8 g
Magnesium: 13 mg	

Gesundheitlicher Nutzen

Mit regelmäßigem Salatgenuss sinkt das Risiko, Typ-2-Diabetes zu entwickeln. Salat liefert Vitamin C, das für die Immunabwehr wichtig ist und vor Infektionskrankheiten schützen kann. Das enthaltene Eisen bei der Vorbeugung von Blutarmut trägt dazu bei, Muskeln, Nerven und Gehirn zu stärken und die Leistungsfähigkeit zu erhalten. Die enthaltene Folsäure beugt bei Schwangeren dem Risiko des sogenannten offenen Rückens beim Ungeborenen vor. Zugleich versorgt Salat den Körper mit verschiedenen sekundären Pflanzenstoffen, die bei der Prävention von Herz-Kreislauf-Erkrankungen wie Arteriosklerose und Bluthochdruck nützlich sind. In Feldsalat, Chicorée und Endivien ist eine große Menge an Betacarotinen enthalten, die die Alterung verzögern, vor typischen Altersbeschwerden und die Haut vor UV-Strahlen schützen.

Verzehrempfehlungen

Gesunde Salate wie Feldsalat, Chicoree, Radicchio und Winterportulak gewinnen noch dazu, wenn man sie mit Nährstoffen aus anderen Gemüsesorten kombiniert wie z. B. Lycopin aus Tomaten (siehe Seite 150) oder Betacarotine aus Karotten oder der roten Paprika (siehe Seite 125). Wer abnehmen will, bereitet ein Essigdressing zu, denn das verlangsamt die Aufnahme von Kohlenhydraten. Verzichten Sie auf Salat aus dem Treibhaus und fertig abgepackten Salat, denn hier ist die Nährstoffdichte gering. Bevorzugen Sie stattdessen die saisonal wachsenden Sorten.

REZEPT

Blattsalat mit Putenbrust

Zutaten für 2 Portionen:

2 Stück Putenbrust (à 75 g)
Jodsalz
Pfeffer
Currypulver
2 EL Pflanzenöl (z. B. Becel Omega-3 Pflanzenöl)
2 EL Sherry-Essig
150 g Blattsalat
12 Cocktailtomaten
50 g Sojabohnensprossen
200 g Mangofruchtfleisch
1 Handvoll Kerbelblättchen
2–3 EL Gemüsebrühe (z. B. von Knorr)
1 Knoblauchzehe
4 Scheiben Vollkorn-Baguette

Zubereitung:

1. Putenbrust waschen, trockentupfen und mit Jodsalz, Pfeffer und Currypulver einreiben. 1 EL Pflanzenöl mit 1 EL Sherry-Essig verrühren, Putenbrust mit der Mischung beträufeln und ca. 15 Minuten marinieren.
2. Salatblätter waschen, putzen, in mundgerechte Stücke zupfen und auf einem Teller anrichten. Cocktailtomaten waschen und halbieren. Sojabohnensprossen heiß waschen, abtropfen lassen, Mangofruchtfleisch in Spalten schneiden und zusammen mit Tomaten, Sprossen und Kerbelblättchen auf den Blattsalat geben.
3. Putenbrust in einer beschichteten Pfanne ohne weitere Fettzugabe von beiden Seiten jeweils 2–3 Minuten knusprig braun braten. Das Fleisch herausnehmen und kurz abkühlen lassen.
4. Inzwischen für das Dressing restliches Pflanzenöl mit Gemüsebrühe, restlichem Sherry-Essig, abgezogenem, durchgepresstem Knoblauch, Jodsalz und Pfeffer mischen. Putenbrust in Streifen schneiden und auf den Salat geben. Kurz vor dem Servieren das Dressing über den Salat gießen und mit den Baguettescheibchen servieren.

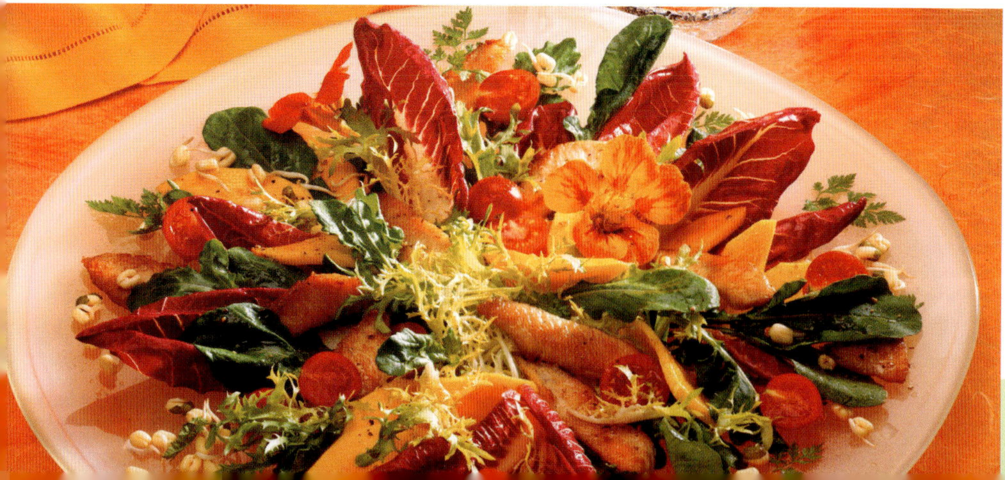

Schalen- und Krustentiere

Ob Miesmuscheln, Jakobsmuscheln, Krebse, Hummer oder Garnelen – Schalen- und Krustentiere sind stets herzgesunde Proteinlieferanten. Sie liefern zudem viele Vitamine und sind dabei sehr kalorienarm. So enthalten z. B. Muscheln durchschnittlich pro 100 Gramm nur 60 Kalorien und ca. 1,3 Gramm Fett.

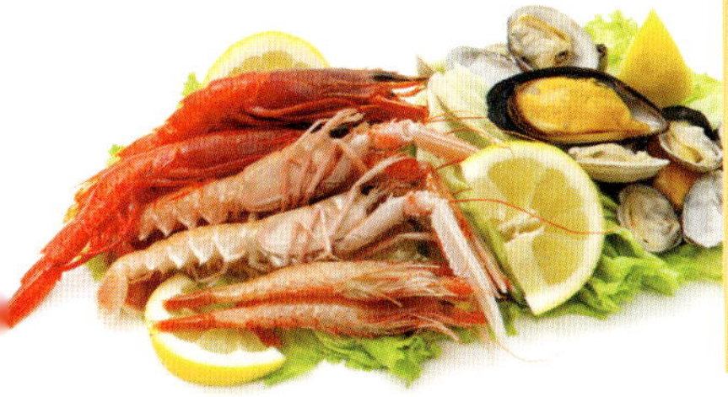

Nährstoffe pro 100 g Miesmuscheln frisch

Energiegehalt: 67 kcal	Vitamin D: 8 µg
Eiweiß: 9,8 g	Vitamin B1: 160 µg
Fett: 1,3 g	Vitamin B2: 220 µg
Eisen: 5,1 mg	Vitamin B3: 1600 µg
Vitamin B12: 8 µg	Phosphor: 197 mg
Zink: 2,7 mg	Kalzium: 27 mg
Jod: 130 µg	Magnesium: 36 mg
Vitamin A: 54 µg	Vitamin B6: 76 µg

Gesundheitlicher Nutzen

Die meisten Schalen- und Krustentiere besitzen einen niedrigen Cholesterinwert und Fettgehalt. Vor allem der Gehalt an gesättigten Fettsäuren ist dabei gering. Zudem sind sie reich an „guten" Omega-3-Fettsäuren, die in Verbindung mit einem niedrigen Blutcholesterin und einem

Monate mit „r"

Muscheln soll man nur in den Monaten mit „r" essen, heißt es. Dies hing mit der Gefahr der Muschelvergiftung durch die mit der Algenblüte im Sommer verbundene Bildung von Toxinen zusammen, die die Muscheln aufnahmen. Zudem bestanden früher schlechtere Lagerbedingungen, die in den heißen Monaten zu einem schnellen Verderb führten. Dieses Risiko ist heute sehr gering, da die Muscheln nach der Ernte in speziellen Meerwasserabschnitten an der Küste lagern, wo sie Verunreinigungen wieder ausscheiden. Die Muscheln werden zudem auf Toxinbelastung kontrolliert. Dennoch ist der Verzehr von Juni bis August weniger empfehlenswert, da es in der Laichzeit zu Geschmacksbeeinträchtigungen kommen kann. Frische Muscheln sollten gekühlt gelagert und spätestens am nächsten Tag verzehrt werden.

geringeren Risiko für Herz-Kreislauf-Erkrankungen stehen. Außerdem sind Garnelen, Venus- und Miesmuscheln sowie Austern eine gute Eisenquelle. Einige Schalentiere enthalten zudem viel Vitamin B12, das für die Produktion der roten Blutkörperchen und die Nervenfasernfunktion wichtig ist. Darüber hinaus versorgen sie den Körper mit dem für den Schilddrüsenstoffwechsel wichtigen Jod.

REZEPTE

Miesmuscheln und Venusmuscheln in Tomatensoße

Zutaten für 4 Portionen:

500 g Miesmuscheln
500 g Venusmuscheln
Olivenöl extra vergine
2 Knoblauchzehen (geschält und gehackt)
1 kleine rote Chilischote (gewaschen und gehackt)
1 Bund Petersilie (gehackt)
3 sehr reife Tomaten
1/2 Glas Weißwein
Salz, Pfeffer

Zubereitung:

Dieses Gericht gehört zu den traditionellen Antipasti. Man kann es aber auch als zweiten Gang oder als Pastasoße reichen. Wichtig ist, die Miesmuscheln vor dem Kochen gründlich zu putzen. Wenn Sie sie nicht schon geputzt kaufen können, dann halten Sie sich an folgende Anleitung:

1. Die Muscheln in kaltes Salzwasser legen. Den „Bart" entfernen. Dazu den Bart festhalten und mit einem kräftigen Ruck in Richtung der zusammengewachsenen Seite der Miesmuschel abziehen. Dabei darauf achten, dass die Muschel nicht komplett geöffnet wird. Die Miesmuscheln so lange im frischen Salzwasser spülen, bis das Wasser klar bleibt.
2. Miesmuscheln und Venusmuscheln unter fließendem Wasser gründlich spülen. Olivenöl in einem großen Topf erhitzen, den Knoblauch darin für einige Minuten anbraten, bis er leicht braun ist.
3. Anschließend Miesmuscheln, Venusmuscheln, Chilischote und gehackte Petersilie dazugeben. Alles auf mittlerer Flamme vorsichtig miteinander vermischen und kochen, bis sich die Schalen der Muscheln vollständig geöffnet haben.
4. Tomaten in kleine Würfel schneiden und zusammen mit dem Wein zu den Muscheln geben. Unter gelegentlichem Umrühren 15 Minuten köcheln lassen, dabei darauf achten, dass die Soße nicht zu trocken wird. Mit Salz und Pfeffer abschmecken.

Scampi mit Zitronenschale

Zutaten für 4 Portionen:

1 Knoblauchzehe
1 unbehandelte Zitrone
4 EL Olivenöl (z. B. Bertolli Olivenöl – Olio di oliva)
Salz
Pfeffer
600 g Scampischwänze

Zubereitung:

1. Knoblauch schälen und fein hacken. Zitrone heiß abwaschen. Schale dünn mit einem Sparschäler abschälen und in sehr feine Streifen schneiden. Eine Hälfte der Zitrone auspressen.
2. Bis auf die Zitronenschale alle Zutaten mit 3 EL Olivenöl zu einer Marinade verrühren und mit Salz und Pfeffer abschmecken. Die Hälfte der Marinade über die Scampi geben.
3. Restliches Olivenöl in einer Pfanne erhitzen. Scampi zufügen und bei mittlerer Hitze ca. 2 Minuten auf jeder Seite braten. Die restliche Marinade in die Pfanne geben, die Zitronenschale darüberstreuen und heiß werden lassen. Sofort servieren.

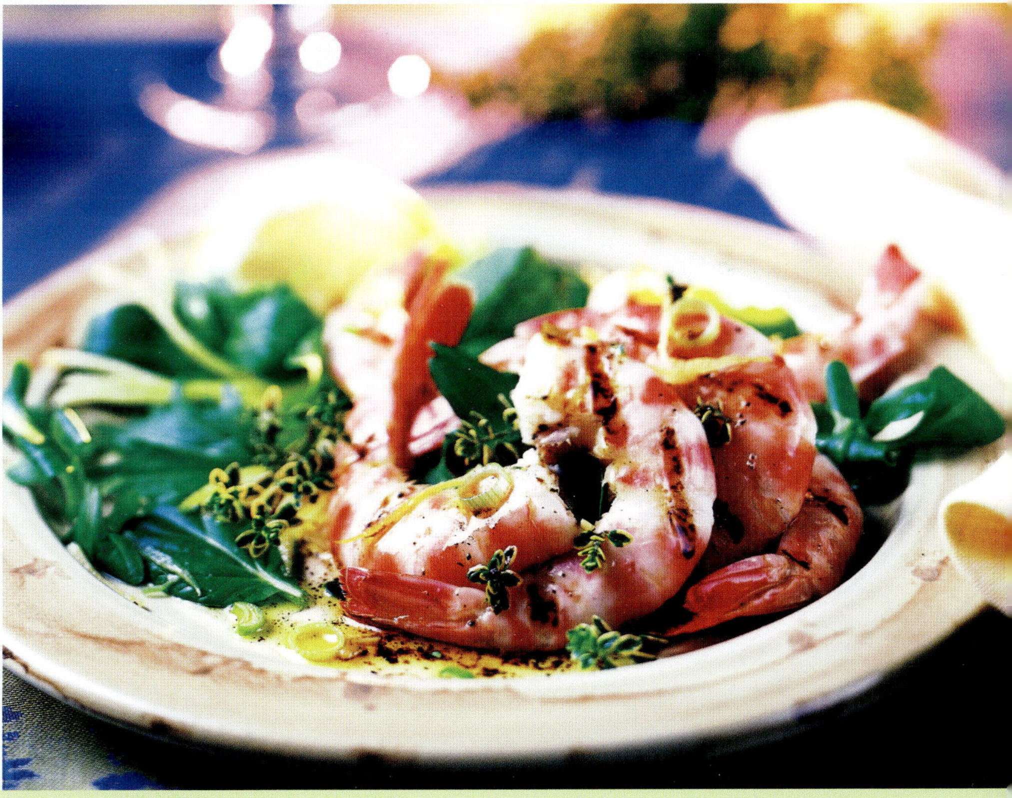

Sojabohnen und Sojaprodukte

Immer mehr Menschen ernähren sich vegetarisch und so werden auch Sojaprodukte immer beliebter. Sojabohnen gehören zu den Hülsenfrüchten. Hieraus werden weitere Produkte wie Sojamilch oder Tofu hergestellt. Sojabohnen setzen sich zu ca. 36 Prozent aus Eiweiß zusammen und stellen damit eine hervorragende Proteinquelle dar.

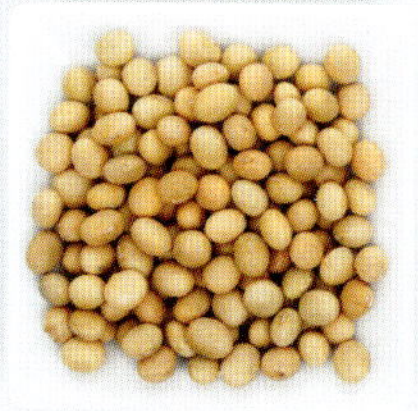

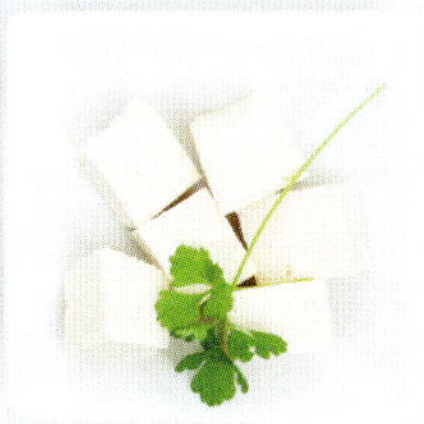

Nährstoffe pro 100 g Sojabohnen

Energiegehalt: 143 kcal
Eiweiß: 11,9 g
Ballaststoffe: 3 g
Kalzium: 130 mg
Magnesium: 24 mg
Zink: 0,3 mg
Eisen: 3,1 mg
Kalium: 250 mg

Gesundheitlicher Nutzen

Mit ihrem hohen Ballaststoffgehalt machen Sojabohnen lange satt, regen die Verdauung an und halten den Darm gesund. Soja kann die Cholesterinwerte senken und Diabetes, Arteriosklerose, Herzinfarkten und Schlaganfällen vorbeugen sowie Entzündungen bei Rheuma lindern. Die östrogenähnlich wirkenden Phytohormone in Soja und Sojaprodukten hemmen den Alterungsprozess, straffen das Bindegewebe und halten die Haut jung. Aufgrund der enthaltenen Isoflavone können Wechseljahrsbeschwerden wie Hitzewallungen, Reizbarkeit oder Schlafstörungen gelindert werden. Das Kalzium und die Proteine aus der Sojabohne beugen zudem Osteoporose vor. Mit vielen Eiweißen und Lecithin verbessern Sojabohnen die Lern- und Gedächtnisleistung. Das enthaltene Lecithin schützt zudem die Leber. Soja fördert auch den Stoffwechsel, sodass Fett ab- und Muskeln aufgebaut werden.

Vorsicht

Vorsicht ist nicht nur bei einer Sojaallergie geboten, sondern auch bei Gicht, denn Soja enthält wie alle Hülsenfrüchte viele Purine. Auch Kleinkinder sollten keine Sojanahrung zu sich nehmen. Zudem wird eine Verminderung der Schilddrüsenfunktion durch erhöhten Sojaverzehr diskutiert. Deshalb ist es hier wichtig, auf eine ausreichende Jodzufuhr zu achten. Die enthaltenen Isoflavone haben im Tierversuch je nach Dosierung eine krebsvorbeugende und zellschützende, aber auch eine krebsfördernde Wirkung gezeigt. Experten empfehlen daher für eine gesunde Ernährung 25 Gramm Sojaprotein täglich, was etwa 800 Milliliter Sojamilch oder 300 Gramm Tofu entspricht.

REZEPTE

Soja-Cevapcici mit Artischocken-Gemüsesaft

Zutaten für 4 Portionen:

100 g (= 1 Portion) Soja-Fertigmischung (z. B. Hensel Soja-Kost Fertig-Mix (Reformhaus)
2 Tomaten
2 Zucchini
1 Aubergine
1 rote Paprikaschote
1 gelbe Paprikaschote
2 Zwiebeln
2 Knoblauchzehen
5 EL Olivenöl
Salz
schwarzer Pfeffer aus der Mühle
1 Zweig frischer Thymian
1 Zweig frischer Rosmarin
800 ml Gemüsesaft
80 ml Artischocken-Presssaft

Zubereitung:

1. Soja-Fertigmischung nach Packungsangabe einweichen. Inzwischen das Gemüse waschen und putzen.
2. Tomaten mit kochendem Wasser überbrühen und häuten. Tomaten, Zucchini, Aubergine und Paprikaschoten in feine Würfel schneiden. Zwiebeln und Knoblauchzehen schälen und fein würfeln.
3. Alles bis auf die Tomaten in 3 EL Öl garen, zum Schluss die Tomaten zugeben und mit Salz, Pfeffer und Kräutern würzen. Aus dem eingeweichten Fertig-Mix Cevapcici formen, diese in dem restlichen Olivenöl rundherum goldgelb braten und auf dem Ratatouille anrichten. Den Gemüsesaft mit dem Artischockensaft mixen und mit Pfeffer und Salz abschmecken. Am besten vor dem Essen trinken.

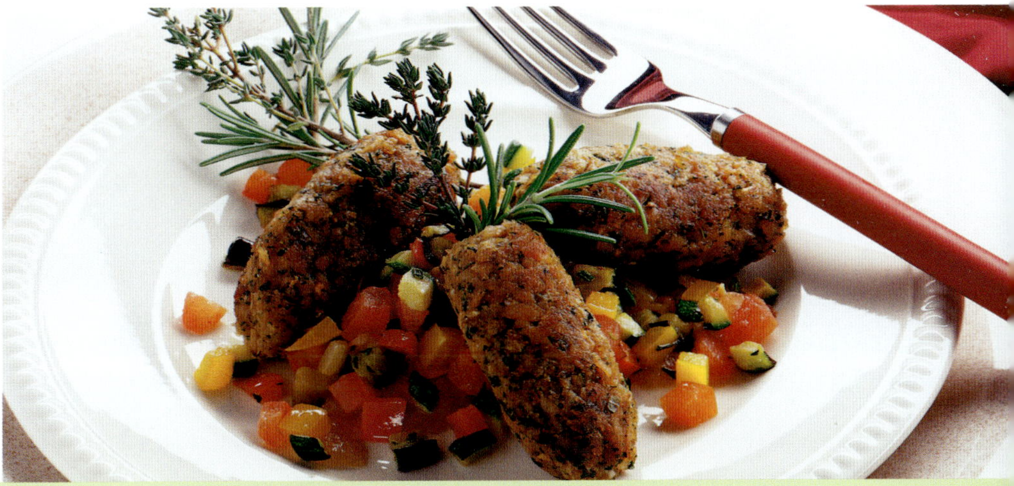

Tofu-Bratling

Zutaten für 12 Stück:

200 g Tofu (natur)
4 EL Margarine (z. B. Rama)
100 g Polenta (Maismehl)
1 leicht gehäufter TL Gemüsebouillon (z. B. Knorr Gemüse Bouillon)
1 Möhre, 1 Zwiebel
1 Ei
Salz, Pfeffer
1–2 Msp. Koriander (gemahlen)

Zubereitung:

1. Tofu mit einer Gabel fein zerdrücken. 1 EL Margarine in einer Pfanne zerlassen und den Tofu darin goldbraun anbraten. Beiseitestellen und abkühlen lassen.

2. Polenta mit Gemüsebouillon mischen und mit 250 ml kochendem Wasser übergießen, kurz quellen und abkühlen lassen.

3. Inzwischen Möhre schälen und raspeln. Zwiebel schälen und in feine Würfel schneiden. Beides mit Tofu und Ei zur Polenta geben und gut vermischen, sodass ein formbarer Teig entsteht. Etwas abkühlen lassen und nach Bedarf noch 1–3 EL kaltes Wasser zufügen. Mit Salz, Pfeffer und Koriander abschmecken.

4. Jeweils 1 EL Margarine in der Pfanne zerlassen. Für jeden Bratling 1 gehäuften EL Teig in die Pfanne setzen, evtl. leicht flach drücken. Bratlinge portionsweise von beiden Seiten je ca. 5 Minuten goldbraun braten.

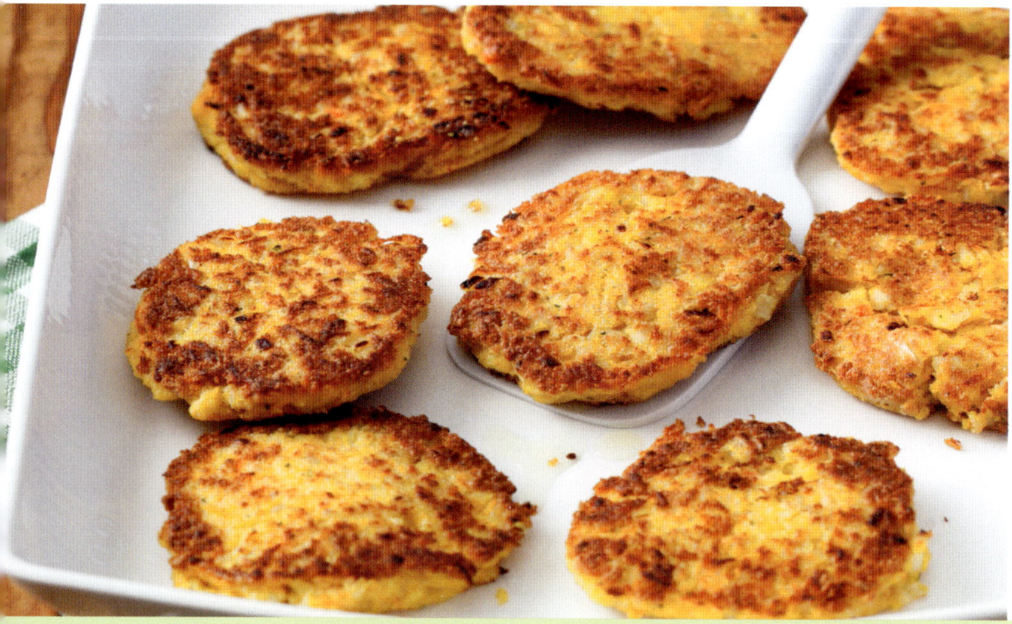

Spargel

Da Spargel zu über 90 Prozent aus Wasser besteht, ist er äußerst kalorienarm. Der besondere Inhaltsstoff des Spargels ist die Asparaginsäure, die die Nierenfunktion anregt und damit entwässernd wirkt – ideal bei Übergewicht oder Wassersucht. Grüner und weißer Spargel sind dabei gleichermaßen gesund.

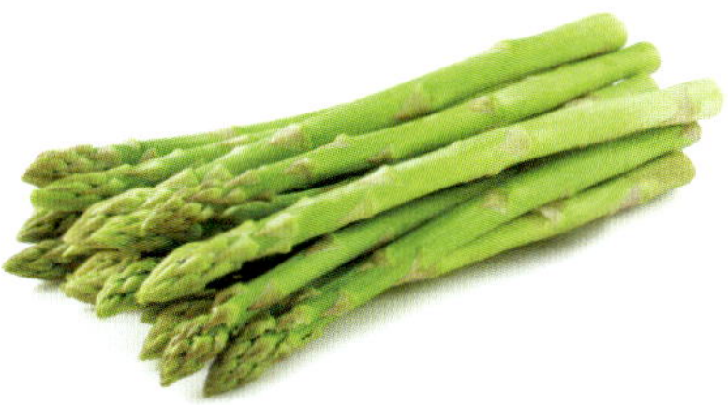

Nährstoffe pro 100 g Spargel gegart

Energiegehalt: 16 kcal
Vitamin C: 10 mg
Vitamin E: 2263 µg
Kalium: 114 mg
Kalzium: 28 mg
Phosphor: 46 mg
Vitamin A: 87 µg
Vitamin E: 2263 µg
Vitamin K: 45 µg
Ballaststoffe: 1,5 g
Eisen: 0,6 mg
Vitamin B1: 61 µg
Vitamin B2: 70 µg

Gesundheitlicher Nutzen

Aufgrund der entwässernden Wirkung werden Abfall- und Giftstoffe aus dem Körper ausgeleitet, das Blut wird gereinigt und die Leber- und Nierenfunktion gestärkt. Spargel enthält zudem viel Kalium, das die Nervenreizleitung unterstützt und den Blutdruck senken kann. Das im Spargel enthaltene Kalzium ist wichtig für Knochen und Zähne. Vitamin A stärkt die Sehkraft, Vitamin K schützt vor Pilzerkrankungen. Auch bei Verstopfung und Blasenproblemen hilft Spargel. Aufgrund seines Folatreichtums senkt Spargel bei Schwangeren das Risiko bestimmter Geburtsfehler bei Neugeborenen. Auch Katersymptome und Erschöpfung kann Spargel lindern. Die sekundären Pflanzenstoffe im Spargel beugen Krampfadern, Herzerkrankungen und Krebs vor. Zudem besitzt der Spargel Wirkstoffe, die das Immunsystem stärken, Viren und Pilze bekämpfen. Durch die blutreinigenden Eigenschaften hilft Spargel gegen chronische Ekzeme und Hautunreinheiten, B-Vitamine sorgen für eine straffe Haut und das im Spargel enthaltene Asparagin regt die Produktion des Glückshormons Serotonin an.

Vorsicht

Personen mit erhöhten Harnsäurewerten sollten auf Spargel lieber verzichten, da es sonst zu Gichtschüben kommen kann. Auch bei Nierensteinen ist Spargel nicht zu empfehlen.

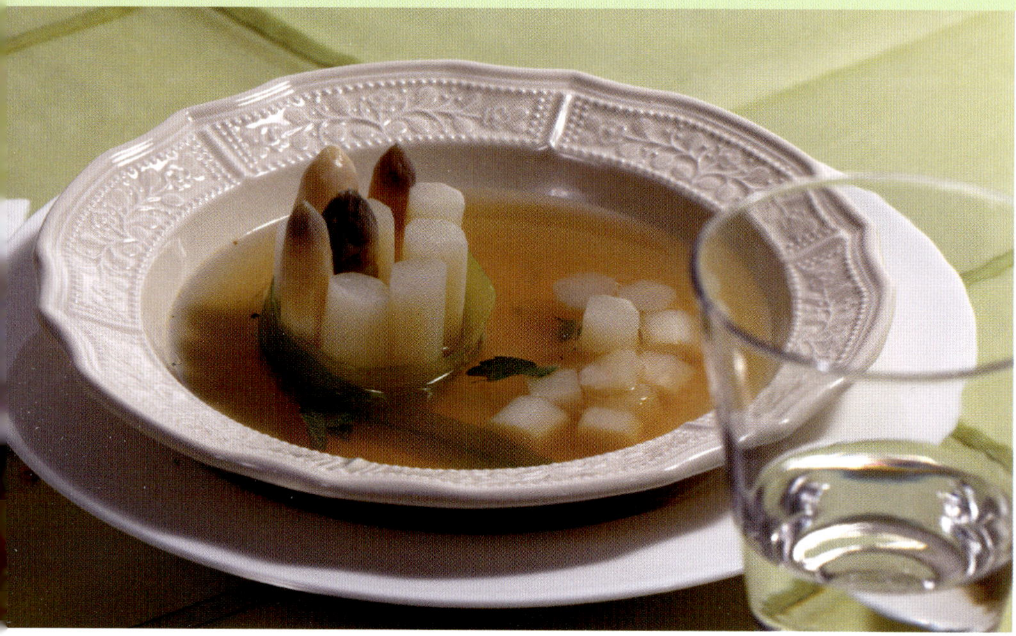

REZEPTE

Klare Spargelsuppe

Zutaten für 3 Portionen:

300 g Spargel
1/2 unbehandelte Zitrone
3 TL Hühnerbouillon (z. B. Knorr Hühner Kraftbouillon)
Zucker, Pfeffer weiß
1 Zweig frische Zitronenmelisse

Zubereitung:

1. Spargel schälen und in 20 ca. 4 cm lange Stücke schneiden, restlichen Spargel in 1 cm dicke Stücke schneiden. Schalen mit etwas Zitronenschale in 750 ml kaltem Wasser aufkochen. Bei schwacher Hitze 10 Minuten kochen.
2. Spargelwasser durch ein Sieb gießen, aufkochen und Hühnerbouillon einstreuen. Große Spargelstücke in der Bouillon 4 Minuten kochen. Kleine Stücke zufügen und weitere 4 Minuten kochen.
3. Suppe mit etwas Zitronensaft, einer Prise Zucker und Pfeffer abschmecken und mit Zitronenmelisseblättchen servieren.

Spargel-Knäcke

Zutaten für 2 Portionen:

50 g rundes Knäckebrot
20 g Halbfettmargarine (z. B. Lätta Joghurt)
4 Salatblätter
1 Chilischote
6 Stangen Spargel
1 Knoblauchzehe
1 Stiel Rosmarin
6 geschälte Scampi
2 EL Keimöl (z. B. Mazola)
Salz
Pfeffer

Zubereitung:

1. Knäckebrot mit Halbfettmargarine bestreichen und mit den gewaschenen, trockengetupften Salatblättern belegen.
2. Chili waschen, entkernen und in Ringe schneiden, Spargel schälen, Knoblauch schälen und halbieren, Rosmarin waschen, trockenschütteln und grob hacken. Scampi waschen, putzen und trockentupfen.
3. Keimöl in einer Pfanne erhitzen, Chili, Knoblauch, Rosmarin, Spargel und die Scampi darin bei mittlerer Hitze ca. 5 Minuten braten, mit Salz und Pfeffer würzen und auf das Knäckebrot legen.

Spargelsalat mit Erdbeeren

Zutaten für 4 Portionen:

500 g weißer Spargel
Salz, Zucker
5 EL Balsamico Bianco (z. B. Bertolli Essig – Balsamico Bianco)
1 EL Honig
8 EL Olivenöl (z. B. Bertolli Olivenöl extra vergine – Gentile)
Pfeffer
500 g Erdbeeren
1 kleiner Bund Brunnenkresse

Zubereitung:

1. Spargel schälen, die Enden abschneiden. Die Stangen in etwa 5 cm lange Stücke schneiden. Etwas Wasser mit Salz und Zucker aufkochen, Spargel hineingeben und ca. 15 Minuten garen. Die Stücke aus der Garflüssigkeit heben, abtropfen und abkühlen lassen.
2. Balsamico Bianco, Honig und Olivenöl verrühren. Mit Salz und Pfeffer abschmecken. Die Hälfte des Dressings über die Spargelstücke geben und marinieren lassen.
3. Erdbeeren putzen, evtl. waschen und halbieren. Brunnenkresse putzen, waschen und trockenschleudern. Salatzutaten mit den Spargelstücken und dem restlichen Dressing mischen, auf Tellern oder einer Platte anrichten und sofort servieren.

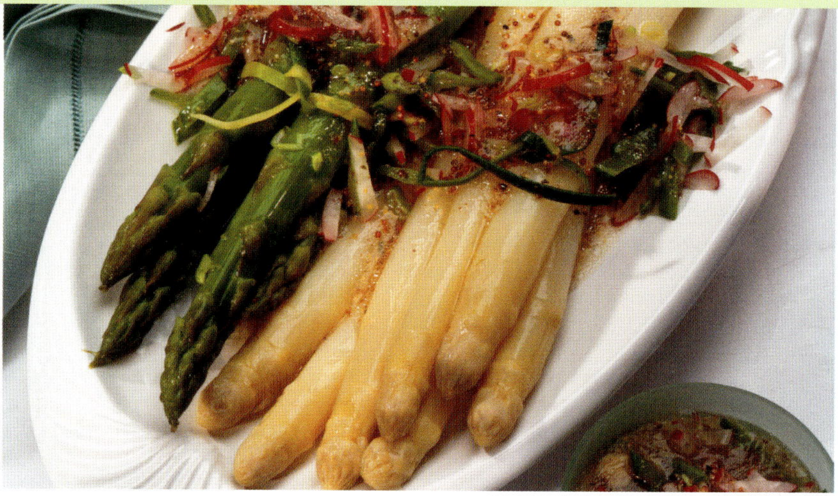

Weißer und grüner Spargel mit Frühlingsvinaigrette

Zutaten für 4 Portionen:

je 500 g weißer und grüner Spargel
Jodsalz
etwas Zucker und Zitronensaft
75 g Zuckerschoten
3 Frühlingszwiebeln
1 Bund Radieschen
3 EL Weißweinessig
1 gehäufter EL Dijon-Senf
frisch gemahlener Pfeffer
4 EL Pflanzenöl (z. B. Becel Omega-3 Pflanzenöl)
frischer Estragon

Zubereitung:

1. Weißen Spargel schälen, Enden abschneiden und den Spargel in siedendem Salzwasser mit etwas Zucker 15–20 Minuten garen.
2. Grünen Spargel waschen, das untere Drittel nur bei mehr als fingerdicken Stangen schälen, Enden abschneiden. Grünen Spargel ca. 10 Minuten in Zitronenwasser garen.
3. Inzwischen Zuckerschoten ca. 2 Minuten in Salzwasser blanchieren und mit kaltem Wasser abschrecken. Restliches Gemüse waschen und putzen. Von den Frühlingszwiebeln vier lange Blätter lösen und kurz durch kochendes Wasser ziehen. Den Rest der Frühlingszwiebeln in Ringe, Radieschen in feine Stifte, Zuckerschoten in Streifen schneiden.
4. Essig mit Senf, Salz und Pfeffer verrühren, das Pflanzenöl unterschlagen. Vinaigrette mit fein gehacktem Estragon abschmecken und vorsichtig unter das Frühlingsgemüse mischen. Den Spargel portionsweise mit einem Frühlingszwiebelblatt bündeln und mit der Vinaigrette anrichten.

Spinat

Spinat ist reich an Vitaminen und Mineralstoffen. Zwar verdankt er seinen Ruf als „Eisenwunder" einem Kommafehler, dennoch hat er mit 3,4 Milligramm pro 100 Gramm einen höheren Eisengehalt als viele andere Gemüsesorten. Daneben besitzt das kalorienarme Gemüse noch viele weitere Mineralstoffe und Vitamine.

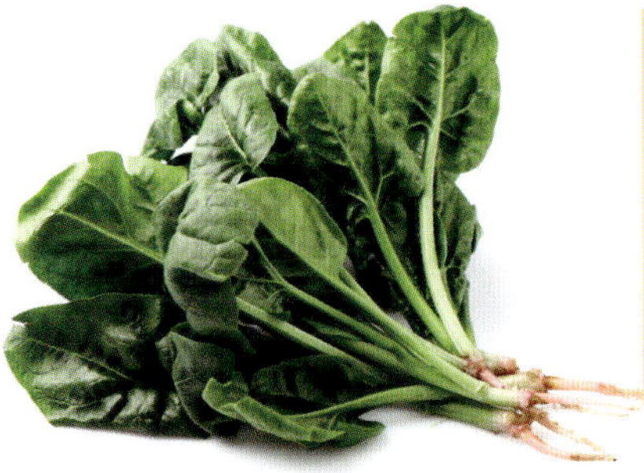

Nährstoffe pro 100 g frischer Blattspinat

Energiegehalt: 16 kcal	Betacarotin: 4800 µg
Kalium: 550 mg	Vitamin E: 1,4 mg
Kalzium: 120 mg	Vitamin A: 781 µg
Natrium: 70 mg	Zink: 0,6 mg
Magnesium: 60 mg	Phosphat 45 mg
Vitamin C: 50 mg	Folsäure: 145 µg
Eisen: 3,4 mg	

Gesundheitlicher Nutzen

Der Verzehr von Spinat unterstützt den Muskelaufbau und dient zur Vorbeugung von Thrombose, Herzinfarkt, Schlaganfall und Diabetes. Zudem trägt er zum Schutz der Augen vor Nachtblindheit, vor freien Radikalen und altersbedingter Makuladegeneration bei. Antioxidative Stoffe beugen zudem bestimmten Krebserkrankungen vor. Spinat erhöht die Funktionsfähigkeit des Herz-Kreislauf-Systems und wirkt sich z. B. günstig bei Bluthochdruck aus. Außerdem schützt er beim Verzehr einer bis zwei Portionen pro Woche vor vorzeitiger Gedächtnisalterung.

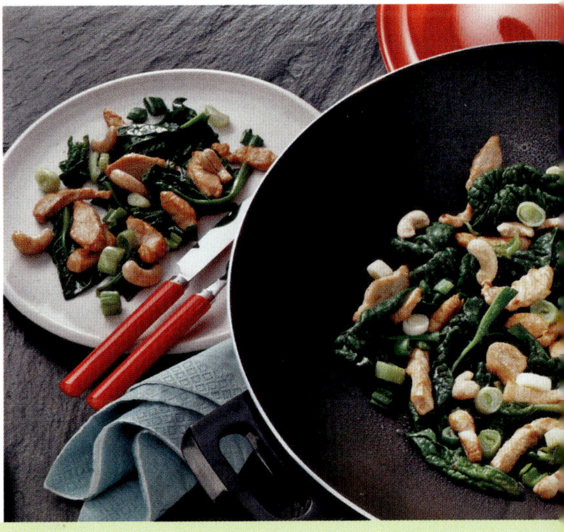

Vorsicht

Wer unter Gicht, Nieren- oder Blasensteinen leidet, sollte wegen des hohen Oxalatgehalts auf Spinat verzichten. Wegen des hohen Nitratgehalts ist er als Säuglingsnahrung nur in Form von kontrollierter Gläschenkost geeignet. Kleinkinder sollten aus demselben Grund keinen aufgewärmten Spinat zu sich nehmen.

REZEPTE

Hähnchen-Spinat-Pfanne

Zutaten für 4 Portionen:

400 g Hähnchenbrustfilet
2 EL Knoblauchöl
100 g Frühlingszwiebeln
300 g frischer Spinat
50 g Cashewkerne
1 TL Brühe (z. B. Knorr Delikatess Brühe)
Salz, Pfeffer

Zubereitung:

1. Geflügelfleisch in dünne Scheiben schneiden und in eine Schüssel geben. Knoblauchöl über die Fleischscheiben träufeln und mischen.
2. Frühlingszwiebeln putzen, waschen und in Ringe schneiden. Spinat putzen und waschen.
3. Fleisch in einer heißen, tiefen Pfanne oder im Wok von beiden Seiten anbraten. Hitze reduzieren. Frühlingszwiebeln und Cashewkerne dazugeben und andünsten. Spinat zufügen, bei schwacher Hitze zusammenfallen lassen und 1–2 Minuten garen. Mit Brühe würzen. Alles gut mischen und mit Salz und Pfeffer abschmecken.

Kartoffelsalat mit Spinat und Räucherfisch

Zutaten für 4 Portionen:

500 g festkochende Kartoffeln
Salz
100 g Spinat
1 Bund Radieschen
100 g Räucherfisch (z. B. Makrele)
1 Zwiebel
125 ml Brühe (z. B. Knorr Delikatess Brühe)
2 EL Weißweinessig
3 EL Öl (z. B. Mazola Keimöl)
2 TL mittelscharfer Senf
Pfeffer
Zucker
1 hart gekochtes Ei

Zubereitung:

1. Kartoffeln mit der Schale in Salzwasser ca. 20 Minuten kochen, abgießen, etwas abkühlen lassen und die Schale abziehen. Kartoffeln in dünne Scheiben schneiden.
2. Spinat putzen, waschen und gut abtropfen lassen. Radieschen putzen, waschen und in Scheiben schneiden. Räucherfisch in Stücke schneiden. Zwiebel schälen und fein würfeln.
3. Für die Marinade Brühe, Essig, Öl, Senf, Salz, Pfeffer, eine Prise Zucker und Zwiebelwürfel verrühren, über die Salatzutaten geben und vermischen. Kartoffelsalat mit Eiwürfeln bestreuen.

Süßkartoffeln

Da Süßkartoffeln reichlich Nähr- und Vitalstoffe besitzen, wurden sie von der amerikanischen Verbraucherorganisation CSPI bereits mit dem Prädikat „nährstoffreichstes Gemüse" ausgezeichnet. Sie lassen sich auf viele Arten zubereiten und besitzen zahlreiche gesundheitlich positive Wirkungen.

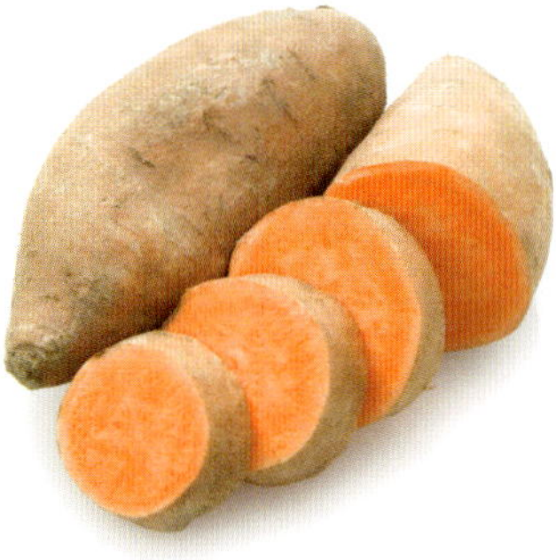

Nährstoffe pro 100 g Süßkartoffeln

Energiegehalt: 111 kcal	Vitamin E: 4560 µg
Mangan: 400 µg	Ballaststoffe: 3,1 g
Kupfer: 160 µg	Kalium: 413 mg
Eisen: 0,9 mg	Kalzium: 35 mg
Vitamin C: 30 mg	Betacarotin: 8555 µg
Vitamin B2: 50 µg	Vitamin E: 4560 µg
Vitamin B6: 270 µg	

Gesundheitlicher Nutzen

Süßkartoffeln enthalten wenig Fett und Kalorien, sind ballaststoffreich, machen satt, regen die Verdauung an und beugen Darmkrebs vor. Sie senken das Risiko für Blutarmut, Bluthochdruck und Diabetes. Auch die Blutcholesterinwerte verbessern sich durch den Genuss. Bestimmte Antioxidantien wirken antientzündlich, helfen bei der Prävention von Arteriosklerose, vorzeitiger Alterung, Rheuma, grauem Star, Alzheimer, Parkinson, Asthma, Gicht und Arthritis. Weitere Inhaltsstoffe stärken das Immunsystem, beugen Krämpfen, Muskelverletzungen, Herzinfarkten und Schlaganfällen vor. Das enthaltene Folat ist bei Schwangeren für die gesunde Entwicklung des Ungeborenen wichtig. Die vitaminreichen Süßkartoffeln stärken die Nerven und beugen Stressreaktionen vor.

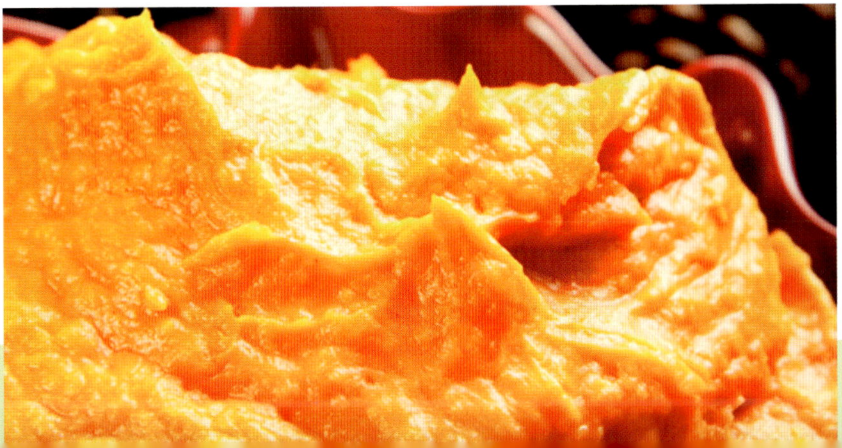

REZEPTE

Süßkartoffelbrei

Zutaten für 2 Portionen:

300 g Süßkartoffeln, geschält
20 g Margarine (z. B. Becel classic)
1/2 TL Kümmel, geröstet
1 EL frische Kräuter (z. B. Schnittlauch, Petersilie, Thymian, gehackt)
1 große Frühlingszwiebel, gehackt

Zubereitung:

Süßkartoffeln kochen, bis sie weich sind. Süßkartoffeln mit der Margarine und den übrigen Zutaten vermischen. Alles zerstampfen. Gericht servieren.

Süßkartoffel-Möhren-Suppe

Zutaten für 6 Portionen:

1 kg rote Süßkartoffeln
2 mittelgroße Zwiebeln
3 große Karotten
2 Knoblauchzehen
wenig Olivenöl
1 TL Currypulver
1 Tasse Kokosmilch
Salz und frisch gemahlener Pfeffer
1 Zweig frische Kräuter nach Wahl

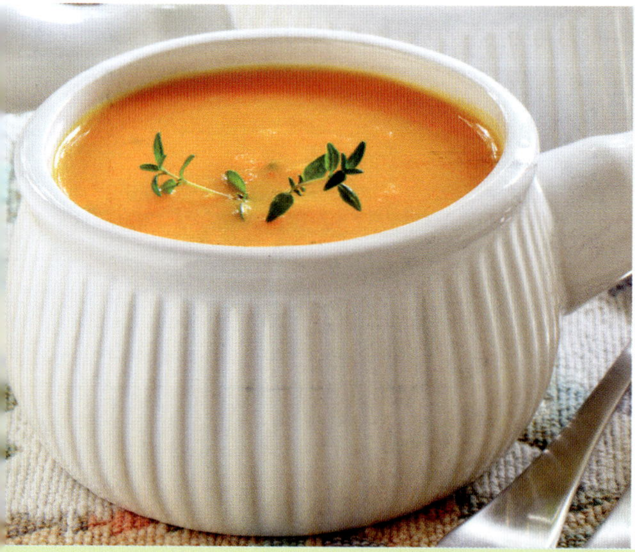

Zubereitung:

1. Süßkartoffeln, Zwiebeln und Karotten schälen und würfeln. Knoblauchzehen abziehen und hacken. Alles in wenig Olivenöl leicht anbraten. Mit 1 l Wasser ablöschen und Gemüse weich kochen.
2. Gemüse mit dem Pürierstab oder in der Küchenmaschine pürieren. Bei Bedarf noch etwas Wasser zugeben.
3. Currypulver und Kokosmilch zugeben und einrühren. Nochmals kurz aufkochen, mit Salz und Pfeffer abschmecken und mit Kräutern garniert servieren.

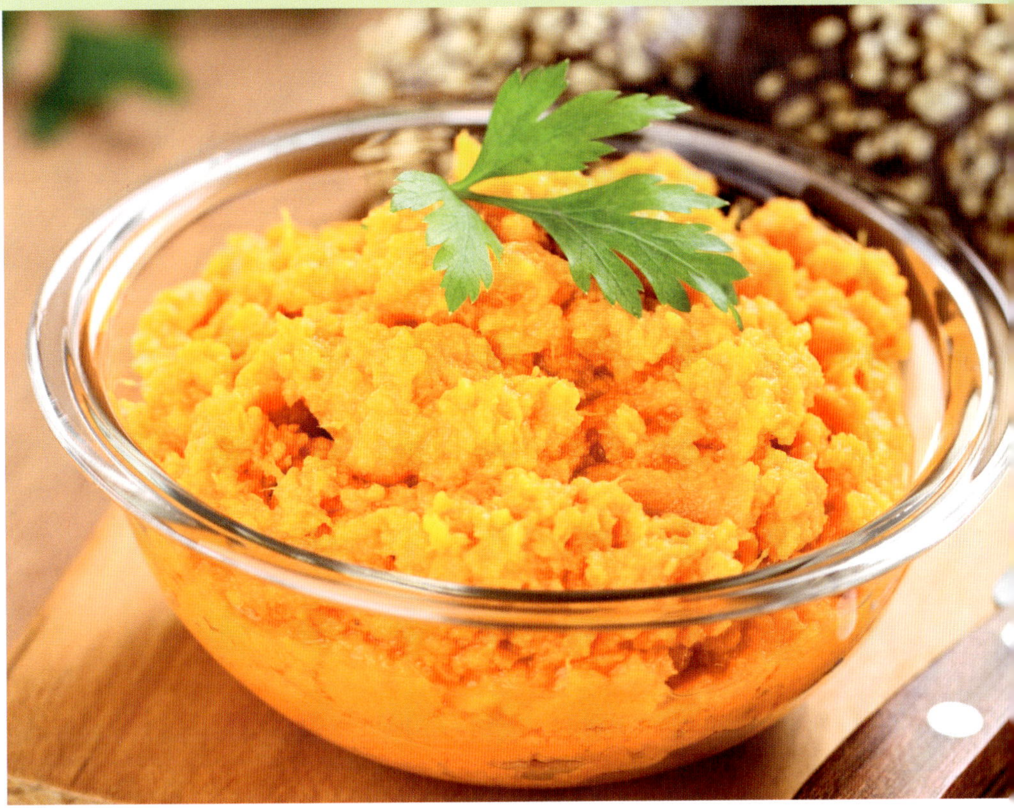

Süßkartoffel-Brotaufstrich

Zutaten für 4 Portionen:

300 g Süßkartoffeln
etwas Salz, 1 EL Olivenöl
etwas frisch gemahlener schwarzer Pfeffer
1 EL Agavendicksaft
1/2 Becher ungesüßter Sojajoghurt
nach Belieben etwas Petersilie

Zubereitung:

1. Süßkartoffeln schälen, würfeln und in etwas leicht gesalzenem Wasser zugedeckt ca. 10 Minuten gar kochen.
2. Wasser in einem Sieb abgießen, Süßkartoffeln pürieren oder durch eine Kartoffelpresse drücken. Olivenöl, Pfeffer, Agavendicksaft, Sojajoghurt und Petersilie unterrühren. Brotaufstrich mit Pfeffer und Salz abschmecken.

Tomaten

Mit zahlreichen gesunden Inhaltsstoffen macht die Tomate ihrem Zweitnamen Paradiesapfel oder Paradeiser alle Ehre. Wegen ihrer vielseitigen Zubereitungsmöglichkeiten wird sie in den Küchen der ganzen Welt geschätzt. Zahlreiche Antioxidantien machen sie zu einem der gesündesten Lebensmittel.

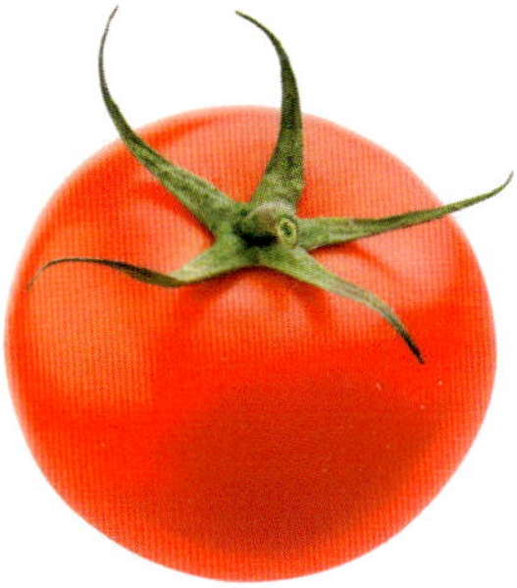

Nährstoffe pro 100 g Tomate

Energiegehalt: 17 kcal	Vitamin B1: 57 µg
Vitamin C: 24,5 mg	Vitamin E: 813 µg
Kalium: 24,5 mg	Magnesium: 13 mg
Vitamin A: 84 µg	Kalzium: 14 mg

Gesundheitlicher Nutzen

Da Tomaten zu über 90 Prozent aus Wasser bestehen, sind die äußerst kalorienarm. Der rote Farbstoff Lycopin hemmt die Entstehung freier Radikale, senkt das LDL-Cholesterin und beugt Arteriosklerose, Herz-Kreislauf-Erkrankungen, Schlaganfällen, aber auch Sonnenbrand und einer vorzeitigen Hautalterung vor. Tomaten wirken blutdruckregulierend und sollen sogar bestimmten Krebsarten (z. B. Prostatakrebs) vorbeugen können.

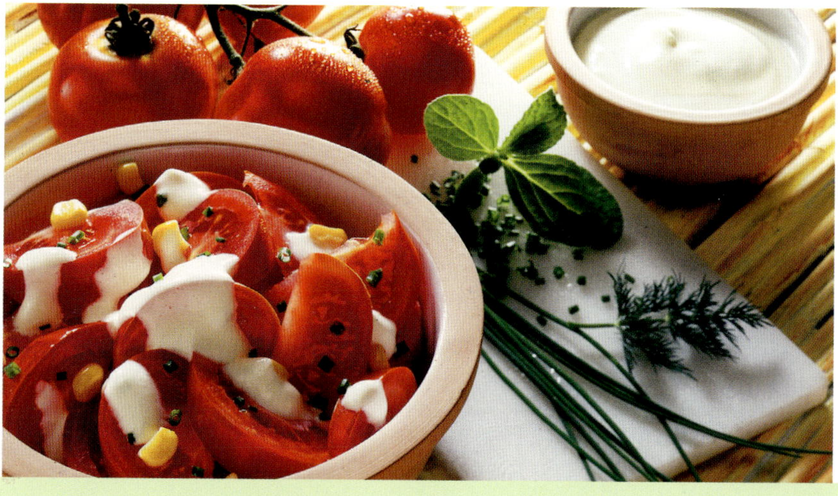

Richtig zubereiten

Lycopin wird erst beim Erhitzen freigesetzt. Besonders konzentriert ist der antioxidative Stoff daher z. B. in Tomatensaft, Tomatenpüree, Tomatenmark und Tomatensoße. Da Carotinoide wie Lycopin fettlöslich sind, sollten Sie bei der Zubereitung immer ein paar Tropfen Öl (z. B. Olivenöl) hinzugeben. Lassen Sie dagegen die Finger von rohen, unreifen grünen Tomaten, da sie das giftige Alkaloid Tomatidin enthalten und zu Vergiftungserscheinungen (z. B. Übelkeit, Kopfschmerzen, Krämpfen) führen können.

REZEPTE

Tomatensalat

Zutaten für 4 Portionen:

600 g Tomaten
1/2 Bund Schnittlauch
1/2 Tasse Mais
1 kleine Zwiebel
1 Knoblauchzehe
150 g saure Sahne
3 EL Olivenöl
2 EL Zitronensaft
Salz, weißer Pfeffer

Zubereitung:

1. Tomaten achteln und dabei den Stielansatz entfernen. Schnittlauch in Röllchen schneiden, die Maiskörner zugeben und in einer Schüssel leicht vermischen. Zwiebel schälen und sehr fein hacken, Knoblauchzehe schälen und zerdrücken.
2. Saure Sahne mit Olivenöl cremig rühren, mit Zwiebel, Knoblauch, Zitrone, Salz und Pfeffer abschmecken und über den Salat geben. Gut durchziehen lassen.

Käse-Tomaten-Schulbrot

Zutaten für 1 Portion:

1 Blatt Salat
1 kleine Tomate
1 kleine rote Zwiebel
2 Scheiben Vollkornbrot
10 g Margarine (z. B. Rama)
2 Scheiben Gouda

Zubereitung:

1. Salat und Tomate waschen und trockentupfen. Zwiebel schälen und in sehr dünne Scheiben schneiden. Tomate halbieren, entkernen, dabei den Stielansatz herausschneiden und in Ringe schneiden.

2. Die Brotscheiben mit Margarine bestreichen, Salatblatt auf die erste Scheibe Brot legen. Käse, Tomatenringe und Zwiebelringe auf dem Salat verteilen. Zweite Brotscheibe darauflegen und in vier Teile schneiden.

Fitness-Tomaten-Drink

Zutaten für 4 Portionen:

500 g Salatgurke
200 g rote Paprika
500 ml Tomatensaft
150 ml Mineralwasser
1 EL Pflanzenöl (z. B. Mazola Keimöl)
2 TL Zitronensaft
1 TL Salz
1 TL Pfeffer
Zucker nach Geschmack
einige Spritzer Tabasco

Zubereitung:

1. Salatgurke schälen, der Länge nach halbieren, mit einem Teelöffel die Kerne entfernen und Fruchtfleisch in kleine Stücke schneiden. Paprika waschen, entkernen und würfeln. Mit Tomatensaft in eine Schüssel geben und pürieren. Mineralwasser, Keimöl und Zitronensaft unterrühren und alles durch ein Sieb streichen, sodass die Paprikaschale zurückbleibt.
2. Nach Geschmack mit Salz, Pfeffer und Zucker würzen. Nach Belieben mit Tabasco scharf abschmecken. In Gläser füllen und gut gekühlt oder mit einem Eiswürfel servieren.

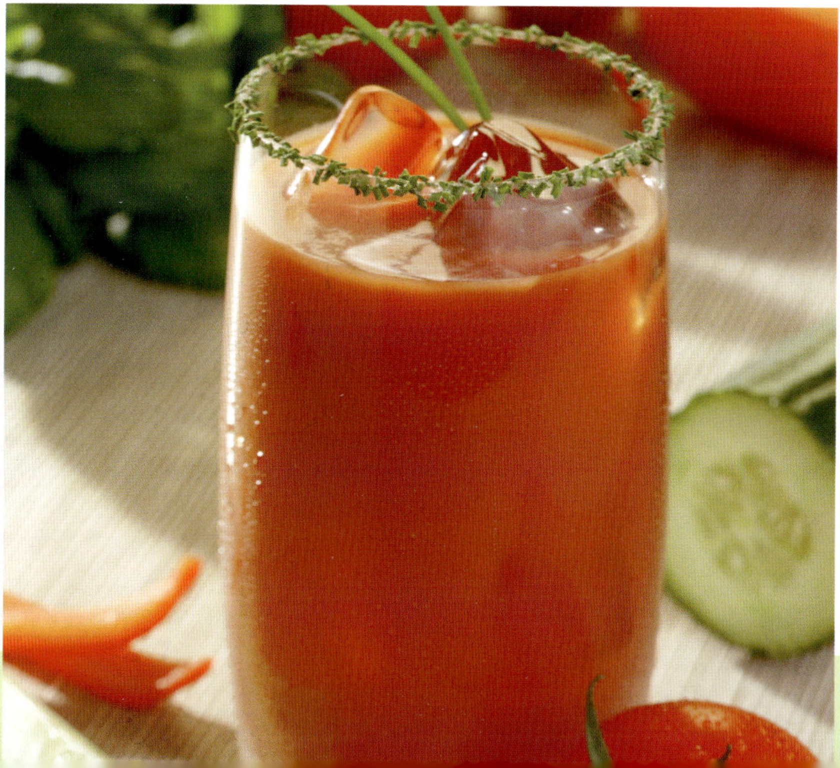

Trockenpflaumen

Trockenpflaumen sind ein bekannter Klassiker bei Verstopfungsproblemen. Zudem sind sie als Snack zwischendurch gesünder als Schoko- oder Müsliriegel. Sie befriedigen den Süßhunger, lassen keine Heißhungerattacken aufkommen und versorgen den Körper mit lange wirkender Energie. Zudem weist eine US-amerikanische Untersuchung den Trockenpflaumen den ersten Platz unter den Radikalfängern zu.

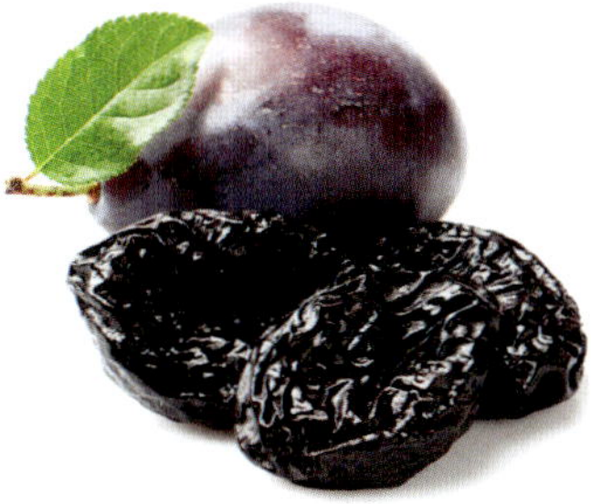

Nährstoffe pro 100 g Pflaumen getrocknet

Energiegehalt: 261 kcal	Eisen: 2,4 mg
Vitamin E: 4296 µg	Kupfer: 526 µg
Kalium: 1218 mg	Vitamin A: 304 µg
Kalzium: 78 mg	Vitamin C: 22,1 mg
Magnesium: 55 mg	

Gesundheitlicher Nutzen

Durch das Trocknen wird den frischen Pflaumen Wasser entzogen, sodass die gesunden Inhaltsstoffe konzentrierter sind. Ein hoher Ballaststoffanteil regt die Verdauung an, hilft bei allen Verdauungsproblemen und trägt zur Darmgesundheit bei. Wer zehn bis zwölf Trockenpflaumen täglich isst, soll sogar seinen Cholesterinspiegel senken können. Zudem enthalten die Pflaumen viele Antioxidantien, die Herz und Gefäße schützen, das Herzinfarktrisiko senken und sogar krebshemmend sein können (z. B. Dickdarmkrebs). Sie können auch vor Arteriosklerose, Schlaganfällen und vorzeitiger Alterung schützen. Zudem können Trockenpflaumen Osteoporose vorbeugen. Sie schützen vor Stoffwechsel-, Leber- und Gallenerkrankungen und sollen auch vorbeugend gegen Rheuma wirken.

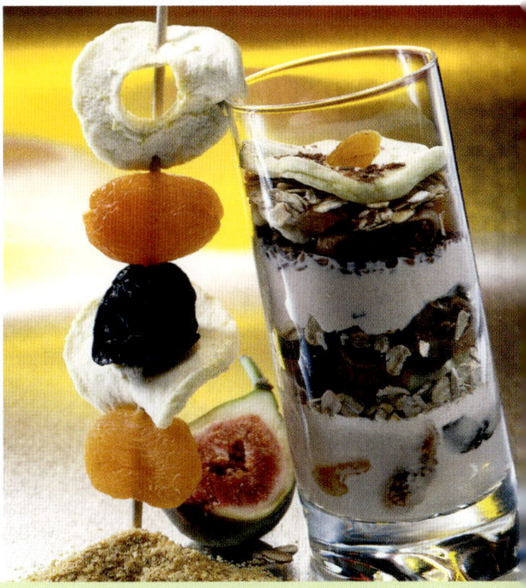

Vorsicht

Geschwefeltes Trockenobst kann bei empfindlichen Personen zu Übelkeit und Kopfschmerzen führen.

REZEPTE

Müsli mit Trockenfrüchten

Zutaten für 1 Portion:

60 g Trockenfrüchte
60 g Vollkorn-Haferflocken
3 EL Kleie
200 g fettarmer Joghurt

Zubereitung:

Trockenfrüchte in mundgerechte Stücke schneiden, mit den Haferflocken mischen. Kleie unter den Joghurt heben und mit der Müslimischung in ein Glas schichten.

Trockenpflaumenmus

Zutaten für 3 Gläser (à ca. 200 ml):

500 g Trockenpflaumen
4 EL Zitronensaft
100 ml Rotwein
1 Msp. gemahlener Piment
1 TL Zimtpulver

Zubereitung:

1. Trockenpflaumen in eine Schüssel geben und knapp mit kaltem Wasser bedecken. Über Nacht einweichen und in einem Sieb abtropfen lassen. Einweichwasser dabei auffangen.
2. Pflaumen im Mixer oder Fleischwolf zerkleinern, zusammen mit dem Einweichwasser, Zitronensaft, Rotwein, Piment und Zimtpulver in einem Topf vermischen.
3. Mus unter Rühren 5 Minuten kochen, in sterile Gläser abfüllen und gleich darauf verschließen.

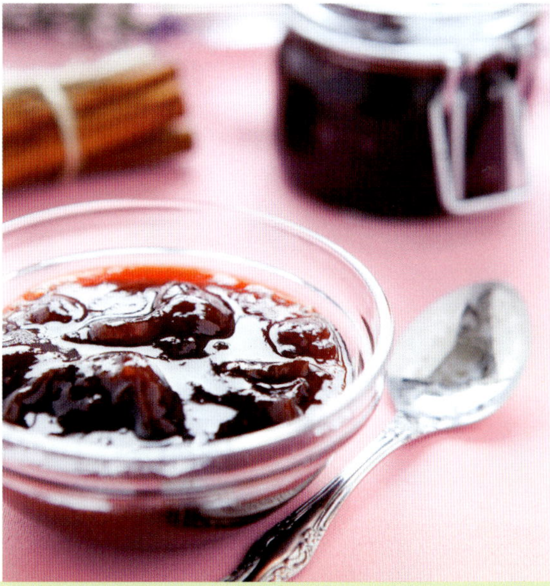

Walnuss

Walnüsse sind eine leckere Knabberei, die zwar kalorienreich, aber im Gegensatz zu Chips & Co. durch die vielen enthaltenen Vitamine und Spurenelemente sehr gesund ist. Von allen Nüssen weisen Walnüsse die höchste Menge an Antioxidantien auf.

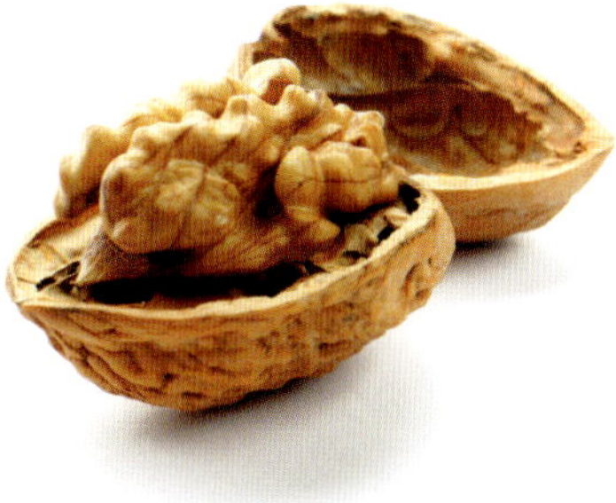

Nährstoffe pro 100 g Walnüsse

Energiegehalt: 654 kcal	Vitamin A: 8 µg
Zink: 2,7 mg	Vitamin B1: 340 µg
Kalium: 544 mg	Vitamin B2: 120 µg
Magnesium: 130 mg	Vitamin B3: 1000 µg
Phosphor: 410 mg	Vitamin C: 2,6 mg
Eisen: 2,5 mg	Vitamin E: 6040 µg
Kalzium: 87 mg	Pantothensäure: 820 µg

Gesundheitlicher Nutzen

Walnüsse versorgen den Körper mit vielen mehrfach ungesättigten Fettsäuren, die wichtig für die Entwicklung der Nervenzellen und des Gehirns sind. Die enthaltenen Omega-3-Fettsäuren können den Cholesterinspiegel und das Risiko für Herz-Kreislauf-Erkrankungen wie Arteriosklerose herabsetzen. Zudem wirken sie entzündungshemmend und können bei entzündlichen Hautkrankheiten und rheumatoider Arthritis eingesetzt werden. Walnüsse senken stressbedingten Bluthochdruck. Der regelmäßige Verzehr verbessert die Insulinwerte. Das enthaltene Zink stärkt Haare und Leber, Kalium ist gut für Muskeln, Nerven und die Herzgesundheit. Die enthaltenen B-Vitamine helfen bei Vergesslichkeit, die Linolsäuren versorgen die Haut mit geschmeidig machenden Lipiden. Bestimmte Antioxidantien verlangsamen die Alterung und reduzieren das Brustkrebsrisiko.

Verzehrempfehlung

Bereits sieben Walnüsse täglich reichen, um in den vollen Genuss der gesundheitlichen Wirkung der Nüsse zu kommen. Verpackte Walnüsse sollten aber möglichst bald verbraucht werden, da sie schnell ranzig werden.

REZEPTE

Walnuss-Chicorée-Salat

3 Chicorée (ca. 500 g)
2 Äpfel
1 Birne
1 EL Zitronensaft
250 ml Kefir
1 1/2 EL Honig
Salz
Pfeffer
75 g Walnüsse

Zubereitung:

1. Chicoréestrunk entfernen. Restlichen Chicorée in Ringe schneiden. Äpfel und Birne schälen, entkernen und in mundgerechte Stücke schneiden. Chicorée, Apfel- und Birnenstücke vermengen
2. Zitronensaft, Kefir und Honig zu einem Dressing verrühren, mit Salz und Pfeffer herzhaft abschmecken und mit dem Salat vermengen. Mit Walnussstücken dekoriert servieren.

Walnusspesto

Zutaten für 1 Portion:

65 g Basilikumblätter
1 Knoblauchzehe (geschält und zerdrückt)
30 g Walnüsse
30 g frisch geriebener Parmesan
je 1 Prise Salz und Pfeffer
7 EL Rapsöl (vital)

Zubereitung:

Basilikum, Knoblauch, Walnüsse, Parmesan, Salz und Pfeffer in einem Mixer pürieren. Nach und nach Rapsöl hinzugeben und hineinrühren.

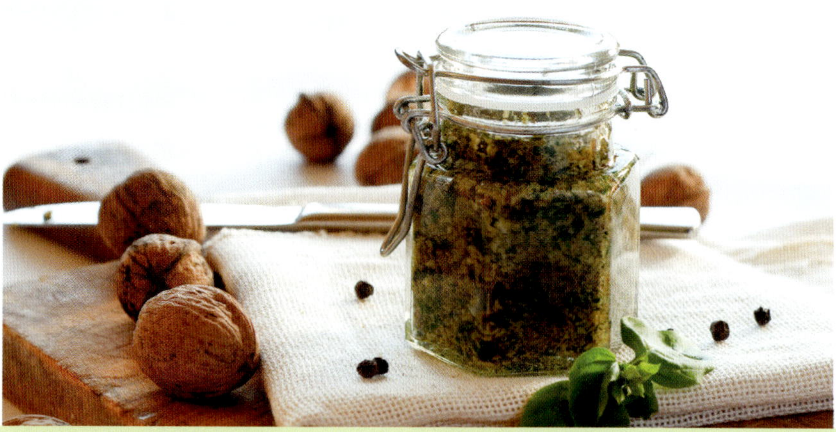

Weintrauben

Weintrauben besitzen viel Traubenzucker und liefern damit schnelle Energie. Ob als Snack zwischendurch, in Desserts, Salaten oder als Saft – Weintrauben sind stets ein gesunder Fitmacher.

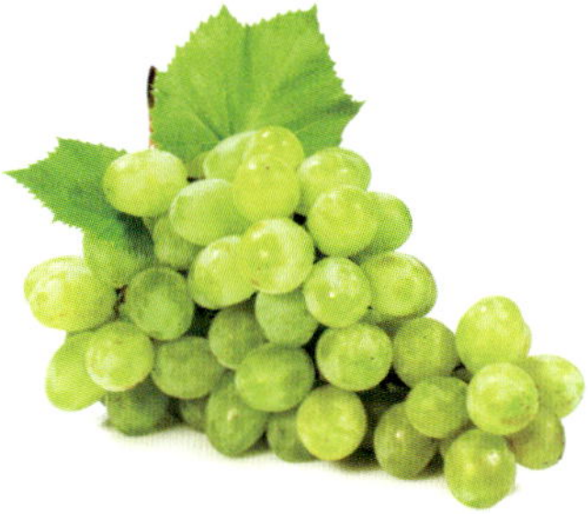

Nährstoffe pro 100 g Weintrauben

Energiegehalt: 71 kcal	Vitamin B2: 25 µg
Kalium: 190 mg	Vitamin B6: 75 µg
Kalzium: 18 mg	Natrium: 2 mg
Magnesium: 9 mg	Eisen: 0,5 mg
Folsäure: 5 µg	Phosphor: 20 mg
Vitamin C: 4 mg	Kupfer: 83 µg
Vitamin E: 666 µg	Fluor: 14 µg
Vitamin B1: 45 µg	Ballaststoffe: 0,8 g

Gesundheitlicher Nutzen

Bestimmte Inhaltsstoffe von Weintrauben haben eine günstige Wirkung auf Durchblutung und Blutdruck, den Cholesterinspiegel und wirken präventiv bei Herz-Kreislauf-Erkrankungen. Sie beugen Infektionskrankheiten vor und haben einen Anti-Aging-Effekt. Weintrauben halten Haut und Bindegewebe jung und elastisch. Der vor allem in roten Trauben enthaltene Pflanzenstoff Resveratol schützt die Haut gegen Umweltgifte und UV-Strahlen, stärkt die Immunabwehr und hemmt Entzündungen. Weintrauben enthalten zudem Stoffe, die Mundbakterien bekämpfen, die für Zahnbelag und Karies verantwortlich sind. Die enthaltenen Polyphenole können das Wachstum von Krebszellen (besonders bei Prostatakrebs) hemmen. Weintrauben wirken harntreibend, verdauungsanregend und fettverbrennungsfördernd, sie verringern die Harnsäurebildung und stärken die Leber- und Gallefunktion, kräftigen Knochen, Zähne und Nerven und tragen zur Verbesserung der Gehirnleistung bei.

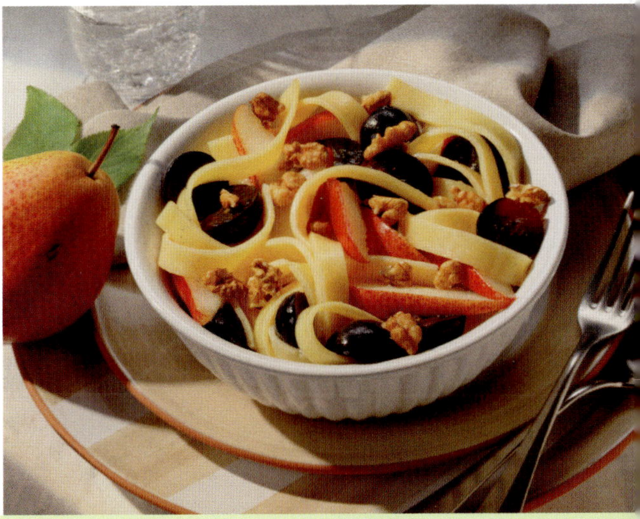

REZEPTE

Käse-Obst-Salat

Zutaten für 1 Portion:

1 Birne
100 g blaue Weintrauben
2 Scheiben Gouda (z. B. von Du darfst)
1 EL Zitronensaft
1 TL Honig
1 Prise Kardamom
1 EL gehackte Walnüsse

Zubereitung:

1. Birne und Weintrauben waschen. Birne entkernen und in Spalten schneiden. Weintrauben halbieren. Käse in Streifen schneiden. Obst und Käse mischen.
2. Für die Salatsoße Zitronensaft, Honig und Kardamom gut verrühren und unter den Salat mengen. Mit gehackten Nüssen bestreuen.

Gemüse-Früchte-Rohkost

Zutaten für 2 Portionen:

Für den Salat:
75 g Eisbergsalat
50 g Möhren
50 g kleine grüne Weintrauben
50 g Sauerkirschen
100 g Orangenfilets
25 g Mais
10 g Cashewkerne
1 EL Zitronenmelisse
1 EL Pflanzenöl (z. B. Becel Omega-3 Pflanzenöl)

Für das Dressing:
100 g fettarmer Joghurt
flüssiger Süßstoff
40 ml Orangensaft
abgeriebene Schale von 1/2 Limette

Verzehrempfehlungen

Kaufen Sie am besten ungespritzte Bio-Trauben und waschen Sie sie gründlich. Wirksam sind auch Traubenprodukte wie Saft, Wein oder Traubenkernöl. Auch ein Gläschen Rotwein hin und wieder ist erlaubt. Verzichten Sie möglichst auf kernlose Trauben, denn etwa ein Drittel der gesunden Inhaltsstoffe OPC und Resveratrol stecken in den Kernen. Wer unter Magen-Darm-Problemen leidet, sollte jedoch zu den leichter verträglichen kernlosen Sorten greifen. Dunkle Trauben enthalten deutlich mehr Antioxidantien als weiße. Wegen des hohen Kohlenhydratgehalts sollten Sie beim Traubengenuss jedoch maßvoll sein, da sie auch Diabetes begünstigen können.

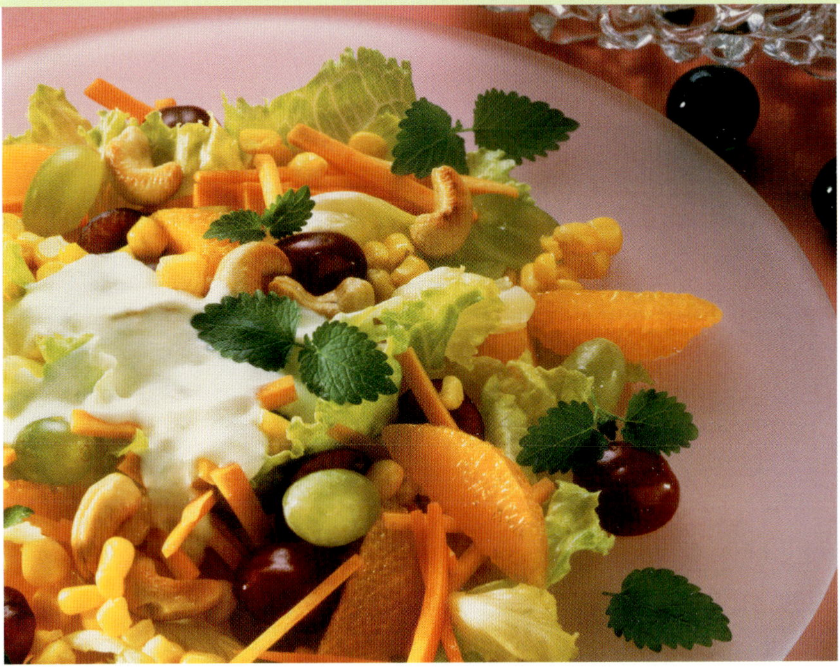

Zubereitung:

1. Salat und Möhren waschen und putzen. Salat in mundgerechte Stücke zupfen, Möhren in dünne Stifte schneiden. Weintrauben waschen, halbieren und entkernen. Kirschen mit den Orangenfilets und den übrigen Zutaten für den Salat vorsichtig mischen.
2. Für das Dressing Joghurt, Süßstoff, Orangensaft und Limettenschale gut miteinander verrühren. Rohkost mit dem Dressing dekorativ anrichten.

Trauben-Power-Brot

Zutaten für 4 Portionen:

16 weiße und blaue Weintrauben
4 Scheiben Roggenbrot
40 g Margarine (z. B. Rama Halbfett)
4 Scheiben gekochter Schinken
roter Pfeffer aus der Mühle

Zubereitung:

1. Trauben waschen und halbieren. Brotscheiben mit Margarine bestreichen und mit Schinken belegen.
2. Trauben auf den Broten verteilen und mit etwas rotem Pfeffer übermahlen.

Zitrusfrüchte

Dass Zitrusfrüchte viel Vitamin C enthalten und sehr gesund sind, ist allgemein bekannt. Egal ob Zitronen, Limetten, Orangen, Mandarinen, Clementinen oder Grapefruit – mit Zitrusfrüchten treffen Sie immer eine gute Wahl für Ihre Gesundheit.

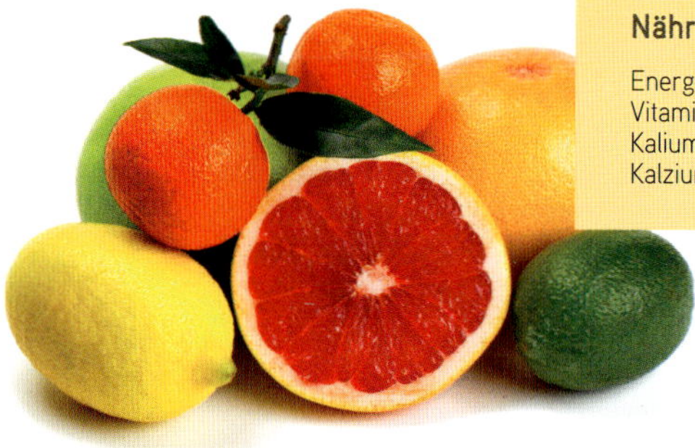

Nährstoffe pro 100 g Zitrone

Energiegehalt: 56 kcal
Vitamin C: 53 mg
Kalium: 149 mg
Kalzium: 11 mg

Gesundheitlicher Nutzen

Die in Zitrusfrüchten enthaltenen Antioxidantien stärken das Immunsystem und können Herz-Kreislauf-Erkrankungen, Entzündungs- und Infektionskrankheiten (z. B. Erkältung, Grippe) vorbeugen. Vitamin C und Zitronensäure wirken sich auch günstig auf die Eisenaufnahme aus. So wird der Körper besser mit Sauerstoff versorgt und Herzbeschwerden wie Herzklopfen und Kollapsneigung vorgebeugt. Zudem verlangsamen die Antioxidantien Alterungsprozesse und senken das Krebsrisiko. Zitronen können auch die Entgiftung unterstützen und den Cholesterinspiegel, Blutdruck und Blutzuckerspiegel senken. Das reichlich enthaltene Kalzium stärkt Zähne und Knochen und kann Osteoporose vorbeugen. Zitrusfrüchte versorgen den Körper zudem mit Vitamin B, das für Stoffwechsel und Blutbildung wichtig ist. Außerdem kräftigen sie das Bindegewebe und wirken verdauungsanregend.

Verzehrempfehlungen

Achten Sie darauf, das weiße Fruchtgewebe unter der Schale nicht vollständig zu entfernen, denn darin sind viele wertvolle Flavonoide enthalten. Wer zu empfindlichen Zähnen neigt, sollte nicht mehr als zwei bis drei Zitrusfrüchte täglich essen, denn die Zitronensäure kann bei häufigem Verzehr den Zahnschmelz angreifen.

REZEPTE

Zitronencreme

Zutaten für 4 Portionen:

1 Zitrone
400 g Joghurt (1,5 % Fett)
300 g Magerquark
3 EL Honig

Zubereitung:

1. Zitrone schälen und entkernen. Fruchtfleisch in kleine Würfel schneiden, Zitronensaft auffangen.
2. Zitronensaft mit Joghurt, Quark, Honig und Fruchtfleisch vermischen. Zitronencreme in Schälchen abgefüllt servieren.

Orangen-Drink

Zutaten für 1 Portion:

2 Orangen
150 g Joghurt
2 TL aktiver Manuka-Honig (MGO 100+, z. B. von Neuseelandhaus.de)

Zubereitung:

1. Orangen entsaften. Den Saft mit Joghurt im Mixer gut verquirlen.
2. Mit Manuka-Honig süßen, in ein Kelchglas gießen. Gut gekühlt servieren.

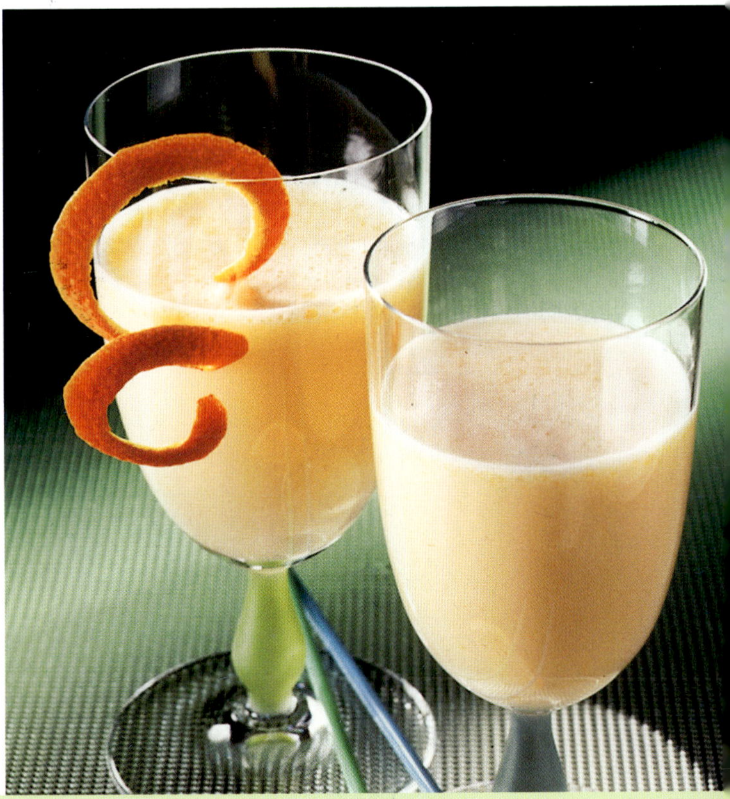

Zwiebel

Wir alle kennen die Tränen beim Zwiebelschneiden. Ausgerechnet der hierfür verantwortliche Stoff macht jedoch das Gesunde an der Zwiebel aus: die schwefelhaltige Verbindung Alliin.

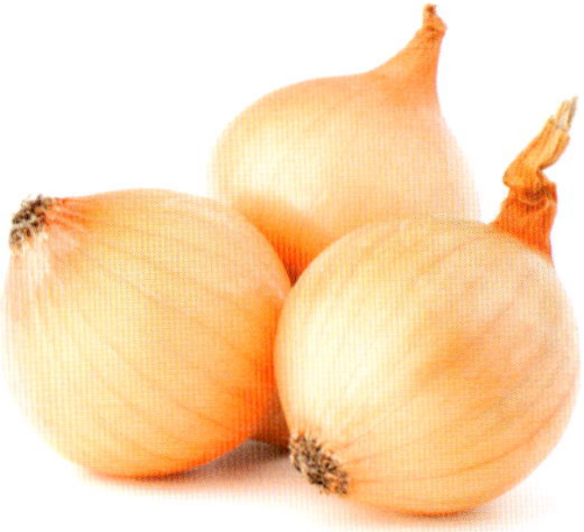

Nährstoffe pro 100 g Zwiebel

Energiegehalt: 28 kcal	Kalium: 135 mg
Eisen: 0,5 mg	Kalzium: 31 mg
Zink: 0,2 mg	Schwefel: 51 mg
Folsäure: 17 µg	Jod: 2 µg
Vitamin C: 8,1 mg	Phosphor: 42 mg

Gesundheitlicher Nutzen

Die ätherischen Öle der Zwiebel stärken die Immunabwehr, hemmen das Wachstum von Pilzen und Bakterien und schützen das Herz. Das Flavonoid Quercetin bekämpft freie Radikale, Viren und Bakterien, weshalb man Zwiebeln z. B. gut bei Erkältungen und Erkrankungen der oberen Atemwege einsetzen kann. Zudem kann es Entzündungshormone blockieren, die mit entzündlichen Leiden wie Asthma in Verbindung gebracht werden. Es kann blutdrucksenkend wirken und Herz-Kreislauf-Erkrankungen (z. B. Thrombosen, Herzinfarkt, Schlaganfall) vorbeugen. Den höchsten Antioxidantiengehalt haben rote Zwiebeln. Sie helfen dabei, Diabetes und Krebs vorzubeugen, und können die Gewichtsabnahme fördern. Zudem fördern die Schwefelverbindungen in den Zwiebeln die Entgiftung und senken den LDL-Cholesterinspiegel.

Verzehrempfehlungen

Schon etwa drei rote Zwiebeln pro Woche sollten bei der Krebsvorsorge deutliche Wirkungen haben. Zwar bleiben viele Wirkstoffe wie das Quercetin beim Kochen erhalten, einige Antioxidantien werden dabei jedoch geschädigt, sodass rohe Zwiebeln wirkungsvoller sind als gekochte. Ein gutes Hausmittel bei Erkältungen ist Zwiebelsaft: Einfach Zwiebel fein würfeln, ein wenig Zucker darübergeben und ein paar Stunden zugedeckt ziehen lassen. Saft dann teelöffelweise einnehmen.

REZEPTE

Zwiebelsuppe

Zutaten für 2 Portionen:

5 Zwiebeln
1 Knoblauchzehe
2 Stiele Thymian
2 EL Rapsöl
Pfeffer
Salz
1 Prise Zucker
125 ml Weißwein
600 ml Gemüsebrühe

Zubereitung:

1. Zwiebeln schälen und in dünne Streifen schneiden. Knoblauch schälen und fein hacken. Thymian unter fließendem Wasser abspülen, trockenschütteln, Thymianblättchen abzupfen und klein hacken.
2. Rapsöl in einem Topf erwärmen, Knoblauch und Zwiebelstreifen bei mittlerer Hitze darin goldbraun anbraten. Mit Pfeffer, Salz, Zucker und Thymian würzen
3. Weißwein hinzugeben und zur Hälfte einkochen lassen. Brühe mit einrühren, aufkochen lassen und ca. 25 Minuten lang bei mittlerer Hitze kochen. In vorgewärmten Suppentellern oder -schüsseln portionieren und servieren.

Zwiebelquark

Zutaten für 10 Portionen:

1 große Zwiebel
1 Knoblauchzehe
1 TL Salz, 125 ml Milch
750 g Speisequark
einige frische Kräuter nach Wahl (ohne Stiele, gehackt)

Zubereitung:

1. Zwiebel und Knoblauch schälen und sehr fein würfeln. Zusammen mit Salz und Milch mit dem Quark verrühren.
2. In eine Schüssel abfüllen und mit den Kräutern garniert servieren.

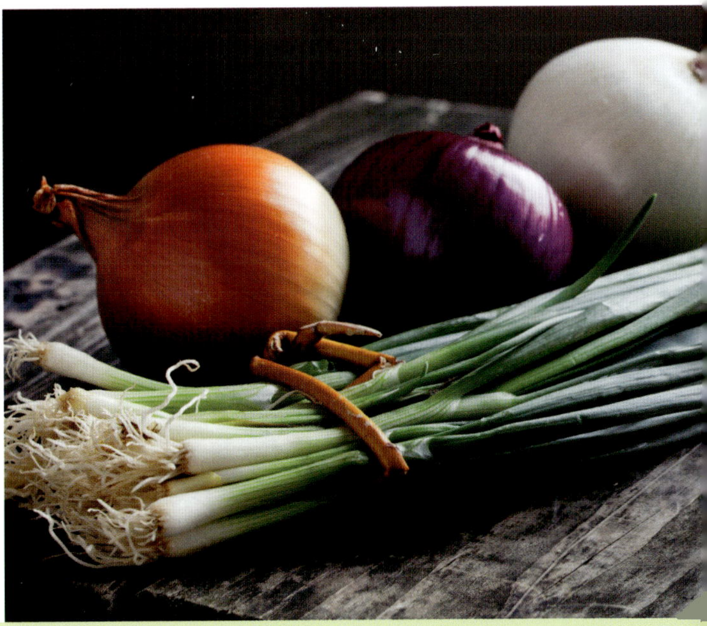

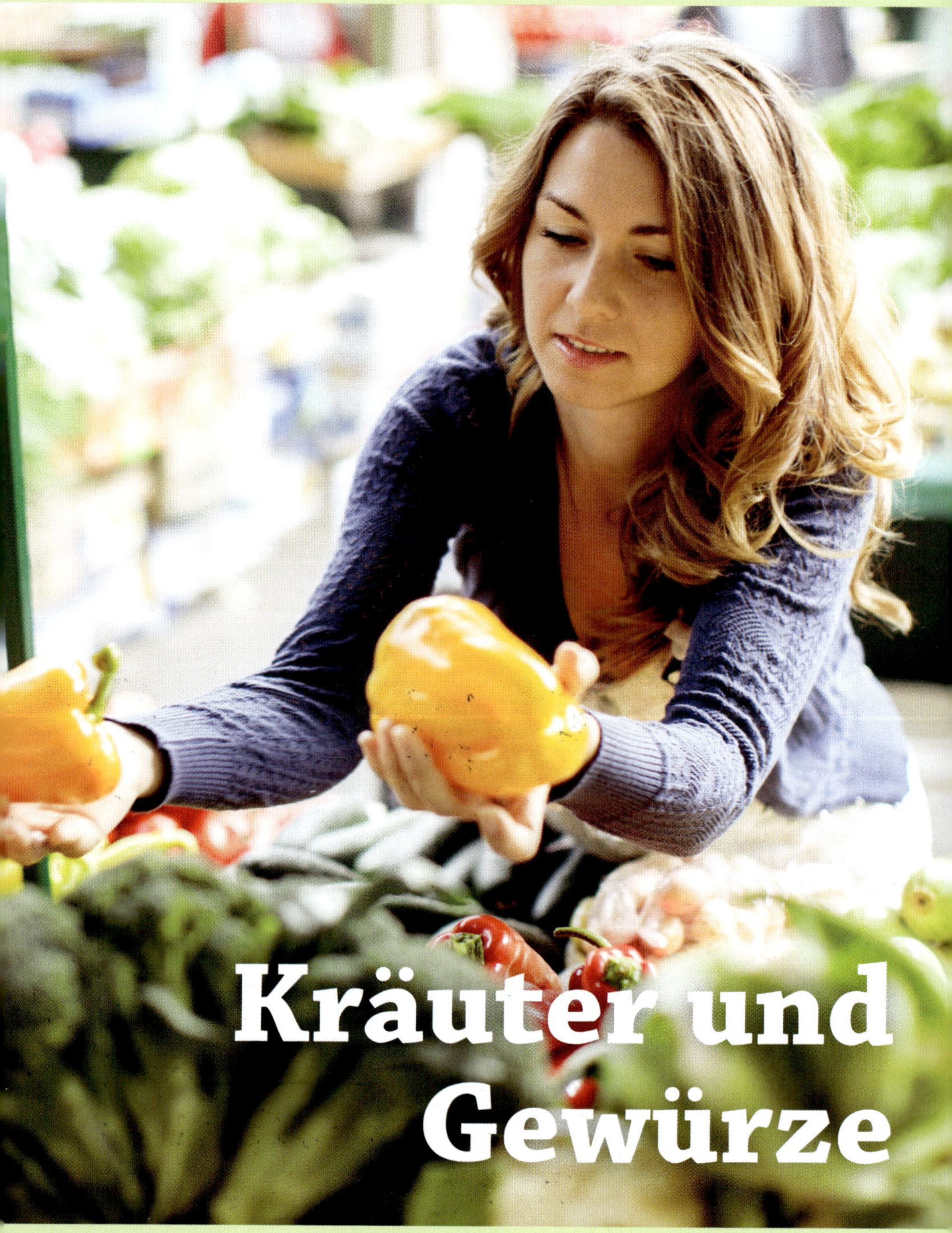

Kräuter und Gewürze

Viele Kräuter und Gewürze haben sich bis heute einen Ruf als wirksame Heilmittel bewahrt. Da die Wirkstoffe vieler Kräuter und Gewürze durch Erhitzen verloren gehen, sollten Sie sie möglichst frisch verwenden und erst zum Schluss über die Speisen geben. Negative Wirkungen können in der Regel allenfalls bei regelmäßigen extremen Überdosierungen vorkommen. Vor allem Schwangere sollten jedoch Überdosierungen vermeiden. Im Zweifelsfall, z. B. bei bekannten Erkrankungen oder Einnahme von Medikamenten, sollten Sie mit Ihrem Arzt Rücksprache halten.

Basilikum

Die enthaltenen Gerbstoffe regen den Stoffwechsel an und helfen beim Abbau von Fettdepots. Basilikum trägt zur Bekämpfung von Bakterien bei, wirkt entzündlichen Darmerkrankungen, Arthrose und Allergien entgegen und kann stimmungsaufhellend wirken. Bekannt ist Basilikum z. B. als Zutat von Pesto oder Nudelgerichten. Zudem passt es zu Gemüsegerichten, Pizzen, würzt Fisch- und Meeresfrüchtegerichte, Suppen und Salate.

Brunnenkresse

Brunnenkresse enthält viele Vitamine und Senfölglykoside. Diese bekämpfen Viren, Pilze und Bakterien, die z. B. Harnwegs- und Atemwegserkrankungen entstehen lassen. Brunnenkresse ist schleimlösend, harn- und galletreibend und hilft bei Entzündungen der oberen Atemwege. Sie ist verdauungsfördernd und krampflösend. Zudem ist sie nützlich bei Rheuma, Gicht und Ödemen. Auch auf Arteriosklerose hat die Brunnenkresse eine positive Wirkung. Außerdem kann sie zur Krebsprävention eingesetzt werden. Brunnenkresse würzt z. B. Suppen und Salate, aber auch Steaks oder Sandwiches gewinnen durch den scharfen Geschmack.

Chili

Das enthaltene Capsaicin regt die Durchblutung der Schleimhäute an und hilft z. B. gegen eine verstopfte Nase oder Asthma. Chili enthält auch Schleimhautschutzstoffe, die z. B. bei Gastritis oder Magengeschwüren eingesetzt werden können. Chili wirkt außerdem entzündungshemmend und dadurch günstig bei Gicht, Arthritis oder Rheuma. Es ist appetitzügelnd und fördert die Verdauung sowie die Kalorienverbrennung. Capsaicin kann zudem den Zelltod von Krebszellen auslösen. Es senkt die Blutzucker- und Blutfettwerte, baut bereits vorhandene Cholesterinablagerungen in den Blutgefäßen ab und kann den Blutdruck senken und Krampfadern, Thrombosen, Arterienverkalkung, Herzinfarkt oder Schlaganfall vorbeugen. Bei Chili denkt man an Fleischgerichte, aber auch Fischgerichte, Eintöpfe und Soßen können hiermit gewürzt werden.

Estragon

Die im Estragon enthaltenen Bitterstoffe sind verdauungsanregend und helfen so, Verdauungsprobleme wie Darmstörungen und Blähungen zu bekämpfen. Durch die stoffwechselanregende Wirkung wird Körperfett schneller abgebaut. Zudem steigert Estragon die Nierentätigkeit mit positiven Auswirkungen bei Rheuma und Gicht. Er wirkt außerdem krampflösend, z. B. bei Magen- und Muskelkrämpfen. Zudem ist er harntreibend (wirksam bei Ödemen). Mit einem hohem Vitamin-C-Gehalt eignet er sich auch zur Behandlung von Husten und Erkältungen. Vor allem Salate und Soßen werden mit Estragon gewürzt, aber z. B. auch Reis, Fisch, Wild oder Geflügel.

Ingwer

Ingwer hilft gegen Übelkeit und Brechreiz. Er ist verdauungsfördernd, lindert Blähungen, und Verstopfung. Ingwer ist entzündungshemmend, schmerzlindernd (z. B. bei Bauch- und Muskelschmerzen, Migräne und Arthrose) und krampflösend (z. B. bei Menstruations- und Magenkrämpfen). Die enthaltenen ätherischen Öle (Gingerole) vernichten Viren und Bakterien. Ingwer ist schleimlösend, stärkt das Immunsystem und leistet erste Hilfe bei Erkältungen, Halsschmerzen und Grippe. Er wird vorbeugend gegen Krebs eingesetzt, fördert die Durchblutung, senkt den Cholesterinspiegel und wirkt vorbeugend gegen Alzheimer. Ingwer lässt sich sowohl frisch als auch getrocknet als Pulver verwenden, wobei die frische Knolle gesundheitlich wirksamer ist. Ingwer ist ein klassisches Gewürz für Gebäck und Süßspeisen. Er bereichert aber auch Reis- und Fleischgerichte, Soßen oder eingelegtes Gemüse.

Knoblauch

Das im frischen, rohen Knoblauch enthaltene Allicin wirkt z. B. gegen Bakterien, Pilze und Viren (z. B. bei Erkältung, Grippe und Bronchialkrämpfen). Knoblauch regt auch die Verdauung an und hilft gegen Blähungen. Zudem stärkt er das Immunsystem und kann dabei helfen, Krebs zu bekämpfen. Durch die enthaltenen Saponine senkt er die Cholesterinwerte, mildert Bluthochdruck und beugt Herz-Kreislauf-Erkrankungen vor. Aufgrund seiner gefäßerweiternden Wirkung dient er der Prävention von Demenz, Alzheimer, grauem und grünem Star. Auch bei Diabetes ist die gesunde Knolle hilfreich. Knoblauch verleiht allen herzhaften Gerichten eine pikante Note.

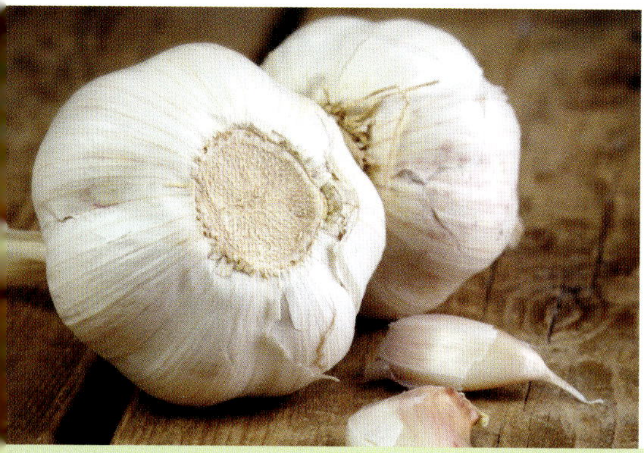

Kümmel

Die ätherischen Öle im Kümmel wirken verdauungsfördernd und entspannen die Muskulatur des Verdauungstrakts. Kümmel hilft daher vor allem bei Verdauungsproblemen wie Völlegefühl, Blähungen und leichten Magen-Darm-Krämpfen. Durch seine antibakterielle Wirkung bekämpft er Krankheitserreger im Verdauungstrakt wie z. B. Helicobacter pylori, der für die Entstehung von Magen-Darm-Geschwüren verantwortlich ist. Kümmel verwendet man z. B. für Braten und Soßen, Kohl- und Krautspeisen, herzhaftes Gebäck und Kartoffeln.

Kurkuma

Kurkuma ist bekannt für seine verdauungsfördernde Wirkung. Die Inhaltsstoffe wirkend entkrampfend und fördern die Fettverdauung. Hierdurch lindert das Gewürz Völlegefühl und Blähungen. Daneben besitzt es auch Antioxidantien, die entzündungshemmende und immunstärkende Eigenschaften haben (z. B. bei Gelenkentzündungen wie Rheuma und Arthritis). Bei Herz-Kreislauf-Beschwerden wie Arteriosklerose wirkt Kurkuma sich ebenfalls günstig aus. Der enthaltene Farbstoff Curcumin soll dabei helfen, Alzheimer vorzubeugen, und mindert die Anfälligkeit für Typ-2-Diabetes. Außerdem kann es krebsvorbeugend und -hemmend wirken. Neben Currys können z. B. auch Geflügelragouts oder Rühreier mit Kurkuma gewürzt werden.

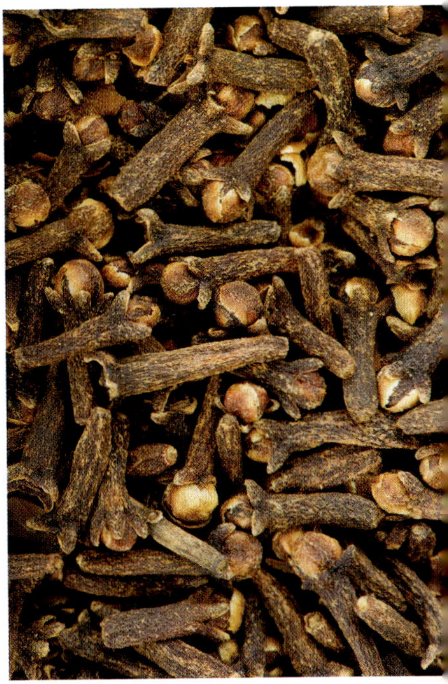

Nelken

Gewürznelken wirken keimtötend, leicht schmerzstillend, antioxidativ und immunstärkend. Durch die entzündungshemmende Wirkung helfen Nelken z. B. bei Entzündungen im Nieren-Blasen-Bereich und bestimmten Gelenken. Sie können auch Krebserkrankungen vorbeugen. Nelken wirken magen- und darmberuhigend, nervenentspannend und können Herzbeschwerden vorbeugen. Die Eugenole wirken krampflösend und regen die Verdauung an, was bei Blähungen und Völlegefühl hilft. Sie unterstützen zudem den Abbau von Wassereinlagerungen. Vor allem in Gebäck und Desserts werden Gewürznelken verwendet, aber auch Suppen, Soßen und Eintöpfe können damit verfeinert werden.

Oregano

Das im Oregano enthaltene Öl bekämpft Bakterien, Viren und Pilze. Eingesetzt wird er vor allem bei Beschwerden des Verdauungstrakts wie z. B. Blähungen. Zudem ist er verdauungsfördernd und hat schleimlösende und entzündungshemmende Eigenschaften, sodass er bei Atemwegserkrankungen eingesetzt wird. Diskutiert wird auch eine vorbeugende Wirkung gegen Krebs sowie durch die blutverdünnenden Eigenschaften auch gegen Herz-Kreislauf-Erkrankungen (z. B. Thrombose, Herzinfarkt, Schlaganfall). Oregano kennt man aus der mediterranen Küche, wo er z. B. auf Pizzen verwendet wird. Auch für Gemüse- und Hackfleischaufläufe, Schmorgerichte oder Kartoffelsuppen eignet er sich.

Petersilie

Das in der Petersilie enthaltene Vitamin C hilft bei Erschöpfung, fördert die Fettverbrennung, stärkt das Immunsystem und beugt Erkältungen vor. Daneben regt Petersilie die Verdauung an und hilft bei Verdauungsstörungen (z. B. Aufstoßen, Sodbrennen, Völlegefühl), wirkt harntreibend, krampf- und schleimlösend. Außerdem lindert Petersilie Menstruationsbeschwerden. Durch ihre antioxidativen Eigenschaften wirkt Petersilie entzündungshemmend und soll sogar die Lunge vor krebserregenden Stoffen schützen. Sie kann zudem Cholesterinablagerungen in den Venen lösen, den Blutdruck senken und das Herz stärken. Petersilie bereichert z. B. Salate, Gemüse und Suppen.

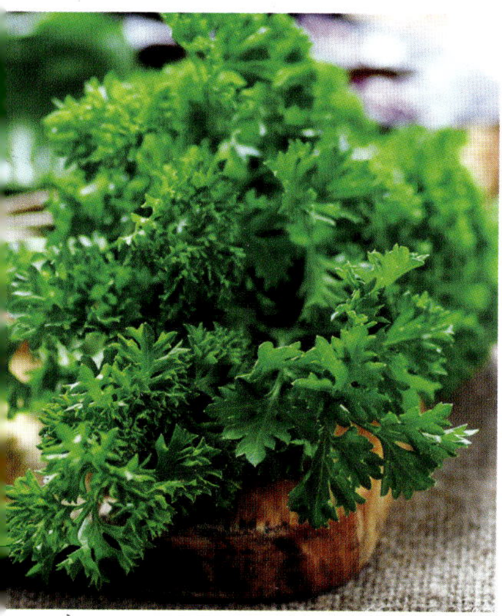

Pfeffer

Das im Pfeffer enthaltene Piperin regt die Produktion von Endorphinen im Gehirn an, die als „Glückshormone" bekannt sind. Außerdem ist er krampflösend und unterstützt die Verdauung und Fettverbrennung. Er kann z. B. bei Blähungen und Verstopfung hilfreich sein und wird bei rheumatischen Schmerzen verwendet. Das enthaltene Capsaicin hemmt das Wachstum von Bakterien. Daher kann Pfeffer auch bei Fieber, Erkältungen, Husten, Halsschmerzen und Bronchitis helfen. Zudem werden ihm krebsvorbeugende und entzündungshemmende Eigenschaften zugesprochen. Pfeffer kann jedem herzhaften Gericht Schärfe verleihen.

Pfefferminze

Bekannt ist die Pfefferminze als Heilmittel vor allem durch den bei Erkältung und Verdauungsbeschwerden beliebten Pfefferminztee. Der wichtigste Inhaltsstoff für diese vielfältige Heilwirkung ist das Menthol. Neben diesem ätherischen Öl sind auch Bitter- und Gerbstoffe enthalten, die krampflösend, schmerzlindernd und beruhigend wirken. So beruhigt Pfefferminze den Magen-Darm-Trakt z. B. bei Verdauungsstörungen (z. B. Sodbrennen, Verstopfung), Gastritis, Übelkeit und Blähungen. Ihr Geschmack hemmt zudem den Appetit auf Süßes. Pfefferminze wird z. B. in Salaten, Suppen, Soßen und Mixgetränken verwendet.

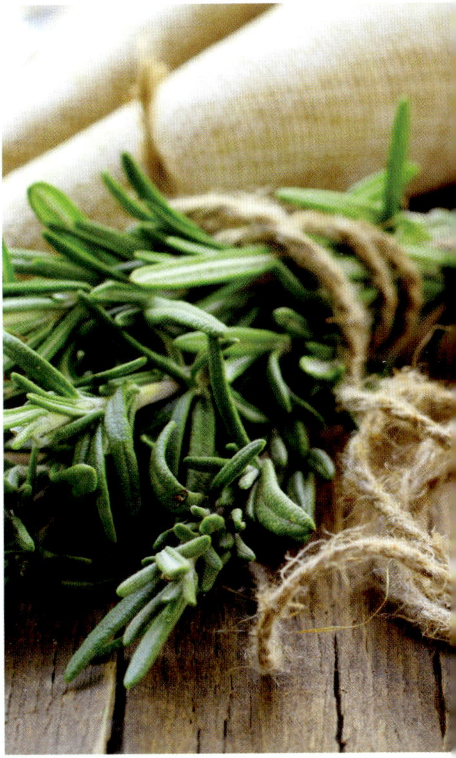

Rosmarin

Rosmarin beugt vor allem Völlegefühlen und Blähungen nach deftigen Mahlzeiten vor. Er unterstützt die Fettverbrennung und bremst Heißhunger, beruhigt Magen, Galle und Darm, stärkt den Kreislauf und das Immunsystem. Mit einem hohen Gehalt an Polyphenolen hat er eine antioxidative Wirkung, ist entzündungshemmend und schützt Herz und Blutgefäße. Zudem wirken die ätherischen Öle in den Rosmarinblättern krampflösend sowie schwach viren- und bakterienhemmend. Sie lindern Kopfschmerzen, wirken stimmungsaufhellend und stärken das Gedächtnis gegen Alzheimer und Demenz. Rosmarin ist vor allem bekannt als Gewürz für Fisch- und Fleischgerichte, Marinaden und Kartoffeln.

Salbei

Salbei enthält Gerbstoffe und ätherische Öle, die das Viren-, Pilz- und Bakterienwachstum hemmen. Er stärkt aber auch Kreislauf und Abwehrkräfte, wirkt entzündungshemmend, menstruationsregulierend, schmerzstillend, krampflösend und verdauungsfördernd. Er kann z. B. gut bei Appetitlosigkeit oder Magen- und Darmbeschwerden eingesetzt werden. Mit seinen sättigenden Bitterstoffen wirkt er auch gegen Süßhunger und kann die Behandlung von Diabetes unterstützen. Neben Salbeitee wird Salbei z. B. auch in Pasta- und Fleischgerichten eingesetzt.

Schnittlauch

Schnittlauch regt Verdauung und Appetit an, hilft gegen Magen- und Darmentzündungen sowie Blähungen und wirkt in Magen und Darm desinfizierend. Die enthaltenen Senföle fördern zudem die Kalorienverbrennung. Schnittlauch reguliert Bluthochdruck, senkt den Cholesterinspiegel und kann dabei helfen, der Entstehung von Arteriosklerose und Tumoren vorzubeugen. Durch seine ätherischen Öle ist er auch antibakteriell und harntreibend (z. B. vorbeugend bei Blasenentzündung) und verringert Wasseransammlungen im Gewebe sowie die Harnsäurebildung (Wirkung bei Gicht). Verwendet werden kann er z. B. in Kräuterbutter und als Schnittlauchbrot, in Suppen und Eintöpfen, Geflügel-, Fleisch- und Eiergerichten sowie für Salate.

Thymian

Das im Thymian enthaltene ätherische Öl hemmt das Wachstum von Bakterien, Viren und Pilzen. Es wirkt schleimlösend und kann daher gut bei Atemwegs-, Infektions- und Erkältungserkrankungen wie Bronchitis, Asthma und Husten eingesetzt werden. Im Magen-Darm-Bereich wirkt Thymian krampflösend und schmerzlindernd. Zudem unterstützt er die Verdauung, reguliert den Appetit und macht fette Speisen bekömmlicher. Der Inhaltsstoff Carvacrol soll außerdem eine entzündungshemmende Wirkung haben. Thymian würzt z. B. Gemüse-, Fleisch- und Pilzgerichte, aber auch Fisch, Eingelegtes, Marinaden, Hülsenfrüchte, Soßen und Eintöpfe.

Zimt

Zimt kann Cholesterin- und Blutzuckerwerte senken. Daher eignet er sich als Bestandteil einer vorbeugenden Ernährung bei Diabetes und unterstützt das Abnehmen. Er wirkt antioxidativ, blutdrucksenkend, kreislaufanregend und schützend auf die Blutgefäße. Eingesetzt wird er oft bei Erkrankungen der Verdauungsorgane (z. B. Blähungen, Darmkrämpfe). Die ätherischen Zimtöle wirken keimbekämpfend, entzündungshemmend und verdauungsfördernd. Zimt kennt man vor allem als Gewürz für Weihnachtsgebäck, Milchreis und Zimttee. Aber auch andere Desserts sowie Currys, Chutneys, Lamm- oder Hackfleischgerichte kann er verfeinern. Verwenden Sie Ceylon- statt Cassia-Zimt, da er deutlich weniger als leberschädigend und krebserregend geltendes Cumarin enthält.

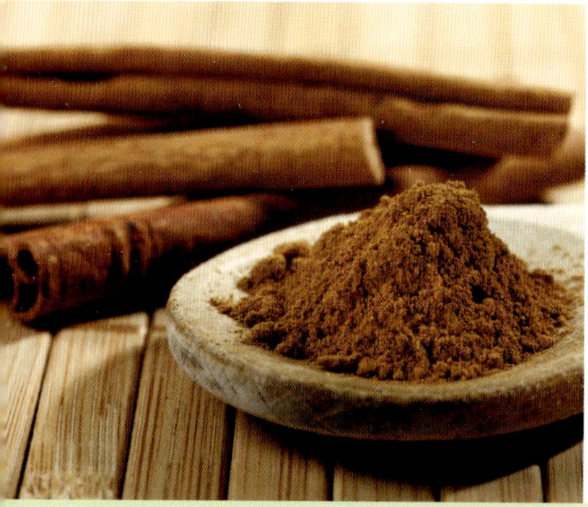

Register

Rezeptregister

Die in Buch erwähnten Lebensmittel

Impressum

Erfahren Sie mehr!

www.garant-verlag.de
ISBN 978-3-86766-471-4

Komplettproducing: twinbooks, München
Text: Melanie Goldmann für twinbooks, München
Text- und Abbildugsverzeichnis: Becel: 57 oben, 67 unten, 91/92 oben, 114 unten, 134, 144, 147/148 oben, 158/159 oben; Bertolli: 56/57 unten, 58, 68/69, 80/81, 92 unten, 117, 136/137, 143 unten; Du darfst: 47, 112, 115/116 oben, 118, 123, 157/158; Knorr: 89/90 oben, 93 unten, 105 oben, 108–110, 116 unten, 120, 122, 142, 145/146; Lätta: 143 oben; Mazola: 51 oben, 53 unten, 88/89, 100 unten, 152; Mondamin: 53 oben, 114 oben; Rama: 50, 62/63 oben, 76, 151 unten, 159 unten; Wirths Public Relations: 49, 51 unten, 55 oben, 59/60, 61 unten, 64/65, 66, 67 oben, 77/78, 85 oben, 104, 119, 121, 124, 139, 140, 150/151 oben, 153/154 oben, 161 unten; alle weiteren Abbildungen © Shutterstock Images

Alle Informationen in diesem Buch wurden mit größter Sorgfalt erarbeitet und geprüft. Weder Herausgeber, Autor noch Verlag können jedoch für Schäden haftbar gemacht werden, die in Zusammenhang mit der Verwendung dieses Buches stehen.